別冊 整形外科 ORTHOPEDIC SURGERY ㊲

スポーツ傷害の予防・診断・治療

■監修 「整形外科」編集委員
■編集 広島大学教授 安達伸生

2018
南江堂

《表紙説明》

上　　竹林友美　　論文（53 頁の図 2）
左　　古矢丈雄　　論文（88 頁の図 2a）
中央　赤木龍一郎　論文（45 頁の図 2b）
右　　平石英一　　論文（225 頁の図 1a）

序

　近年，競技スポーツ選手のみならず，小児から高齢者まで各年代層でスポーツ愛好家が増加しています．スポーツは競争的な競技種目であるだけではなく，精神的また肉体的健康増進や生活習慣病の予防などにも大いに役立っています．しかし一方，運動量や運動方法を誤ると四肢や体幹に傷害を引き起こし，スポーツ活動だけでなく時には日常生活などにも支障をきたし，各年代において「スポーツ傷害」の増加が大きな問題となっています．

　「スポーツ傷害」はいわゆるオーバーユースによる「スポーツ障害」と１回の外力による「スポーツ外傷」に大別され，脊椎や四肢の各関節に多様な病態が生じます．近年の脊椎，四肢関節の詳細な解剖やバイオメカニクスなどの基礎研究，種々の治療法に関する臨床研究の進展，画像検査や評価法の進歩，新しい治療機器，薬剤の導入により，スポーツ傷害に対する診断・治療は大きな変遷を遂げています．また，傷害発生そのものを予防しようとする取り組みも盛んとなり，大きな成果をあげている競技や疾患もあります．しかし，それらのスポーツ傷害に関する膨大な最新情報や知識を適切に，効果的に獲得することは容易ではありません．

　今回は「スポーツ傷害の予防・診断・治療」として，幅広くスポーツ傷害における新しい知見や最新の技術，治療方法，治療機器に関して募集したところ，多くの先生方からご投稿いただきました．日々の日常診療に大変お忙しい中，ご執筆いただいた先生方にこの場を借りまして心より感謝いたします．ご覧いただけますように，本特集の内容は，広く脊椎から四肢の関節に及ぶ最新情報のみならず，現行の一般的な診断・治療方法なども網羅する大変貴重な特集となりました．総論ではスポーツ傷害の予防，検診，画像診断から体外衝撃波，PRP などの最新治療について詳しく述べられています．また，各論では身体部位別に大変興味深い論文を数多くご投稿いただきました．

　本特集が皆様のスポーツ傷害に対する日常診療の一助になり，スポーツ傷害に苦しむ患者さんの治療に貢献することができれば幸いです．

2018 年 4 月

広島大学教授

安 達 伸 生

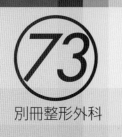

スポーツ傷害の予防・診断・治療

I. 総論

1. スポーツ傷害予防

- スポーツ障害予防への歩み―過去から現在，そして未来に向けて ……………… 2
  福林　徹
- スポーツ傷害予防トレーニングプログラムの開発 ……………………………… 6
  高田泰史
- 高校野球投手における試合時の投球数・イニング数と体の痛みおよび
  　投球パフォーマンスとの関係 ……………………………………………… 10
  宇野智洋
- 高校野球選手における投球フォーム自己評価
  　―体の痛みや投球パフォーマンスとの関係 ……………………………… 14
  宇野智洋
- 大学ラグビーフットボール選手の腰椎椎間板変性の経時的変化と障害予防対策
  　―2016年（初年）度経過報告 ……………………………………………… 19
  中島崇之
- 第5中足骨疲労骨折（Jones 骨折）の予防 ……………………………………… 24
  齋田良知

2. 検診

- 少年野球選手に対する野球検診義務化の取り組み ……………………………… 29
  井上直人
- サッカー選手の Osgood 病予防に向けた定期的超音波検診と
  　下肢柔軟性測定 …………………………………………………………… 33
  神谷智昭
- 高校部活動のメディカルチェックにおいて超音波診断装置を用いた試み …… 37
  竹岡　亨

3. 画像診断

- 関節軟骨損傷に対する治療選択ならびに最近の知見 …………………………… 43
  赤木龍一郎

■CT 所見による上腕骨小頭離断性骨軟骨炎の不安定性分類の試み …………… 47
西中直也

■足関節捻挫における超音波検査の有用性 ………………………………… 53
竹林友美

4．新しい治療機器・薬剤

■スポーツ外傷・障害に対する多血小板血漿（PRP）療法 ………………… 56
小林洋平

■難治性上腕骨外側上顆炎に対する体外衝撃波治療の経験 ………………… 63
杉田直樹

■難治性ジャンパー膝に対する体外衝撃波療法 …………………………… 67
西田雄亮

■難治性ランニング障害に対する体外衝撃波治療 ………………………… 72
田中健太

■難治性第 5 中足骨基部骨折に対する体外衝撃波治療 …………………… 76
梶原将也

Ⅱ．部位別各論

1．脊　椎

■スポーツにおける頚椎頚髄損傷—ラグビーを中心に ……………………… 80
天野国明

■脊椎・脊髄損傷の診断・治療の最前線 …………………………………… 86
古矢丈雄

■大学ラグビー選手の頚椎椎間板変性 ……………………………………… 91
大下優介

■スノーボード競技における脊椎外傷の特徴・治療・予防 ………………… 95
野澤　聡

■腰椎分離症治療の update ………………………………………………… 102
辰村正紀

■ 成長期腰椎分離症の CT 矢状断像による診断・治療 ……………………………… 108
神谷光広

2．肩

■ 胸鎖関節・肩鎖関節・肩関節脱臼に対するスポーツ復帰に向けた予防と治療
…………………………………………………………………………………… 113
森　大祐

■ 野球選手の肩関節超音波画像所見―posterosuperior impingement（PSI）
の有無と後方関節窩・関節唇の形態 …………………………………… 119
鈴木　昌

■ アスリートにおける外傷性腱板疎部損傷に対する関節鏡視下手術の成績 …… 125
四本忠彦

3．肘

■ 難治性上腕骨外側上顆炎における鏡視下手術前後の MRI による画像評価と
術後成績 …………………………………………………………………… 129
上原大志

■ 保存的治療が無効であった上腕骨内側上顆炎に対する観血的治療 ………… 135
田鹿佑太朗

4．手・手関節

■ 小学生・中学生・高校生野球選手における投球時の上肢のしびれと特徴 …… 140
中島寛大

■ 骨性槌指陳旧例に対する鋼線締結法の治療成績 ……………………………… 144
森澤　妥

5．膝

■ 前十字靱帯再建術後リハビリテーション―機能回復とスポーツ復帰 ……… 148
宮崎　剛

■ 内側半月板後根断裂の診断と治療―診断率と手術手技の向上をめざして …… 154
古松毅之

■ 半月板損傷に対する縫合術 ……………………………………………………… 159
吉田勝浩

CONTENTS

■ 伸展位から深屈曲位までの移植腱張力変化に基づいた
　内側膝蓋大腿靱帯再建術の術後成績 ……………………………………… 164
　片桐洋樹

■ ジャンパー膝―膝蓋腱症 …………………………………………………… 169
　大島健史

■ Osgood-Schlatter 病に対する運動器超音波診療 ……………………… 175
　中瀬順介

■ Speed bridge 法を利用した膝伸展機構の再建 ………………………… 179
　藤巻太郎

■ 膝離断性骨軟骨炎における鏡視下骨釘移植術の有用性と限界 ………… 183
　花田弘文

■ 離断性骨軟骨炎に対する手術的治療およびスポーツ復帰 ……………… 191
　水野泰行

■ 膝骨軟骨病変に対する自家骨軟骨移植術後のスポーツ復帰 …………… 197
　小林雅彦

6．下　腿

■ 下腿疲労骨折における治療期間 …………………………………………… 200
　奥平修三

■ 脛骨・腓骨骨幹部疲労骨折の診断と治療 ……………………………… 205
　大西純二

7．足・足関節

■ アスリートにおけるアキレス腱断裂に対する手術的治療の成績 ……… 211
　四本忠彦

■ 腓腹筋筋膜を用いて再建を行った陳旧性アキレス腱断裂および
　アキレス腱再断裂の治療成績 …………………………………………… 216
　酒井康臣

■ トップアスリートの os subtibiale を合併した足関節挫傷に対する治療
　―経験と文献的考察 ……………………………………………………… 220
　福田　誠

■バレエダンサーの三角骨傷害 ………………………………………… 224
　平石英一

■スポーツに起因する外脛骨障害の治療 ……………………………… 231
　大橋秀基

Ⅰ. 総　論

I. 総論 ◆ 1. スポーツ障害予防

スポーツ傷害予防への歩み
—— 過去から現在，そして未来に向けて*

福林　徹**

［別冊整形外科 73：2～5, 2018］

はじめに

筆者のスポーツドクターとしての活動は東京大学整形外科に入局して3年目から始まった．当時同科の関連病院の一つであった関東労災病院はすでにスポーツ関連で有名で，そこに勤務することになった．同院で関節鏡を習い多くのスポーツ選手の前十字靱帯（ACL）再建術，半月板切除術を行った．また読売サッカークラブのチームドクターになり日本選手権に優勝した．さらにはサッカー日本代表チームのチームドクターとなり，1998年のフランスワールドカップに帯同した．スポーツドクターとしてのトップを極めたわけであるが，そこで中田英寿選手と会った．彼はこのような言葉を漏らした「福ちゃんよ，けがしたところを治療してくれるのはよいが，けがしないような方法を教えてよ」と．筆者にとってこの言葉は衝撃であった．そのときはじめてスポーツドクターは傷害を治すのはもちろん傷害を防ぐのも任務であることを悟った．

折しも2002年のSalt Lakeでのオリンピックで当時のInternational Olympic Committee（IOC）のJacques Rogge医学委員長は「IOC Medical Commissionの役目は競技選手の健康を保つことであり，それは外傷や傷病を予防することを含む」と宣言した．ここに世界的にもスポーツにおける予防医学の重要性が示唆されることとなった．以後スポーツ界における予防医学の重要性は北欧中心に広がり，2005年にはOsloではじめてWorld Congress of Injury Preventionが開かれた（図1）．本会はその後IOCが主催することになり，2011年にIOC World Conference on Prevention of Injury & Illness in Sportとして Monacoで，そして2017年もMonacoで第3回大会が開かれた．本会にはスポーツ医学の分野でも予防医学に造詣の深い，Jiri Dvorak, Fredrik S. Bendiksen, Karim Khan, Per Renstrom ら世界各国の著名な医師が集まってきた．

I. サッカーにおける取り組み

筆者は日本サッカー協会のスポーツ医学委員長をしていたため，まずはサッカー部門でのスポーツ外傷・障害の予防に取り組むことにした．そこで国際サッカー連盟（Fédération Internationale de Football Association：FIFA）と協力してDvorakがつくった"FIFA 11＋"サッカー外傷・障害予防プログラムの日本への導入を行い，日本サッカー協会を通じてジュニア世代の選手に広めた．予防プログラムのスポーツ現場への普及のためには4つのステージが必要である．まず外傷・障害の頻度・重症度を調査し（第1ステージ），そしてその原因の究明を行う（第2ステージ）．そしてそれに対しての有用な予防プログラムを開発し（第3ステージ），そして介入を行い（第4ステージ），その有用性を評価することである．この4段階を経て有用性が認められた場合は，その競技の協会などを通じて世の中に広く普及を図ることになる．日本サッカー協会はFIFA 11＋の普及を図るためDvorak, Mario Bizziniを招き日本での普及に努めた．図2は日本サッカー協会のトレーナーを集め，国立スポーツ科学センター（JISS）で行った講習会のひとコマである．現段階でFIFA11＋は足関節捻挫をはじめとする非接触性の下肢の外傷・障害の予防にその有用性が認められており，ACL損傷の予防に関しても認められてき

Key words

prevention, sports injury, FIFA 11＋

*Prevention of sports injury and illness
**T. Fukubayashi（特任教授）：東京有明医療大学（☎ 135-0063　東京都江東区有明 2-9-1：Tokyo Ariake University of Medical and Health Sciences, Tokyo）.
［利益相反：なし．］

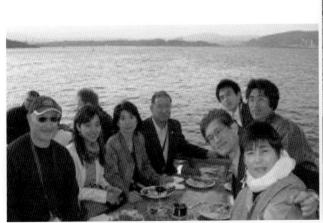
a．参加者

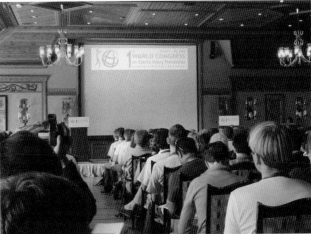
b．会場の様子

図1．1st World Congress of Sports Injury Prevention の会場と日本からの参加者（2005年，Oslo）

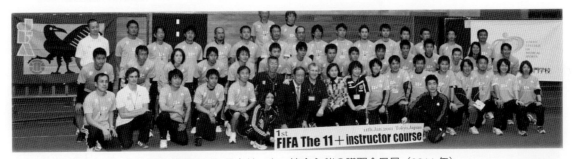
a．JISS で行われた日本サッカー協会主催の講習会風景（2011年）

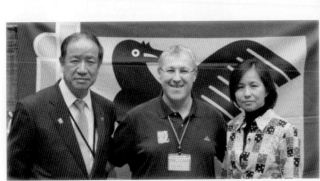
b．筆者，Mario Bizzini 先生，田嶋美智子先生

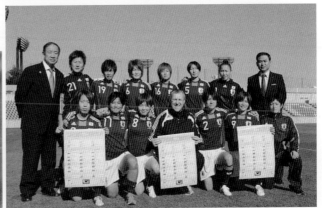
c．普及活動．世界チャンピオンになったなでしこジャパンとともに

図2．FIFA 11＋の活動

ている．なお FIFA 11＋の概要は FIFA 11＋マニュアルとして日本サッカー協会から出されている．

FIFA 11＋は三部で構成され，現在合計14種目のエクササイズからなり，初級，中級，上級の3段階に分かれている．第1部はスロースピードでの各種のランニング・エクササイズからなり，5種目のエクササイズがある．第2部は強さ，プライオメトリクス，バランスのエクササイズより構成され6種目のエクササイズよりなる．第3部は再びランニング・エクササイズであり3種目のランニング様式より構成される．これらのエクササイズはサッカーシューズをはき芝生のフィールドで行うことが求められている．FIFA11＋は週2回以上，時間として1回20分程度で，ウォームアップとして正確なフォームで行うことが求められており，特に14歳以上の男女サッカー選手が行うべきとされている（図3）．

I. 総 論 ◆ 1. スポーツ障害予防

図3. FIFA 11＋プログラム（日本サッカー協会より）

II. 各種競技における取り組み

サッカー以外の種目についてもスポーツ外傷・障害の予防についての研究とその普及に関し，われわれは日本体育協会を通じて行ってきた．研究プロジェクトとして2010年度から「日本におけるスポーツ外傷サーベイランスシステムの構築」をサッカー，バスケットボール，ラグビー，アメリカンフットボール，テニス，柔道の各競技種目に対して3年間にわたり行い，それに引き続き「ジュニア期におけるスポーツ外傷・障害予防への取り組み」をサッカー，女子バスケットボール，柔道，ラグビーなどに対して2015年まで行い，現在にいたっている．各々の研究プロジェクトの概要は日本体育協会スポーツ医・科学研究報告のなかにスポーツ種目別にまとめられているが，簡単にその内容をみるのならば，2017年3月に発行された『スポーツ外傷・障害予防ガイドブック』[スポーツ安全協会，日本体育協会（編）]が便利である．そのなかに記載されているが，女子バスケットボールに対してはジュニア向け外傷予防プログラムとして日本バスケットボール協会より出されており，バスケットボール選手の基本姿勢のあり方からスクワットジャンプ，コンタクト，コンタクトジャンプ，スライド，ターン，ストップ動作についてその手法が述べられている（図4）．柔道では柔道基本運動をまず1人で行う動作として受身動作，投技の動作，また相手を入れて2人での動作として行い，寝技の動作なども紹介している．ラグビーでは最近脳震盪に注目が集まり，いかに脳震盪の発生を防ぐかが大きな問題となっている．そこでWorld Rugbyがつくったのが安全対策講習用テキスト"Rugby Ready"であり，インターネットでその内容が把握できるようになっている．

なおその他の競技団体でも，外傷・障害予防のためにインターネットで予防プログラムを普及させているところも多いので一度チェックしていただきたい．

各種競技におけるスポーツ外傷・障害の予防方法とその成果は日本臨床スポーツ医学会などの学会でもシンポジウムなどで報告されている．また近年のスポーツ傷害のデータはスポーツ安全協会と日本体育協会の共同出版で『スポーツ傷害統計データ集』として出されている．内容ではスポーツ種目別にその結果がまとめられており，日本におけるスポーツ外傷・障害の全容が保険請求からの面ではあるが，細かく分析されている．

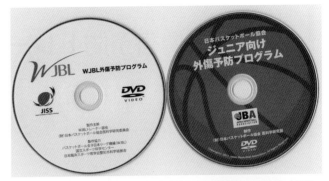

図4. バスケットボール女子日本リーグ機構（WJBL）外傷予防プログラムDVD（左），日本バスケットボール協会ジュニア向け外傷予防プログラムDVD（右）

III. 今後の展望

筆者は2006年11月に日本臨床スポーツ医学会の会長を仰せつかり，「治療医学から予防医学へ」というタイトルで学会を主催させていただいたが，それから12年が経過し，政府，厚生労働省も予防医学に目を向け始めた今日このごろである．今や世界の医学は治療から予防の時代にすすみつつある．スポーツ医学も例外ではない．過去は外傷・障害の治療が主流であったが今日では選手のコンディションをベストに保つための予防医学的発想が大きな比重を占めてきている．そして今後のスポーツ医学の発展は医師だけではなく，スポーツドクターと一緒の概念をもったトレーナーの育成が不可欠であることも判明してきている．日本では日本体育協会認定のアスレティックトレーナーが存在するが，人数も少なくまだ学術団体として認定されてもいない．2020年の東京オリンピックパラリンピックの開催に向けて，アスレティックトレーナー制度をスポーツ庁認定のものとすべく，今後とも頑張っていきたい．

まとめ

1）世界でのスポーツ傷害予防への取り組みとその方向性について紹介した．

2）日本サッカー協会におけるFIFA 11+を中心とした世界での，そして日本での普及について述べた．

3）日本体育協会を中心としたサッカー以外の競技での取り組みを述べた．

4）今後のスポーツ医学の方向性とスポーツドクター・トレーナーの役割を述べた．

* * *

I. 総 論 ◆ 1. スポーツ障害予防

スポーツ傷害予防トレーニングプログラムの開発*

高田泰史　中瀬順介　島　洋祐　北岡克彦　土屋弘行**

[別冊整形外科 73：6～9, 2018]

はじめに

医学界全体が「治療」の時代から「予防」の時代へと大きく転換し，スポーツ医学の領域も予防に注目が集まっている．スポーツ傷害予防，特に非接触型前十字靱帯（ACL）損傷の予防に対するわれわれの取り組みを紹介する．

I．本邦における ACL 損傷発生数と危険因子の調査

ACL 損傷に関する研究として，本邦から ACL 再建術の新しい術式，詳細な術後成績や解剖学的研究など多くのすばらしい研究が報告されている．一方で ACL 損傷の危険因子や予防に関する報告は少なく，欧米に後れをとっているのが現状である．われわれが渉猟しえた限りでは，本邦で日本人を対象とした ACL 損傷に関する大規模前向きコホート研究の報告はない．近年の欧米の研究結果により，非接触型 ACL 損傷はある程度予防できる外傷と認識されてきており，世界的に ACL 損傷の予防が注目されるようになってきた[1,2]．

van Mechelen らが提唱した"sequence of prevention"の概念にもあるように，効果的な ACL 損傷の予防プログラムを確立するためには，まず ACL 損傷の発生数と受傷の危険因子を同定する必要がある[3]．ACL 損傷の危険因子に関して，これまでに全身弛緩性や膝関節過伸展など，世界中でさまざまな調査が行われているが，研究グループ間での相違があり，一定の見解が得られていない．また，日本人と欧米人では骨格や筋力などに人種による違いがあると考えられ，本邦での ACL 損傷を予防

するには，日本人を対象とした ACL 損傷の危険因子を調査する必要があると考えられた．そこで，われわれは ACL 損傷の発生頻度が高い，高校女子ハンドボール・バスケットボール選手の ACL 損傷を前向きに調査した．

2009～2011 年の 3 年間に北陸 3 県（福井，石川，富山）の強豪（県大会ベスト 4 以上）バスケットボール部（8 チーム）およびハンドボール部（7 チーム）に入部した女子新入部員 308 例を対象とした．内訳は 2009 年入部者が 104 例，2010 年が 121 例，2011 年が 83 例であった．高校入学時にベースライン調査（表 1）を行い，以後，高校在学中の 3 年間に発生した ACL 損傷の発生数を調査した．ACL 損傷の発生は指導者からの報告あるいは，担当医師がチームに出向き個人面談によって聞き取りを行い，ACL 損傷の確認は，各病院での徒手検査結果と MRI で行った．

308 例中 18 例のデータが不完全となり，最終的に 290 例が対象となった．観察期間中に 28 例（9.7％）30 膝（両膝受傷 2 例）の ACL 損傷が発生した．ベースライン調査で行った調査項目のうち，大腿骨前捻角が小さいこと，股関節外転筋力が強いこと，着地時の外反量が大きいこと，姿勢制御能が低いこと，心理的競技能力が高いことが非接触型 ACL 損傷の危険因子として抽出された．これらの項目のうち，股関節外転筋力が強いことと心理的競技能力が高いことは，筋力が強く競技能力の高い選手がレギュラー選手として活躍することで，ACL 損傷に遭遇する機会が増えていると考えられた．その他の因子を ACL 損傷の危険因子として，傷害予防プログラム導入のスクリーニングやターゲットに使用できないかと考えたが，その差は臨床的意義に乏しく，本研究結果を傷

▌Key words

sports injury prevention, training, application

*Development of sports injury prevention training program
**Y. Takata, J. Nakase：金沢大学整形外科（Dept. of Orthop. Surg., School of Medicine, Kanazawa Univerctity, Kanazawa）；
　Y. Shima（医長）：北陸病院整形外科；K. Kitaoka：光仁会木島病院整形外科；H. Tsuchiya（教授）：金沢大学整形外科.
［利益相反：なし.］

表1. ベースライン調査における調査項目

① 身体計測
　身長・体重
　全身関節弛緩性
　足舟状骨高測定（坐位－立位）
　膝関節前方不安定性（KT-1000）
　大腿骨前捻角
② 筋力測定
　膝関節伸展・屈曲
　股関節外転
③ 動作解析
　片脚ドロップジャンプ
　両脚ドロップジャンプ
④ バランステスト
　重心動揺計
　star excursion balance test
⑤ 心理学的検査
　心理的競技能力診断検査（DIPCA．3）

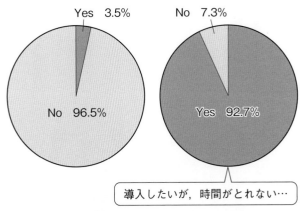

a．Q．ACL損傷予防プログラムを導入していますか？
b．Q．ACL損傷予防プログラムを導入したいですか？

図1．ACL損傷予防プログラム導入に関するアンケート調査の結果

害予防プログラムに用いることは困難と考えられた．Swartらは ACL 損傷においてスクリーニングと予防トレーニングの費用対効果に対するシミュレーション研究を行っている．予防トレーニングをしない場合およびスクリーニングで抽出した選手のみ予防トレーニングを行う場合に対し，全選手に予防トレーニングを行う場合が傷害発生率および社会的費用負担が少ないと試算している[4]．本研究結果と合わせて，現時点ではすべての選手を対象として傷害予防プログラムを認知・普及させる必要があると考えており，今後よりよいスクリーニング法や予防トレーニングの開発が望まれる．

II．現場が求める傷害予防トレーニングプログラムの調査

すべての選手に傷害予防プログラムを導入するにあたり，傷害予防トレーニングプログラムに対する現場の指導者へのアンケート調査を行った．春の全国中学校ハンドボール選手権大会に出場したハンドボール部の指導者96名にアンケート調査を行った結果，「ACL 損傷を知っている」と回答した指導者は88.5％であったのに対し，「予防トレーニングを知っている」と回答した指導者は13.5％であり，「ACL 損傷予防トレーニングプログラムを導入している」と回答した指導者はわずか2チーム，3.5％であった．また，92.7％の指導者が「予防トレーニングを導入したい」と回答したが，多くの指導者が「導入したいが時間がとれない」という悩みを抱えていた[5]（図1）．

本結果を受け，2年後の同大会において，現場が求めている予防トレーニングプログラムに関する追加のアンケート調査を行った．指導者92名から調査した結果，すべてのチームが行っているウォームアッププログラムとして，1回20分程度で週に2回ほどの予防トレーニングプログラムが望ましいことがわかった[6]．このような現場の要望に合致する傷害予防トレーニングプログラムが国際サッカー連盟（Fédération Internationale de Football Association：FIFA）から発表されている，"FIFA The 11＋"であった．

III．ポジトロン断層撮影法（PET）によるFIFA The 11＋の骨格筋活動検証

FIFA The 11＋は現在，世界中でもっとも普及しているスポーツ傷害予防プログラムであり，年齢，性別，レベル，競技を問わず有効性が報告されている．このプログラムは少なくとも週に2回以上行うことで，スポーツ傷害を30～50％減らすことができると報告されている[7]．また，スポーツ傷害発生数の減少のみならず，バランス能力向上や筋力増強効果も報告されており，パフォーマンスの向上も期待できる．しかし，このプログラムがどの骨格筋をトレーニングした結果としてスポーツ傷害の予防につながっているかは明らかとなっていなかった．

われわれは，その評価のためにPETに着目した．PETは臨床では癌診断，脳・心臓の血流や代謝測定などに用いられている．骨格筋のエネルギー源の一つであるグルコースを放射性同位元素のフッ素18で標識した^{18}F-フルオロデオキシグルコース（FDG）を用いて，運動時の全身骨格筋のグルコース代謝を観察することができる．FDG-PET によって測定された糖代謝は骨格筋の活動強

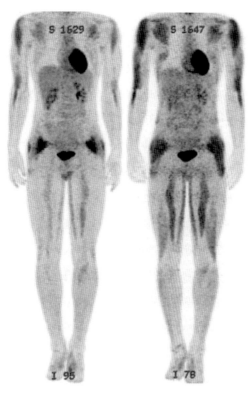

a．継続前　　　　b．継続後

図2．FIFA The 11＋を6ヵ月継続する前後のPET画像の代表例

度と高い相関を示し，筋活動量を測定する指標としての信頼性が確認されている．FDGの集積が骨格筋活動強度と相関することから，FIFA The 11＋がどの骨格筋をどの程度運動させているかを評価した．結果，FIFA The 11＋を単回行った場合，股関節外転筋と腹直筋に有意な集積の増加がみられた[8]．また，FIFA The 11＋を4週間継続した前後ではハムストリングスと母趾筋群に集積の増加がみられ[9]，半年間継続した場合には外腹斜筋と前脛骨筋に集積の増加がみられた（図2）．

Ⅳ．傷害予防トレーニングプログラムの開発と普及

われわれはスポーツ傷害予防に対する研究の集大成として，FDG-PETによるFIFA The 11＋の検証や，これまでの当教室の知見あるいは日本人の体格・動作に合わせたトレーニングなどから最良と考えられるトレーニングで構成した，オリジナルの傷害予防トレーニングプログラムである"Ready for Play"を制作した．

Ready for Playには，上記のPETを用いたFIFA The 11＋の検証で骨格筋活動の亢進がみられた腹筋群や股関節周囲筋群およびハムストリングスに効果のあるトレーニングを多く取り入れるとともに，現在まであまり注目されていなかったが，上記のPETによる検証では高い骨格筋活動の亢進を示した足部内在筋にも着目し，足趾のトレーニングを取り入れている．また，日本人の体格・動作に注目したトレーニングとして四股歩きや相撲

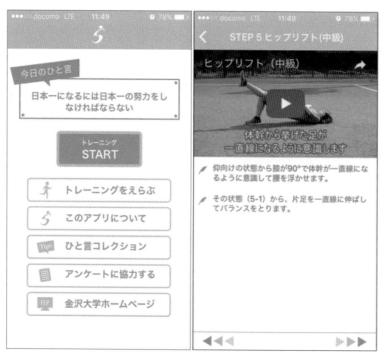

図3．アプリReady for Playの画面

を模した押し合いなども組み込まれた.

われわれはこの傷害予防トレーニングプログラムを普及させるために,アプリにするという方法を選んだ.1日当たりにスマートフォンを利用する回数は約50回,アプリを利用する回数は約90回ともいわれており,特に若年者で多い傾向にある.現代においてアプリは日常生活に溶け込んだものになっていると考えられ,チラシやDVD・書籍にするよりもはるかにアクセスしやすく,現場で利用しやすいと考えた.そこで,われわれは2016年5月に完全無料アプリとして「Ready for Play─金大整形トレ」[10](図3)を発表した.2017年12月1日現在,3,422ダウンロードされている.

今後のわれわれの課題は,この傷害予防トレーニングプログラムを,先にあげた"sequence of prevention"のサイクルに乗せるために,Ready for Play による介入を行った結果を検証し,さらにプログラムの改良を行う,継続的な枠組みを構築することである.そのためには運営方法などの懸念材料も多いが,スポーツによる傷害で苦しむ選手が1人でも減り,大好きなスポーツを笑顔で続けられることを願って,今後も傷害予防トレーニングプログラムの改良および啓発・普及に努めていきたいと考えている.

ま と め

われわれのACL損傷予防に対する取り組みとして,ACL損傷の発生数および危険因子の前向き調査から,現場が求める傷害予防トレーニングのアンケート調査,PETを用いたFIFA The 11＋の骨格筋活動調査を通して,傷害予防トレーニングプログラムを制作し,アプリとして提供するまでの過程を概説した.

本調査・研究・アプリ作成にご協力いただいた非常に多くの選手・指導者の方々,整形外科医や理学療法士に深甚なる謝意を表する.

文 献

1) Hewett TE, Ford KR, Myer GD：Anterior cruciate ligament injuries in female athletes；part 2, a meta-analysis of neuromuscular interventions aimed at injury prevention. Am J Sports Med **34**：490-498, 2006

2) Sadoghi P, von Keudell A, Vavken P：Effectiveness of anterior cruciate ligament injury prevention training programs. J Bone Joint Surg **94-A**：769-776, 2012

3) van Mechelen W, Hlobil H, Kemper HC：Incidence, severity, aetiology and prevention of sports injuries；a review of concepts. Sports Med **14**：82-99, 1992

4) Swart E, Redler L, Wang YC et al：Prevention and screening programs for anterior cruciate ligament injuries in young athletes；a cost-effectiveness analysis. J Bone Joint Surg **96-A**：705-711, 2014

5) 阿部健作,中瀬順介,土屋弘行ほか：中学生ハンドボール選手および指導者の膝前十字靱帯損傷に関するアンケート調査.整スポ会誌 **31**：126-129, 2011

6) 中瀬順介,虎谷達洋,土屋弘行ほか：現場が求めるスポーツ傷害予防プログラムに関するアンケート調査.体力・栄・免疫誌 **22**：206-207, 2012

7) Soligard T, Myklebust G, Andersen TE et al：Comprehensive warm-up programme to prevent injuries in young female footballers；cluster randomised controlled trial. BMJ **337**：a2469, 2008

8) Nakase J, Kinuya S, Tsuchiya H et al：Whole body muscle activity during the FIFA 11＋ program evaluated by positron emission tomography. PLoS One **8**：E73898, 2013

9) Takata Y, Nakase J, Tsuchiya H et al：Changes in muscle activity after performing the FIFA 11＋ programme part 2 for 4 weeks. J Sports Sci **25**：1-7, 2016

10) App Store；Ready for Play─金大整形トレ.〈https://itunes.apple.com/jp/app/ready-for-play-%E9%87%91%E5%A4%A7%E6%95%B4%E5%BD%A2%E3%83%88%E3%83%AC/〉［Accessed 2018 Feb 20］

＊　　　＊　　　＊

I．総 論 ◆ 1．スポーツ障害予防

高校野球投手における試合時の投球数・イニング数と体の痛みおよび投球パフォーマンスとの関係*

宇野智洋　丸山真博　原田幹生　村　成幸　高原政利
高木理彰**

[別冊整形外科 73：10〜13, 2018]

はじめに

選抜高等学校野球大会に出場した主戦投手の1週間の投球数は500〜700球と報告されている[1]．近年，高校野球の投手における連投・投球過多に対する是非についての報道が散見される．

日本臨床スポーツ医学会からの提言では，高校野球選手の全力投球数は1日100球以内，週500球以内で，練習日数は週1日以上の休養日をとることが望ましいと報告されている[1]．筆者らは山形県，全県下の高校野球選手の練習での投球数について調査し，1日の総投球数が200球以上では全投球時痛が強く，全力投球が100球以上では肩肘痛が強く，さらに1週間の総投球数が725球以上では全投球時痛が強かったことを報告した[2]．しかし，これら2報告では投手と野手を区別していなかった．柳澤らは高校生投手を対象に投球数と投球パフォーマンスとの関係を調査し100球を超えると身体諸機能は投球前に比して低下し，パフォーマンスが低下すると報告している[3]．しかし，全県下の高校生投手を対象に試合時の投球数やイニング数と障害およびパフォーマンスとの関係について調査した報告はない．

本研究の目的は山形県，全県下の高校生投手の試合時の投球数，イニング数と投球時の体の痛み，および投球パフォーマンスとの関係を調査することである．

I．対象および方法

本研究は当所属機関の倫理委員会の承認のもとヘルシンキ宣言に従い対象者に本研究の趣旨について説明し同意のもと行った．過去2年間のシーズン終了後に山形県高校野球連盟に所属する，全高校野球選手1・2年生1,191名に対しシーズン終了後にアンケート調査を行い，守備位置が投手であった340名のうち有効回答が得られた296名（87％）を対象とした．1年生150名，2年生146名であり，全員男性であった．

アンケートでは，シーズン中の投手としての投球数とイニング数，投球時の体の痛み（投球時痛），投球パフォーマンスについて調査した．

投球数は0〜20球刻みで200球以上まで，イニング数は0〜1回刻みで10回以上まで，もっとも当てはまるものを選択する形式とした．

投球時痛は，丸山らの方法[4〜9]に従い，①キャッチボール時，②遠投時，③守備の投球時，および④投球翌日について，痛みなしを0点，最大の痛みを10点として11段階で定量的に評価した．これら4項目の点数の総和を総合点とし，痛みなしの0点から最大の痛みの40点で評価した．投球時の体のいずれかの部位の痛みを全投球時痛とした．また，投球時の肩肘痛（肩肘の投球時痛）についても評価した．

投球パフォーマンスについては，disabilities of the arm, shoulder and hand（DASH）投球および投球パ

Key words

high school baseball player, number of pitches, game, pain in body, throwing performance

*Relationship between number of throwing pitches in a game and both body pain and throwing performance in high school baseball pitchers
要旨は第40回日本整形外科スポーツ医学会において発表した．
**T. Uno, M. Maruyama：山形大学整形外科（Dept. of Orthop. Surg., Yamagata University Faculty of Medicine, Yamagata）；M. Harada：泉整形外科病院手・肘・スポーツ；N. Mura（医長）：吉岡病院整形外科；M. Takahara（院長）：泉整形外科病院；M. Takagi（主任教授）：山形大学整形外科．
[利益相反：なし．]

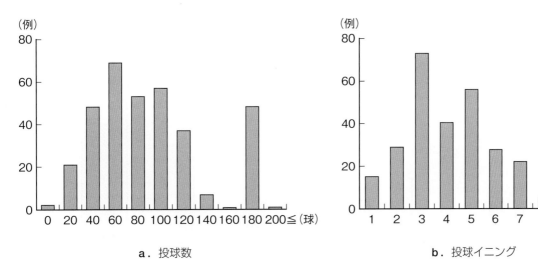

図1. 1試合での投手の投球イニング数と投球数の関係
a. 投球数
b. 投球イニング

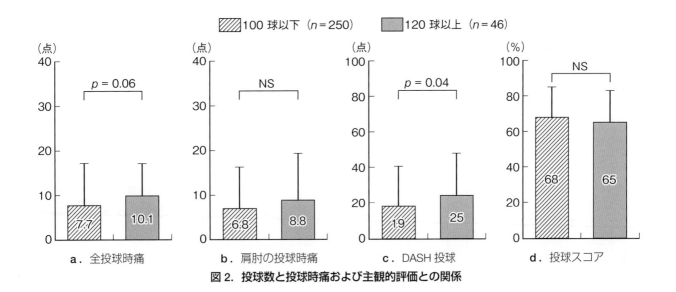

図2. 投球数と投球時痛および主観的評価との関係
a. 全投球時痛
b. 肩肘の投球時痛
c. DASH投球
d. 投球スコア

フォーマンススコア（投球スコア）[7]を用いた．DASH投球は，スポーツ/芸術活動を評価するDASHスポーツを参考に，①いつもの投球ができたか，②痛みのために投球がどの程度制限されたか，③自分の思うような投球ができたか，④いつもと同じ時間投球ができたかの4項目について調べ，「まったく困難なし（1点）」～「できなかった（5点）」の5段階で評価を行った．さらに，4項目の合計を100点満点に換算して，まったく困難なしの0点から最悪の100点まで点数化した[10]．

投球スコアでは，①全力投球，②投球の調子，③下半身の連動，④腕の振り，⑤指のかかり，⑥コントロール，⑦体のバランス/スムーズ，および⑧パワー/スピードの程度について他人との比較ではなく，問題なく十分にできた場合を100％，まったくできなかった場合を0％として評価し，さらにこれら8項目の平均値を総合評価とし，最悪の0％から最良の100％で評価した．

投球数，イニング数と投球時痛，DASH投球，および投球スコアとの関係について，2群間ではMann-Whitney U 検定，3群間では一元配置分析，およびTukey-Kramer法を用いて統計学的に分析し，$p<0.05$ を有意差ありとした．

II. 結 果

❶アンケート調査結果

試合時の投球数は平均75（0～200）球，イニング数は平均4.7（1～10）イニングであった（図1）．全投球時痛は平均8.2（0～40）点であった．部位の詳細は重複があり，肩55％，肘45％，腰15％，その他7％であった．肩肘の投球時痛がある投手は88％であり，その平均点は7.1（0～40）点であった．DASH投球は平均19（0～100）点，投球スコアは平均67（0～100）％であった．

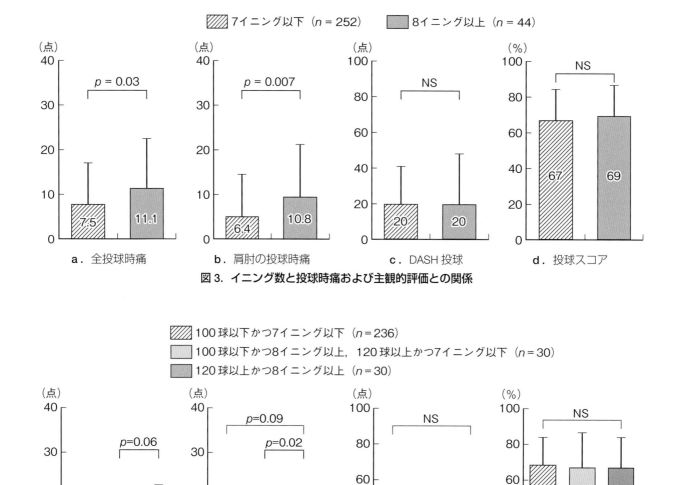

図3. イニング数と投球時痛および主観的評価との関係

図4. イニング数と投球時痛および主観的評価との関係

❷ 投球数・イニング数と投球時痛および投球パフォーマンスとの関係（図2）

試合時の投球数が120球以上の投手の全投球時痛は平均10.1点であり，有意差はなかったが，100球以下の平均7.7点よりも強い傾向であった（$p=0.06$）．試合時の投球数と肘の投球時痛との間には関連はなかった．試合時の投球数が120球以上の投手のDASH投球は平均25点であり，100球以下の平均19点よりも有意に大きかった（$p=0.04$）．試合時の投球数と投球スコアとの間には関連はなかった．

❸ イニング数と投球時痛および投球パフォーマンスとの関係（図3）

試合時のイニング数が8イニング以上の投手の全投球時痛は平均11.1点であり，7イニング以下の平均7.5点よりも有意に全投球時痛が強かった（$p=0.03$）．試合時のイニング数が8イニング以上の投手の肩肘の投球時痛は平均10.8点であり，7イニング以下の平均6.4点よりも有意に全投球時痛が強かった（$p=0.007$）．試合時のイニング数とDASH投球，および投球スコアとの間には関連はなかった．

❹ 投球数・イニング数と投球時痛および投球パフォーマンスとの関係（図4）

試合時の投球が120球以上かつ8イニング以上の投手の全投球時痛は平均11.9点であり，投球が100球以下かつ7イニング以下の平均7.6点（$p=0.24$），および投球が120球以上かつ7イニング以下の平均7.9点（$p=0.06$）と

比較して有意差はなかったが，全投球時痛が強い傾向にあった（$p = 0.07$）．

試合時の投球が120球以上かつ8イニング以上の投手の肩肘の投球時痛は平均11.5点であり，投球が100球以下かつ7イニング以下の平均6.6点（$p = 0.09$）と比較し有意差はなかったが強い傾向にあり，また投球が120球以上かつ7イニング以下の平均6.4点（$p = 0.02$）と比較して，有意に肩肘の投球時痛が強かった（$p = 0.02$）．

試合時の投球数，イニング数とDASH投球，および投球スコアとの間には関連はなかった．

Ⅲ．考 察

本研究では，シーズン中の投球数・イニング数と投球時痛および投球パフォーマンスについてシーズン終了後にアンケート調査を行った．その結果，試合時の投球数が120球以上の投手は100球以下の投手と比較し，全投球時痛，特に肩肘の投球時痛が強かった．同様に，試合時の投球が8イニング以上の投手は，7イニング以下の投手よりも投球時痛が強かった．さらに，試合時に120球以上かつ8イニング以上投球している投手は全投球時痛が強かった．したがって，試合時に120球以上かつ8イニング以上投球している投手は体に痛み，特に肩肘に痛みを生じる可能性が示唆された．

投球数と投球パフォーマンスとの関係では，投球数が120球以上の投手は100球以下の投手と比べDASH投球が大きく投球に困難を感じていたが，投球スコアに差がなく自覚的な投球パフォーマンスはかわらなかった．同様に，投球イニング数と投球パフォーマンスとの間に関連性はなかった．一方，柳澤らは高校生投手を対象に100球投げた後の投球パフォーマンスについて調査し，100球の投球後は投球前と比較して，球速やコントロールが低下したと報告した[3]．したがって，日本臨床スポーツ医学会が1日100球以内を推奨・提言しているように[1]，投手の試合での投球数は投球パフォーマンスに低下がみられなくとも100球以内，さらには7イニング以下にとどめるのが望ましいと考えられた．

本研究の限界として，アンケート調査のため，痛みのため投球できない選手と，投球数が増加することにより痛みが生じている選手との区別ができていないことがあ

げられる．また，痛みの原因について明らかにしていない点があげられる．痛みの部位を重複して評価したため，体の痛みの各部位について詳細に検討できていない．また投球数は半定量的に評価したため，120球と100球との間に明確な境を見出せなかったことも限界であった．

ま と め

1）高校野球投手において，1試合での投球数が120球以上，投球イニングが8イニング以上で全投球時痛，特に肩肘の投球時痛が強かった．

2）投球数，および投球イニング数と投球パフォーマンスの関連はなかった．

3）肩肘の投球時痛を予防するため，1試合での投球数は100球以下，投球イニングは7イニング以内を推奨する．

文 献

1）整形外科部会：青少年の野球障害に対する提言．臨スポ会誌 13［Suppl］：241-242，2005
2）宇野智洋，原田幹生，丸山真博ほか：高校野球選手における投球数と投球時痛との関係．整スポ会誌 37：89-93，2017
3）柳澤 修，宮永 豊，白木 仁ほか：高校生投手の投球数増加が身体諸機能に及ぼす影響—いわゆる100球肩の検証．臨スポ会誌 17：735-739，2000
4）丸山真博，高原政利，原田幹生ほか：投球パフォーマンスの主観的評価の試み—中学・高校生の野球選手における肘障害に関する検討．整スポ会誌 31：69-73，2011.
5）丸山真博，高原政利，原田幹生ほか：投球時痛と投球の支障度との関係．臨スポ会誌 18：470-473，2010
6）丸山真博，高原政利，原田幹生ほか：野球肘と投球障害の主観的評価との関係．日肘会誌 17：94-96，2010
7）丸山真博，高原政利，原田幹生ほか：高校野球選手に対する主観的評価法を用いた調査．臨スポ会誌 20：505-509，2012
8）丸山真博，高原政利，原田幹生ほか：野球選手における投球時肘痛と投球パフォーマンスとの関係．整スポ会誌 34：39-49，2014
9）原田幹生，高原政利，丸山真博ほか：高校野球投手に対する投球パフォーマンスに関する主観的評価．整スポ会誌 33：189-195，2013
10）丸山真博，高原政利，原田幹生ほか：高校野球選手に対する主観的評価法を用いた調査．臨スポ会誌 20：505-509，2012

＊ ＊ ＊

I. 総 論 ◆ 1. スポーツ障害予防

高校野球選手における投球フォーム自己評価
—— 体の痛みや投球パフォーマンスとの関係*

宇野智洋　　原田幹生　　丸山真博　　村 成幸　　高原政利
高木理彰**

[別冊整形外科 73：14〜18, 2018]

はじめに

　不良な投球フォームは，野球肘発症の危険因子の一つとされる[1]．不良な投球フォームとして，肘下がり，不十分な股関節の動き，殿部の先行・体重移動の不良[2]，不十分な体幹の回旋や不安定性，および早期の体の開きなどが報告されている[1,3]．これらがあると，上肢の振り動作に依存した投球動作となり，その結果，肘への外反ストレスが増加し，肘内側部への牽引力となって肘内側側副靱帯に多大なストレスをもたらし[4,5]，野球肘が発生しやすくなるとされる[3]．アマチュア選手は，プロ野球投手に比べ，上肢の振り動作に依存した投球動作であり[6]，障害が発生しやすい可能性がある．

　投球フォームの評価法として，全身に反射マーカーを装着し，ハイスピードカメラで撮影する動作解析方法が広く用いられている[3,7]．投球フォームの正確な評価が可能である一方，設備や装置が必要であり，多くの野球選手の投球フォームを評価することは困難である．そこで，筆者らは投球フォームを選手自身で評価する投球フォーム自己評価法の作成を試みた．

　本研究の目的は，高校野球選手の投球フォームの自己評価法を作成し，その妥当性を調べ，投球時の体の痛みや投球パフォーマンスとの関係について検討することである．

I. 対象および方法

　本研究は当所属機関の倫理委員会の承認のもとヘルシンキ宣言に従い対象者に本研究の趣旨について説明し同意を得て行った．山形県高校野球連盟が主催する障害予防クリニックに参加した高校野球選手 65 (投手 19) 例を対象とし，アンケート調査を行った．同クリニックはシーズン終了後に行われ，診察を希望する選手が参加した．全例男性で，1 年生 30 例，2 年生 35 例であった．

　アンケート調査として，投球時の体の痛み（投球時痛），投球パフォーマンススコア（投球スコア），および投球フォーム自己評価について調査した．

　投球時痛は，丸山らの方法[8〜13]に従い，① キャッチボール時，② 遠投時，③ 守備の投球時，および ④ 投球翌日について，痛みなしを 0 点，最大の痛みを 10 点として 11 段階で定量的に評価し，これら 4 項目の点数の総和とし，痛みなしの 0 点〜最大の痛みの 40 点で評価した．投球時の体のいずれかの部位の痛みを投球時痛とした．また，肘痛，肩痛，およびその他の部位の痛みについても最小の痛みから最大の痛みを評価した．

　投球スコア[14]では，① 全力投球，② 投球の調子，③ 下半身の連動，④ 腕の振り，⑤ 指のかかり，⑥ コントロール，⑦ 体のバランス／スムーズ，および ⑧ パワー／スピードの程度について他人との比較ではなく，問題なく十分にできた場合を 100%，まったくできなかった場合を 0% として評価し，さらにこれら 8 項目の平均値を総合評価とし，最悪の 0% から最良の 100% で評価した．

　投球フォーム自己評価では，投球フォームを 12 項目に分け，それぞれの項目ごとに自己評価を行った（図1）．「はい（3点）」，「どちらともいえない（1点）」，「いいえ

▌Key words

high school baseball player,　throwing form,　pain in body

---

*Subjective assessment for throwing form in high school baseball players
　要旨は第 87 回日本整形外科学会学術総会において発表した．
**T. Uno：山形大学整形外科（Dept. of Orthop. Surg., Yamagata University Faculty of Medicine, Yamagata）；M. Harada：泉整形外科病院手・肘・スポーツ；M. Maruyama：山形大学整形外科；N. Mura（医長）：吉岡病院整形外科；M. Takahara（院長）：泉整形外科病院；M. Takagi（主任教授）：山形大学整形外科．
［利益相反：なし.］

あなたの現在の投球のフォームについてお聞きします。()の中からあなた自信のフォームを最もよく表している言葉を選んで、○で囲んでください。
右投げの場合で書いてありますので、左投げの選手は左右逆で考えてください。

1. 左足が着地する時に、歩幅（かかと～かかと）は広いですか？
（広い　せまい　どちらともいえない）
広い例（6足分以上）　せまい例（5足分以下）

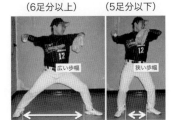

2. 左足の踏み出しが投球方向(矢印)か？
（はい　クローズド　オープン）
投球方向の例　クローズドの例　オープンの例

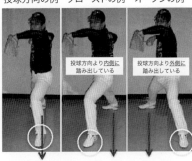

3. 左足が着地する時に、左腕が投球方向に向いているか？
（はい　いいえ　どちらともいえない）
はいの例　いいえの例

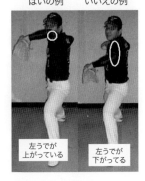

4. 右手をtopの位置にあげていく時に、手がボールより先にあがっているか？
（はい　いいえ　どちらともいえない）
はい(手が先)の例　いいえ(ボールが先)の例

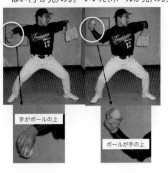

図1．投球フォーム自己評価法

（0点）」と点数化し，これら12項目の点数の総和を総合点とし，最低0点〜最高36点で評価した．投球フォーム自己評価は，過去の文献と筆者らの経験から下記の12項目とした．① 歩幅[3]，② 踏み出し方向[3,7]，③ 腕の方向[4,16]，④ 手の向き[4]，⑤ 股関節の閉め[3,4,7,15-17]，⑥ 体幹の回転[1,3]，⑦ 肩ライン，⑧ 肩の開き[4,16]，⑨ ボールの握り，⑩ 指のかかり，⑪ 地面のけり[4,7,15]，⑫ 手投げとした．

② 踏み出し方向においては，「はい（3点）」，「クローズド（0点）」，「オープン（0点）」とし，⑦ 肩ラインにおいては，「一直線（3点）」，「肘下がり（0点）」，「肘上がり（0点）」とした．

投球フォーム自己評価における総合点と各項目の点数との関係について調べ，その妥当性について検討した．さらに，投球フォーム自己評価と投球時痛や投球スコアとの関係を検討した．統計学的検討にはSpearman順位相関を用い，相関係数が$r > 0.2$かつ，$p < 0.05$を有意に相関ありとした．

Ⅱ．結　果

投球時痛の平均は14.4（2〜36）点であり，投球時痛を有するのは47例であった（表1）．投球時痛の部位の詳細は重複あり，肘痛28例，肩痛25例，およびそのほかの部位の痛み2例であった（表1）．投球スコアは平均69（0〜100）％であり（表1），投球フォーム自己評価の総合点は平均19.6（7〜34）点であった（図2）．

❶投球フォーム自己評価における総合点と各項目の点数との関係

投球フォーム自己評価の各項目と投球フォーム自己評価の総合点にはいずれも有意な正の相関があった．

❷投球フォーム自己評価と投球時痛との関係
（表2）

投球フォーム自己評価と投球時痛との間には相関関係はなかった．肘痛と投球フォーム自己評価との関係で

Ⅰ. 総論 ◆ 1. スポーツ障害予防

5. 左足着地後に、右ひざを投球方向に向けているか？
　（右の股関節を閉めているか？）
　　　（はい　いいえ　どちらともいえない）

6. 右うでを振る前に体幹を回転しているか？
　　　（はい　いいえ　どちらともいえない）

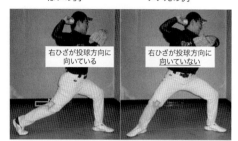

7. 左足の着地からボールリリースまでの間、
　右肘-右肩-左肩ラインは一直線になっているか？
　　　（一直線、肘下がり、肘上がり）

8. 左肩の開きが早くないか？
　　　（早くない　早い　どちらともいえない）

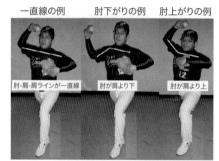

9. ボールリリース直前にボールをやわらかく握れているか？
　　　（はい　いいえ　どちらともいえない）

10. ボールリリース時にボールにしっかり指がかかるか？
　　　（はい　いいえ　どちらともいえない）

11. ボールリリース後、右足で十分に地面をけれているか？
　　　（はい　いいえ　どちらともいえない）

12. 手投げになっていないか？
　　　（手投げになっていない　手投げ　どちらともいえない）

図1（つづき）

表1. 投球時痛と投球パフォーマンススコア

a. 投球時痛

痛みの部位	有痛者数（%）	点数の総和[平均（痛みなし〜最大の痛み）]
肘	28（43）	14.5（2〜36）
肩	25（38）	11.6（2〜29）
その他の部位	2（3）	10.5（8〜13）
投球時痛	47（72）	14.4（2〜36）

b. 投球パフォーマンス

投球フォーム評価	投球パフォーマンススコア［平均（最悪〜最良）］
全力投球	76（20〜100）
投球の調子	69（0〜100）
下半身の連動	66（20〜100）
腕の振り	70（10〜100）
指のかかり	73（10〜100）
コントロール	66（0〜100）
体のバランス/スムーズ	66（0〜100）
パワー/スピード	64（0〜100）
総合評価	69（0〜100）

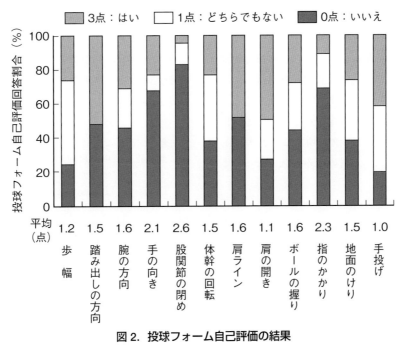

図2. 投球フォーム自己評価の結果

表2. 投球フォーム自己評価と投球時痛および投球パフォーマンススコアとの関係

投球フォーム自己評価	投球時痛 r	p値	肘痛 r	p値	肩痛 r	p値	投球パフォーマンススコア r	p値
歩幅	0.09	0.48	0.10	0.45	−0.11	0.38	−0.05	0.67
踏み出し方向	0.11	0.38	−0.07	0.60	0.13	0.29	−0.03	0.82
腕の方向	0.13	0.31	0.08	0.51	−0.02	0.86	0.22	0.08
手の向き	0.02	0.90	0.003	0.98	−0.10	0.43	0.09	0.48
股関節の閉め	−0.16	0.21	−0.26	0.04**	0.11	0.40	0.22	0.08
体幹の回転	−0.09	0.47	−0.06	0.63	−0.08	0.51	0.20	0.11
肩ライン	−0.11	0.41	−0.12	0.36	−0.06	0.64	0.19	0.14
肩の開き	0.09	0.48	0.11	0.40	−0.05	0.70	−0.11	0.39
ボールの握り	0.13	0.29	0.11	0.38	−0.11	0.41	−0.07	0.57
指のかかり	0.10	0.45	0.20	0.11	−0.06	0.62	0.09	0.49
地面のけり	−0.09	0.45	0.007	0.96	0.03	0.84	0.34	0.0005**
手投げ	−0.18	0.15	−0.05	0.71	−0.20	0.12	0.28	0.03**

Spearman順位相関，**有意差あり

は，肘痛と「股関節の閉め」との間には有意な負の相関関係があった（$r=-0.26$, $p=0.04$）．投球フォーム自己評価と肩痛との間には相関関係はなかった．

❸投球フォーム自己評価と投球スコアとの関係

地面のけり（$r=0.34$, $p=0.0005$），および手投げ（$r=0.28$, $p=0.03$）と投球スコアとの間には有意な弱い正の相関関係があった．

III．考　察

本研究では，投球フォームを選手自身で評価する投球フォーム自己評価法を作成した．過去の文献と筆者らの経験から12項目とした．過去の報告では，投球パフォーマンスに影響する項目として歩幅[3]，手の向き[4]，地面のけり[3,4,15]を選択し，肩肘痛に影響を与えるものとして踏み出し方向[3]，肩の開き[4,16]を選択し，投球の運動連鎖を破綻させる項目として，腕の方向[4,16]，股関節の閉め[3,4,7,15〜17]，体幹の回転[1,7]を選択した．筆者らの経験からは肩ライン，ボールの握り，指のかかり，手投げを選択した．これら投球フォーム各項目の点数と総合点の関係についてみると，各項目と総合点にはいずれも有意な正の相関を認め，各項目は妥当であった．本評価法は，現場で選手自身が投球フォームを評価できる一つのツールとなりうる可能性が示唆された．

投球フォーム自己評価と投球時痛との関係についてみると，本研究では股関節の閉めが不良であると肘痛が有意に強くなっていた．高校生においても，先行研究と同様の結果であった．さらに，適切な骨盤回転が行われなければ，球速が低下し，肩の内旋トルクが増大すると報告されている[4]．本研究と過去の報告から，股関節の閉めが不良であると，肩の内旋トルクが増大し，その結果，肘への外反ストレスが増大し，肘の痛みが強くなったと考えられた．

投球フォーム自己評価と投球パフォーマンスとの関係についてみると，本研究では，地面のけりができている選手は投球スコアが良好であった．過去の報告では，地面のけりが弱い選手では球速が遅いと報告されている[7]．本研究と過去の報告から，地面のけりができている選手は，地面をけってからの体幹から上肢への運動連鎖が円滑にすすみ，球速の増加と良好なパフォーマンスにつながったと考えられた．また，過去の報告では，下肢から体幹，上肢への運動連鎖が障害されると，肩関節内旋運動主体の投球フォーム，いわゆる手投げになると報告されている[18]．本研究では，手投げではない選手は投球スコアが良好であった．本研究と過去の報告から，手投げではない選手は，下肢から体幹，上肢への運動連鎖が円滑であり，良好なパフォーマンスが得られていると考えられる．

本研究では歩幅，踏み出し方向，腕の方向，手の向き，体幹の回転，肩ライン，肩の開き，ボールの握り，および指のかかりは投球時痛や投球パフォーマンスと関連性はなかった．本研究では対象数が少なかったために，これら関連性がなかった可能性があり，今後対象数を増やした研究が必要である．

本研究の限界として，過去の報告では動作解析の手法を用いた客観的な評価であるのに対し，本研究では選手本人による主観的な投球フォーム自己評価であるため，本研究の結果が実際の投球動作を正確に反映していない可能性があることが考えられた．シーズンを通して平均の痛みの程度を評価したため，痛みの再発など同一部位の痛みの回数については調査していないことも限界としてあげられる．また，障害予防クリニックを参加した診察を希望する選手を対象としており，障害をもっていない選手を含めた研究が今後必要である．

ま と め

1）高校野球選手に対し，投球フォームの自己評価法を作成し，体の痛みや投球パフォーマンスとの関係を検討した．

2）股関節の閉めが不良な選手は，肘痛が有意に強くなっていた．

3）地面のけりができている選手は投球パフォーマンスが良好であり，手投げでない選手も投球パフォーマンスが良好であった．

文 献

1）駒井正彦，中村真理，橋本 淳ほか：投球動作における上肢のバイオメカニクス．整形外科 **48**：455-462，2005
2）Davis JT, Limpisvasti O, Jobe FW et al：The effect of pitching biomechanics on the upper extremity in youth and adolescent baseball pitchers. Am J Sports Med **37**：1484-1491, 2009
3）宮下浩二，横江清司：投球動作で要求される下肢関節機能に関する検討．J Athlet Rehabil **12**：9-13，1999
4）Fleisig GS, Andrews JR, Escamilla RF et al：Kinetics of baseball pitching with implications about injury mechanism. Am J Sports Med **23**：233-239, 1995
5）Morrey BF, An KN：Articular and ligamentous contributions to the stability of the elbow joint. Am J Sports Med **11**：315-319, 1983
6）橋本祐之，建道寿教，信原克哉ほか：投球動作における骨盤と肩の捻れについて．肩関節 **20**：411-414，1996
7）Fortenbaugh D, Fleisig GS, Andrews JR：Baseball pitching mechanics in relation to injury risk and performance. Sports Health **4**：314-320, 2009
8）丸山真博，高原政利，原田幹生ほか：投球パフォーマンスの主観的評価の試み―中学・高校生の野球選手における肘障害に関する検討．整スポ会誌 **31**：69-73，2011
9）丸山真博，高原政利，原田幹生ほか：投球時痛と投球の支障度との関係．日臨スポーツ医会誌 **18**：470-473，2010
10）丸山真博，高原政利，原田幹生ほか：野球肘と投球障害の主観的評価との関係．日肘会誌 **17**：94-96，2010
11）丸山真博，高原政利，原田幹生ほか：高校野球選手に対する主観的評価法を用いた調査．日臨スポーツ医会誌 **20**：505-509，2012
12）丸山真博，高原政利，原田幹生ほか：野球選手における投球時肘痛と投球パフォーマンスとの関係．整スポ会誌 **34**：39-49，2014
13）原田幹生，高原政利，丸山真博ほか：高校野球投手に対する投球パフォーマンスに関する主観的評価．整スポ会誌 **33**：189-195，2013
14）丸山真博，高原政利，原田幹生ほか：高校野球選手に対する主観的評価法を用いた調査．日臨スポーツ医会誌 **20**：505-509，2012
15）伊藤博一，中里浩一，渡会公治：投球動作における体幹運動の役割．臨スポ会誌 **9**：332-339，2001
16）能勢康史，谷川哲也：投球動作の安定と投球障害の予防．Sportsmed **21**：29-33，2009
17）宮下浩二，小林寛和，超田専太郎：成長期野球選手の投球障害予防を目的とした投球動作の関節運動学的分析．日臨スポーツ医会誌 **20**：49-55，2012
18）Sokomito MJ, Garibay EJ, Nissen CW et al：A biomechanicaal evaluation of the kinetics for multiple pitching techniques in college-aged pitches. Orthop J Sports Med **22**：1-8, 2013

I. 総 論 ◆ 1. スポーツ障害予防

大学ラグビーフットボール選手の腰椎椎間板変性の経時的変化と障害予防対策
—— 2016年（初年）度経過報告*

中島崇之　　神崎浩二　　大下優介　　中西亮介　　西中直也
三邉武幸**

[別冊整形外科 73：19〜23, 2018]

はじめに

これまでにもスポーツ選手において，椎間板変性が好発するとの報告はあり[1]，スポーツ競技と頚椎・腰椎の椎間板変性についての調査・研究は数多くみられる[1,2]．しかし，そのような椎間板変性に関する調査・研究は，横断的調査に比べると，競技活動を継続するなかでの経時的変化を調査・研究する縦断的調査はまだまだ少ない．

2016年より当研究所は大学と提携して，ラグビーフットボール選手のメディカルチェックの実施を開始した．

本研究の目的は，ラグビーフットボール選手のメディカルチェックとして実施した腰椎の単純X線・MRI画像検査の結果をまとめ，腰椎椎間板変性について横断的調査に加え，経時的変化を調査することで縦断的な面の両方から，スポーツ選手，特にラグビーフットボール競技と椎間板変性の関係を検討・調査・研究することである．またその調査・研究からラグビーフットボール競技と椎間板変性の関係の特徴を明らかにし，障害予防対策に役立てることである．2016年初年度の経過報告をまとめた．

I. 対象および方法

❶方　　法

2016年に大学ラグビーフットボール選手のメディカルチェックとして実施した腰椎の単純X線4方向（正面像，側面前屈位像，側面中間位像，側面後屈位像）・MRI

検査［T1強調画像, T2強調画像, 脂肪抑制（STIR）像］の結果をまとめ，椎間板変性についての横断的調査を行った．ポジションによって腰椎椎間板変性に特徴があるのか，フォワード（FW）群（F群）とバックス（BK）群（B群）に分けて比較・検討した．

❷対　　象

2016年にメディカルチェックを実施した，大学ラグビーフットボール選手（大学1〜4年生）合計66例のうち，マネージャー1例を除く65例を対象とした．F群32例，B群33例であった．

❸統計・解析

統計解析にはデータ分析ソフトウェア JMP Pro 13.0.0（SAS Institute Japan 社，東京）を使用し，F群とB群の比較は Mann-Whitney U 検定，χ^2 検定を行い，有意水準5%未満（$p < 0.05$）を統計学的に有意とした．

II. 結　　果

❶年齢・身長・体重・競技歴

平均年齢はF群19.3歳，B群19.1歳であった．平均身長はF群177.1 cm，B群172.3 cmであった．平均体重はF群95.2 kg，B群74.6 kgであった．ラグビーフットボールの競技歴はF群平均8.1年，B群平均9.1年であった．身長，体重については統計学的な有意差があったが，年

Key words

rugby football,　lumbar disc degeneration,　medical checkup

*Lumbar disc degeneration of university rugby football players
　要旨は昭和大学スポーツ運動科学研究所第4回学術研究発表会において発表した．
**T. Nakajima（講師），K. Kanzaki（教授），Y. Oshita, R. Nakanishi（講師），N. Nishinaka（准教授）：昭和大学藤が丘病院整形外科/同大学スポーツ運動科学研究所（Dept. of Orhop. Surg., Showa University Fujigaoka Hospital, Yokohama/Showa University Research Institute for Sport and Exercise Sciences, Tokyo）；T. Sanbe（所長）：同大学スポーツ運動科学研究所．
[利益相反：なし.]

表1. 結果（1）．年齢・身長・体重・競技歴．身長，体重には統計学的な有意差がある．表中の値は，中央値（25%点，75%点）

	F群（n=32）	B群（n=33）	p値*
年齢（歳）	19（19, 20）	19（18, 20）	0.2341
身長（cm）	176.3（173.3, 180.9）	174.3（167.9, 176.8）	0.0067
体重（kg）	93.7（87.2, 101.9）	76.9（68.8, 79.9）	<0.0001
ラグビー競技歴（年）	7（5, 11.8）	9（5, 13）	0.3810

*Wilcoxon順位和検定

表2. 結果（2）．腰痛の有無．統計学的な有意差はない．

	F群（n=32）	B群（n=33）	p値*
腰痛あり（例）[%]	11（34.4）	6（18.2）	0.1354
腰痛なし（例）[%]	21（65.6）	27（81.8）	

*χ²検定

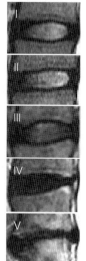

grade	組織	髄核と線維輪の区別	信号強度	椎間板高
I	均一，白色	明瞭	高信号	普通
II	不均一, horizontal bands（±）	明瞭	高信号	普通
III	不均一，灰色	不明瞭	中等度	普通～わずかに減少
IV	不均一，灰色～黒色	なし	中等度～低信号	普通～中等度減少
V	不均一，黒色	なし	低信号	椎間板高狭小化高度

図1. Pfirrmann grade分類（椎間板変性に対して）[文献3より引用改変]

齢，ラグビーフットボールの競技歴については有意差はなかった（表1）．

❷腰痛の有無・腰椎疾患加療歴

メディカルチェック時に腰痛の訴えがあった選手はF群11例（34.4%），B群6例（18.2%）であった．腰痛治療歴のある選手はF群で腰椎分離症3例，腰椎椎間板ヘルニア3例（うち1例が腰椎分離症の手術的治療歴あり），B群で腰椎分離症3例，腰椎椎間板ヘルニア1例（うち1例が腰椎椎間板ヘルニアの手術的治療歴あり）であった．腰痛の有無についてはF群において人数が多い傾向ではあったが，両群に有意差はなかった（表2）．

❸腰椎単純X線像

腰椎単純X線像で椎間板変性を示す所見（椎間板高の狭小化，椎間関節変性，隅角解離，骨棘形成，Schmorl結節などの終板障害）が，F群8例（25%），B群7例（21.2%）に認められた．その他，分離がF群5例，B群4例に認め，二分脊椎はF群3例，B群4例に認めた．上記所見についてF群とB群に有意差はなかった．

❹腰椎MRI

腰椎MRI T2強調矢状断像の結果からPfirrmann grading system分類を用いて[3,4]，腰椎椎間板変性を調査・評価した（図1）．平均結果は，F群がL1/L2間で1.4，L2/L3間で1.3，L3/L4間で1.3，L4/L5間で1.8，L5/S1間で2.2，B群がL1/L2間で1.3，L2/L3間で1.3，

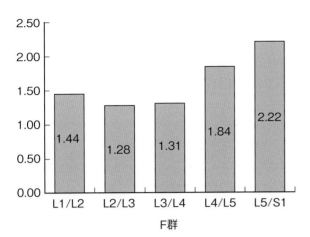
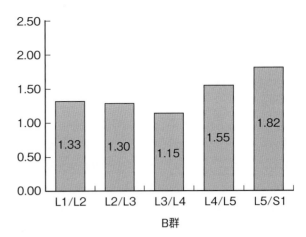

図2. 腰椎椎間板変性

表3. 結果（3）. 腰椎MRI

		F群 (n=32)	B群 (n=33)	合計
L1/L2	grade 1 (例) [%]	18 (56.3)	23 (69.7)	41
	grade 2 (例) [%]	14 (43.8)	9 (27.3)	23
	grade 3 (例) [%]	0 (0.0)	1 (3.0)	1
	合計 (例)	32	33	65
L2/L3	grade 1 (例) [%]	24 (75.0)	25 (75.7)	41
	grade 2 (例) [%]	7 (21.9)	6 (18.2)	23
	grade 3 (例) [%]	1 (3.1)	2 (6.1)	1
	合計 (例)	32	33	65
L3/L4	grade 1 (例) [%]	26 (81.3)	28 (84.9)	54
	grade 2 (例) [%]	3 (9.4)	5 (15.2)	8
	grade 3 (例) [%]	2 (6.3)	0 (0.0)	2
	grade 4 (例) [%]	1 (3.1)	0 (0.0)	1
	合計 (例)	32	33	
L4/L5	grade 1 (例) [%]	21 (65.6)	23 (69.7)	44
	grade 2 (例) [%]	1 (3.1)	5 (15.2)	6
	grade 3 (例) [%]	4 (12.5)	2 (6.1)	6
	grade 4 (例) [%]	6 (18.8)	3 (9.1)	9
	合計 (例)	32	33	
L5/S1	grade 1 (例) [%]	13 (40.6)	19 (57.6)	32
	grade 2 (例) [%]	4 (12.5)	6 (18.2)	10
	grade 3 (例) [%]	10 (31.3)	3 (9.1)	13
	grade 4 (例) [%]	5 (15.6)	5 (15.2)	10
	合計 (例)	32	33	

L3/L4間で1.2, L4/L5間で1.6, L5/S1間で1.8であった. Minら[5]と同様にgrade 3以上のものを変性ありと定義すると, 椎間板変性発現頻度はL1/L2でF群0%, B群3.0%, L2/L3でF群3.1%, B群6.1%, L3/L4でF群9.4%, B群0%, L4/L5でF群31.3%, B群15.2%, L5/S1でF群46.9%, B群24.2%であった.

各椎間板変性についてF群とB群に有意差はなかった（図2, 表3）.

Ⅲ. 考　察

本稿では, 大学ラグビーフットボール選手のメディカルチェック初年度の報告をした. ラグビーフットボールのポジションは, スクラムを組むなどコンタクトプレーによるボールの争奪戦が主な仕事のFW, パスやランニ

ングなどでボールをトライまで持ち込む BK に分かれている．そのため，それぞれのポジションに適した体型，体のサイズは異なる．われわれの結果でも身長，体重において両群に有意差があったのは各ポジション特性から当然の結果と考えた．

われわれは，FW と BK の身体的特徴，経験するプレーの違いから，体幹・腰椎部に生じる傷害についても違いがあるのではないかと考えた．メディカルチェック時に腰痛の訴えがあった選手は F 群 11 例（34.4%），B 群 6 例（18.2%）であった．F 群において人数が多い傾向ではあったものの，両群に有意差はなかった．廣瀬らは，ラグビー選手に対して，関節弛緩性検査，徒手検査，傷害履歴調査について FW と BK の比較・検討を行ったが，本結果と同様に腰部の傷害履歴に有意差はなかったと報告している[6]．村上らは，ラグビーフットボール中の部位別外傷・障害統計のうち体幹・腰部は 24.5% であり，多くはスクラムやランニングによる神経症状を伴わない筋・筋膜性腰痛であったと報告している[7]．

われわれの結果では腰椎単純 X 線結果は，椎間板変性を示す所見（椎間板高の狭小化，椎間関節変性，隅角解離，骨棘形成，Schmorl 結節などの終板障害）が，F 群 8 例（25%），B 群 7 例（21.2%）に認めたが，両群に有意差はなかった．腰椎分離症は本研究では分離が F 群 5 例，B 群 4 例に認め，全体の 13.8% であり，阿部らのアメリカンフットボール，ラグビーフットボール選手のメディカルチェックの結果（高校で 13.1%，大学生で10.1%）とおおむね同様であった[8]．月村らも同様な結果を報告しており，腰椎分離，椎間板狭小化は腰痛発生と有意な相関を示しており，腰痛予防のトレーニングなどを行うべきであるとした[9]．

MRI を用いて L1/L2 から L5/S1 の各椎間板変性について F 群と B 群で比較・検討を行ったが，両群に有意差はなかった．東野らは，アメリカンフットボール選手の胸腰椎の外傷・障害の報告からコンタクトプレーを行う頻度が多いポジションでは障害発生頻度は増加するが，脊椎変性の進行が一因である可能性が考えられると述べている[10,11]．われわれも，コンタクトプレーが多く，身体的特徴としても体格のよい F 群のほうがより腰椎椎間板変性は進行しているのではないかと考えていたが，本研究の結果から F 群と B 群に有意差はなかった．長島らは，健常若年者の椎間板変性やその進行の程度は，ごく軽度であると推測され，従来の定性的な評価法を用いてこれを縦断的に評価することは困難であると述べ[12]，髄核輝度変化を利用した椎間板変性の定量的評価法を考案した．椎間板変性は若年より徐々に生じ，進行している[13]が，本研究においても，まだ 20 歳前後の大学ラグ

ビーフットボールの椎間板変性は軽度であったため，結果に差が出なかった可能性もあると考えた．

Sekine らは大学ボート選手における腰椎椎間板変性において，2 年経過で 25% に椎間板変性の進行が認められ，腰痛発症群のうち 66.7% で椎間板変性の進行が認められ，非腰痛群よりも有意に多かったと報告している[14]．長島らは，高校アメリカンフットボール選手の 2 年経過のメディカルチェックの結果から，腰椎椎間板変性進行の有意な危険因子は，ラインポジション，シュモール結節，椎間板ヘルニアであり，腰痛の有意な危険因子は，BMI 高値と椎間板不安定性であったと報告している[12]．阿部らは，アメリカンフットボール・ラグビーフットボール選手の高校生，大学生の腰部メディカルチェックにおいて，腰部 MRI 所見では高校 28.6%，大学 39.5% と全体で 33.9% に椎間板変性がみられ，腰椎 MRI 所見別に腰痛発生頻度をみると，椎間板変性は椎間板変性のない群に比べ，高校・大学いずれも有意に高かった．これらの所見の高校・大学間での発現頻度，腰痛発生頻度ともに，大学が高校より有意に高かったと報告しており[8]，椎間板変性と腰痛は有意な相関を示したと報告した[8,9]．

20 歳代の年齢における腰椎椎間板変性は腰痛の原因として重要である．ラグビーフットボールに代表されるようなコンタクトスポーツにおいては体幹・腰部への大きなストレスが繰り返し加わることが考えられ，腰痛，腰部障害への予防は一層大切である．しかし，これらスポーツ選手の椎間板変性，腰痛との関連性を示す報告で同一競技者の経年変化を比較したものはまだまだ多くはない．われわれも，最終的には毎年実施されるメディカルチェックの結果から，個々の選手の腰椎椎間板変性の経時的変化（大学入学 1 年時～卒業 4 年時）を調査することで縦断的な調査・検討が可能となり，ラグビーフットボール競技における腰椎椎間板変性の特徴を明らかにし，腰部障害予防，腰痛対策に役立てたいと考えている．

まとめ

1）われわれは，大学ラグビーフットボール選手のメディカルチェックとして実施した腰椎の MRI 検査の結果をまとめ，椎間板変性について横断的調査を行った．

2）ポジション別に椎間板変性に特徴があるのか比較・検討したが，単年の結果には有意差がなかった．

文 献

1）阿部　均：競技スポーツと腰痛—メディカルチェックにおける疫学調査．脊椎脊髄 **13**：489-495，2000

2）阿部　均：アメリカンフットボール及びラグビー選手の

腰痛発生と腰椎 X 線所見. 慶應医 **74**：317-331，1997

3) Pfirrmann CW, Metzdorf A, Zanetti M et al：Magnetic resonance classification of lumbar intervertebral disc degeneration. Spine **26**：1873-1878, 2001

4) Griffith JF, Wang YX, Antonio GE et al：Modified Pfirrmann grading system for lumbar intervertebral disc degeneration. Spine **32**：E708-E712, 2007

5) Min SK, Nakazato K, Yamamoto Y et al：Cartilage intermediate layer protein gene is associated with lumbar disc degeneration in male, but not femal, collegiate athletes. Am J Sports Med **38**：2552-2557, 2010

6) 廣瀬文彦，和田裕介，白木　仁：大学ラグビー選手におけるメディカルチェック―FW と BK の比較検討. 白鷗大学教育学部論集 **4**：423-434，2010

7) 村上秀孝，井上貴司，副島　崇：ラグビーにおける外傷・障害. 関節外科 **33**：234-237，2014

8) 阿部　均，月村泰規：アメリカンフットボール，ラグビー選手における腰メディカルチェックについて. 臨スポーツ医 **19**：1452-1455，2002

9) 月村泰規，阿部　均：コンタクトスポーツ選手に対するメディカルチェック. 関節外科 **33**：238-245，2014

10) 東野恒作，西良浩一：コンタクトスポーツにおける外傷・障害 ②―胸椎・腰椎. 関節外科 **33**：258-260，2014

11) Mall NA, Buchowski J, Zebala L et al：Spine and axial skeleton injuries in the Natonal Football League. Am J Sports Med **40**：1755-1761, 2012

12) 長島正樹，阿部　均，千葉一裕：腰部スポーツ障害のメディカルチェック. MB Orthop **27**（13）：1-6，2014

13) Antoiou J, Steffen T, Nelson F et al：The human lumbar intervertebral disc evidence for changes in the biosynthesis and denaturation of the extracellular matrix with growth maturation. ageing and degeneration. J Clin Invest **98**：996-1003, 1996

14) Sekine C, Hirayama K, Yanagisawa O：Lumbar intervertebral disc degeneration in collegiate rowers. Phys Fit Sports Med **3**：525-530, 2014

* * *

Ⅰ. 総　論　◆　1. スポーツ障害予防

第5中足骨疲労骨折（Jones 骨折）の予防*

齋田良知　　池田　浩　　小林洋平　　長尾雅史　　小林慶司
金子和夫**

［別冊整形外科 73：24〜28，2018］

はじめに

　第5中足骨疲労骨折（Jones 骨折）は，日本人サッカー選手において半月板損傷や前十字靱帯損傷と並んで発生が多い外傷であるが，その発生要因や予防に関する検討は少ない．われわれは Jones 骨折の発生および再発の予防を目的とし，2009 年よりドクター・トレーナーを中心に「Jones 骨折研究会」を設立し，本骨折の発生要因の調査や検討，予防介入などの取り組みを続けている．本稿では，Jones 骨折に関する国内外の知見や Jones 骨折の予防をめざしたわれわれの取り組みについて紹介する．

Ⅰ. 背　　景

　日本人スポーツ選手において，Jones 骨折は頻繁に発生する傷害である．保存的治療では再発率が高いため，特にハイレベルアスリートでは手術的治療が行われることが多いが，術後に再発したり，手術合併症を生じたりすることにより，スポーツ選手が長期のスポーツ活動の休止を余儀なくされてしまうこともある．疲労骨折は，一度のハイエナジー外力や直達外力により生じる骨折ではなく，繰り返すメカニカルストレスによりマイクロダメージが蓄積し強度が低下した骨が，ジャンプや着地といった通常のスポーツ動作を行うことによって生じてしまう骨折である．このことは，裏を返せば骨に蓄積する疲労を軽減することにより「予防可能な傷害」であるということになる．

Ⅱ. 疫　　学

　第5中足骨に生じた疲労骨折を本稿では広義の Jones

骨折と定義するが，狭義の Jones 骨折は 1902 年に Robert Jones が報告した中足骨基部に介達外力によって生じる骨折である[1]．実際，わが国においてアスリートに発生した第5中足骨疲労骨折は，中足骨基部〜近位骨幹部が好発部位で，骨折部位の平均は中足骨長の近位 30.7%（95% 信頼区間 28.8〜32.7）であった[2]．これは Jones の報告した狭義の Jones 骨折と，それよりもやや遠位に生じる骨折が含まれている．

　この Jones 骨折は，特にサッカー選手での発生が多いと報告されており，2013 年の Ekstrand ら[3]による欧州サッカー選手における大規模前向き研究では，3,487 例のうち 67 例発生し，難治性であることから選手キャリアを左右する骨折であると述べられている．この骨折は，保存的治療による再発率が高いため（67%：Ekstrand ら），一般的には手術的治療を行うことが多い．しかし，手術的治療を行った場合でも再発率は高く（25%：Ekstrand ら），治療に難渋する骨折である．また，第5中足骨の解剖学的特徴（弯曲が強い）から，手術操作の難易度も高く，手術器具（ワイヤーなど）の破損や，皮膚熱傷，骨壊死などの合併症が生じることもある．

Ⅲ. 傷害予防研究の4ステップ（Four step sequence of injury prevention research）

　スポーツ外傷・障害を予防するためには，van Mechelen が提唱した "Four step sequence of injury prevention research" をもとにエビデンスを構築し，予防策を講じてその有効性を検証していくという step を繰り返していく必要がある[4]（図1）．われわれは，日本人におけ

Key words

stress fracture,　5th metatarsal bone,　Jones fracture,　injury prevention

*Prevention of 5th metatarsal bone stress fracture
**Y. Saita, H. Ikeda（先任准教授），Y. Kobayashi, M. Nagao, K. Kobayashi, K. Kaneko（教授）：順天堂大学整形外科・スポーツ診療科（Dept. of Orthop., and Sports Medicine, Juntendo University, Tokyo）．
［利益相反：なし．］

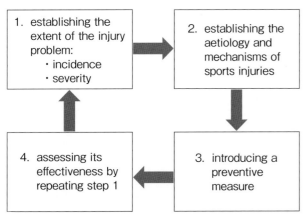

図1. Four step sequence of injury prevention research（文献4より引用改変）

表1. Jones骨折予防策

主項目	骨折の発生要因の啓発 指導者・家族の理解と協力 予防策の徹底と継続
副項目	練習メニューや目的によるシューズの履き替え 外側荷重の是正 可動域の拡大と維持（足関節背屈・股関節内旋） 筋力強化（股関節・足関節・足趾） 栄養補給（特にビタミンD）と休息 第5中足骨圧痛のセルフチェック 有症状者の早期自己申告と早期検査（X線） 有症状者のシューズ変更・足底板作成

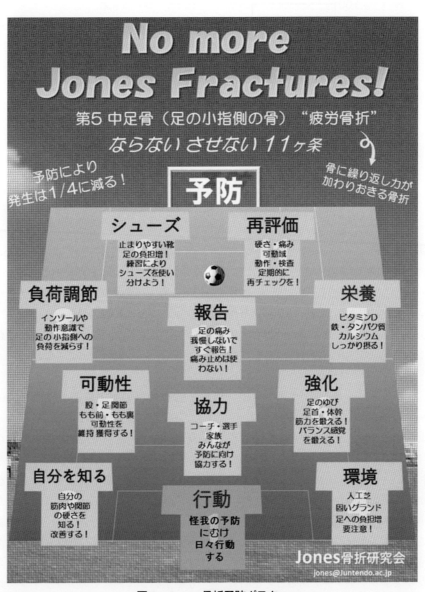

図2. Jones骨折予防ポスター

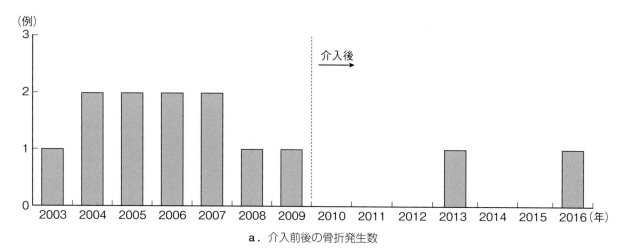

a．介入前後の骨折発生数

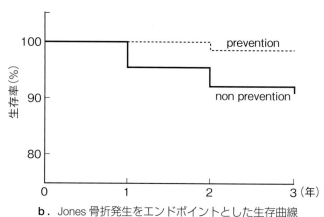

b．Jones 骨折発生をエンドポイントとした生存曲線

図3．Jones 骨折予防介入効果

る Jones 骨折を予防するために，Jones 骨折の疫学やリスクファクター，予防介入などを行うことを目的に，2009 年に Jones 骨折研究会を立ち上げ，この 4step に基づいてさまざまな検討を行ってきた．以下は，われわれが日本人コホートから得たエビデンスと国内外の文献より得られたエビデンスをもとに step ごとに記述していく．

❶ 問題の把握 ── 疫学

われわれは，関東地区の高校生サッカー選手における疫学調査を 2008 年に実施したところ，1 年間で 407 例中 5 例に本骨折が発生しており，人工芝でトレーニングするチームでの発生が多く認められた[5]．また，2017 年の Google フォームを用いたサッカー選手 1,916 例（年齢平均 18.6 歳）に対する疫学調査では，93 例（受傷時年齢平均 17.0 歳）に本骨折の既往が認められ，人工芝でのトレーニングが有意なリスクファクターであることを明らかにした[6]．また，J リーガーにおける調査では，日本人 J リーガー 136 例における既往は 15.4％（21/136）と高率であったのに対し，外国人 J リーガーでの既往は 3.9％（1/26）であった[7]．また，発症年齢は Ekstrand らの調査では平均 23（18〜33）歳であったが，過去に当院および関連施設で治療した症例全体の平均年齢は 19 歳で，サッカー，バスケットボール，ラグビーなどを行う高校生や大学生に頻繁に発生していた[8]．これらより，この骨折は日本人サッカー選手において高率に発生する怪我であるという現状が確認された．

❷ 当骨折の発生要因の検索

文献的に報告されているリスクファクター[9]のうち，足部のアライメントや中足骨の形状など改善が不可能もしくは困難な因子はリスク因子ではあっても介入できない．一方，筋力や動作，タイトネスなど介入可能なリスクファクターとしては，足趾筋の筋力低下[10]，非荷重位 leg heal angle の増加[11]，股関節内旋制限[12] などが，日本人における Jones 骨折発生のリスクファクターであることが明らかになっている．また，人工芝における止まりやすいシューズでのカッティング動作は，足底部外側に対する負荷を増大させ，Jones 骨折の発症要因となると推測される[13]．一方，栄養面では，ビタミン D 不足が疲労骨折の発生を高めるとのコンセンサスは得られているが[14]，われわれは，日本人における Jones 骨折の発生

にもビタミンD不足が関連していることを明らかにした[15]．こうした知見から，いくつかの予防介入可能と考えられるリスクファクターが明らかとなってきた．

❸予防介入

以上の2stepで得られた情報をもとに，われわれはJones骨折の予防策を考案し，過去10年間で毎年1〜2例のJones骨折の発生が続いていた某高校生チームでの予防介入を2010年より開始した[16]．予防策は主項目と副項目からなり（表1），これらを毎年入団選手に対してレクチャーを行うとともに，予防啓発ポスターを作成し選手のロッカールームに掲示して日々予防をうながした（図2）．予防策を徹底するためには，メディカルスタッフや選手だけではなく，指導者や家族の協力も欠かせず，また有症状者がチームスタッフに相談しやすい環境づくりや，検査が必要であると判断した場合のすみやかな病院受診とフィードバックなど，スポーツ現場とスポーツ医療従事者の良好な信頼関係が非常に重要である．

❹予防介入の有効性の検証

予防策を7年間継続したところ，予防介入前7年間と比較し介入後7年間で，Jones骨折の発生が減少した（図3a）．この14年間の新入選手は223名であった．また，介入開始前と介入開始後に入団した選手が，高校3年間でJones骨折を発症するリスクをKaplan-Meier法で生存曲線を作成し比較したところ，介入後に入団した選手においてJones骨折の発生が有意に低下したことが示せた[17]（図3b）．本結果から，われわれの考案した予防法は，日本における高校生サッカー選手というコホートにおいては有効な予防法であることが検証できた．

Ⅳ．今後の課題と展望

われわれは，van Mechelenが提唱した"Four step sequence of injury prevention research"に則ってJones骨折予防策を考案し，骨折の発生を低減することができた．しかし，この骨折の発生をさらに減らすためには，未知なリスクファクターの同定，予防策の普及などのほか，無症状者のスクリーニングが有用であると考えられた．Jones骨折が疲労骨折であるという特性から，症状が出現する前の段階で疲労骨折を発見し，外側荷重など疲労が蓄積する要因を是正することができれば，プレーを継続しながら，完全骨折にいたる前にこの骨折を治癒可能である．この観点から，われわれは2013年よりメディカルチェックの一部として第5中足骨の超音波検査を開始し[18]，2014年からはこれをさらに発展させてJones骨折検診とし，高校生や大学生のサッカーチーム

を中心に検診活動を行っている[19]．

今後もこうした活動を継続し，Jones骨折の発生を少しでも減らすことに貢献したいと考えている．

ま と め

1）日本におけるJones骨折の発生状況およびリスクファクターの報告をまとめた．
2）改善可能なリスクファクターに介入することでJones骨折の発生を減らすことができた．
3）予防や早期発見に関する啓発活動を今後もすすめていきたい．

文 献

1) Jones R：Fracture of the base of the fifth metatarsal bone by indirect violence. Ann Surg **35**：697-700, 1902
2) 塩澤　淳，齋田良知，小林慶司ほか：第5中足骨疲労骨折（Jones骨折）に対する髄内固定手術時の至適髄内釘挿入角度の検討．JOSKAS **40**：199, 2015
3) Ekstrand J, van Dijk CN：Fifth metatarsal fractures among male professional footballers；a potential career-ending disease. Br J Sports Med **47**：754-758, 2013
4) Bahr R, Krosshaug T：Understanding injury mechanisms；a key component of preventing injuries in sport. Br J Sports Med **39**：324-329, 2005
5) 齋田良知，髙澤祐治，池田　浩：ユース年代サッカー選手における第5中足骨疲労骨折の発生状況．日整外スポーツ医会誌 **29**：258, 2009
6) 長尾雅史，宮森隆行，吉村雅文ほか：サッカー選手における第5中足骨疲労骨折の危険因子としての人工芝のリスク推定．日整外スポーツ医会誌 **37**：423, 2017
7) 齋田良知，池田　浩，中島啓樹ほか：プロサッカー選手における第5中足骨疲労骨折（Jones骨折）の発生状況調査．JOSKAS **40**：531, 2015
8) Nagao M, Saita Y, Kameda S et al：Headless compression screw fixation of jones fractures；an outcomes study in Japanese athletes. Am J Sports Med **40**：2578-2582, 2012
9) Matsuda S, Fukubayashi T：Risk factors and mechanisms of fifth metatarsal stress fracture. Sports Injuries and Prevention, Springer Japan, Tokyo, p355-363, 2015
10) Fujitaka K, Taniguchi A, Isomoto S et al：Pathogenesis of fifth metatarsal fractures in college soccer players. Orthop J Sports Med **3**：2325967115603654, 2015
11) Matsuda S, Fukubayashi T, Hirose N：Characteristics of the foot static alignment and the plantar pressure associated with fifth metatarsal stress fracture history in male soccer players；a case-control study. Sports Med Open **3**：27, 2017
12) Saita Y, Nagao M, Kawasaki T et al：Range limitation in hip internal rotation and fifth metatarsal stress fractures (Jones fracture) in professional football players. Knee Surg Sports Traumatol Arthrosc：2017［Epub ahead of print］
13) Queen RM, Charnock BL, Garrett WE Jr et al：A comparison of cleat types during two football-specific tasks

on FieldTurf. Br J Sports Med **42**：278-284；2008

14）Dao D, Sodhi S, Tabasinejad R et al：Serum 25-hydro-xyvitamin D levels and stress fractures in military personnel；a systematic review and meta-analysis. Am J Sports Med **43**：2064-2072, 2015

15）Shimasaki Y, Nagao M, Miyamori T et al：Evaluating the risk of a fifth metatarsal stress fracture by measuring the serum 25-hydroxyvitamin D levels. Foot Ankle Int **37**：307-311, 2016

16）齋田良知，長尾雅史，木野達朗ほか：第5中足骨疲労骨折の予防．JOSKAS **38**：453，2013

17）齋田良知，池田　浩，長尾雅史ほか：7年間のJones骨折予防介入の結果報告．日臨スポーツ医会誌 **25**：S250，2017

18）秋吉直樹，川村　悠，岡本侑也ほか：超音波検査を用いた第5中足骨疲労骨折の調査．日臨スポーツ医会誌 **22**：S142，2014

19）立石智彦，齋田良知，長瀬　寅ほか：第5中足骨近位骨幹部疲労骨折（いわゆるJones骨折）の予防—エコーを用いた検診の意義とstage分類の提唱．JOSKAS **41**：328，2016

＊　　　＊　　　＊

少年野球選手に対する野球検診義務化の取り組み

井上直人　中川泰彰　向井章悟　新宮信之　伊藤盛春
木下和昭

はじめに

われわれは2011年より京都軟式野球連盟からの依頼を受けて，連盟に加入している選手を対象に野球検診を実施している．連盟の主導により2015年度より大会に出場する選手は検診の受診が義務化され，それに併せて有料化した．近年，投球障害予防のための野球検診は各地で行われているが，検診を受けることが義務化，有料化された報告はみられない．本稿では，われわれの野球検診の経緯と現状，そこから得られたデータを報告する．

I．われわれの野球検診の特徴

❶野球検診の義務化と有料化

われわれが行っている野球検診は，京都軟式野球連盟から「野球をしている子供たちを障害から守るために野球検診を始めたい」という依頼から始まった．当初は京都市の一部の地域の選手に対して有志で集まった医師，理学療法士約15名のボランティアによる検診であった．

受診者は2011年173例，2012年501例，2013年550例，2014年467例となった．2014年まで野球検診を受けることは任意であり一部の地域の選手のみであったが，2015年に連盟は大会に出場する選手はこの検診を受けることを義務化すると規則を変更した．すでに検診を実施している地域を除いても2,000例以上の選手が検診に参加すると見込まれたため，検診を実施するマンパワーや場所の確保のため検診を有料化することとした．2015年度は義務化になった初年度ということもあり，当院に

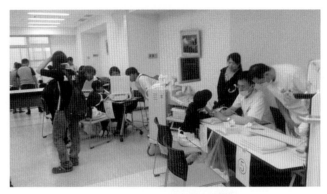

図1．医師による超音波検査

おいてすべての選手の検診を実施した．年7回行った検診に2,110例の選手が参加し，検診を行ったスタッフの延べ人数は医師約50名，理学療法士約140名となった．検診に参加した選手やチーム関係者の要望を受けて，2016年からは4施設に分け1,600例以上の選手の検診を実施した．

❷野球検診の実際（図1, 2）

検診内容は義務化の前後で変更しておらず，医師による診察，理学療法士による関節可動域（ROM）や筋力測定，アンケートによる障害調査とした．2013年からは医師による両肘の超音波検査も開始した．

　a．測定項目（表1）
　1）医師：整形外科テスト，圧痛，関節弛緩性，超音波検査など．

Key words

throwing injury, juvenile baseball player, medical examination, prevention, obligatory

*Our approach for obligatory medical examination for juvenile baseball players
**N. Inoue：京都医療センタースポーツ医学センター（☎612-8555　京都市伏見区深草向畑町1-1；Sports Medicine Center, National Hospital Organization Kyoto Medical Center, Kyoto）；Y. Nakagawa（診療部長），S. Mukai（医長）：同センタースポーツ医学センター/整形外科；N. Shingu, S. Ito：同センタースポーツ医学センター；K, Kinoshita：四條畷学園大学リハビリテーション学科．
［利益相反：なし．］

I. 総論 ◆ 2. 検診

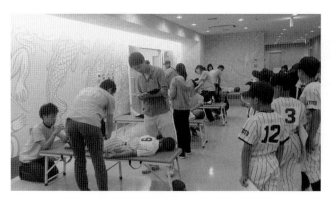

図2. 理学療法士による測定

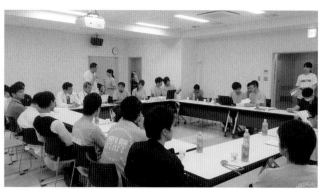

図3. 判定会議. 検診が終了したその日に全員分の判定を行う. 結果は『野球健康手帳』に記載しフィードバックする.

表1. 野球検診の測定項目

測定項目	測定内容・方法 など
整形外科テスト	sulcus sign, 外反ストレステスト
アライメント	跛行の有無, O脚・X脚, 扁平足, 脊柱の弯曲, 肩の高さ, 肩甲骨の運動異常, 翼状肩甲, 片脚立位
圧痛	肩（前面, 後方, 外側, 内側） 肘（内顆, 外顆, 肘頭, soft spot）
関節弛緩性	東大式関節弛緩性テスト
エコー検査	上腕骨小頭（投球側, 非投球側） 内上顆（投球側）
関節可動域	肩関節：外転90°での外旋（2nd ER）, 外転90°での内旋（2nd IR）, 屈曲90°での内旋（3rd IR） 股関節：内旋, 外旋, 伸展0°での内旋, 伸展0°での外旋 肘関節：屈曲, 伸展
タイトネステスト	下肢伸展挙上テスト（SLR）, 踵殿間距離（HBD）, 指床間距離（FFD）, しゃがみこみ
体力測定	握力, 片脚の立ち上がり, 腕立て伏せ, 上体起こし, 立ち幅跳び, side bridge test
アンケート	野球歴, ポジション, 練習量, 過去1年間に1週間以上続く痛みの有無（特に肘, 肩）, 痛みがあった後の受診の有無など

2）**理学療法士**：関節（ROM），筋力，体力測定など．

3）**アンケート**：過去1年間に1週間以上続く痛みや障害の調査など．

b．判定会議とフィードバック

野球検診終了後，すべての選手の判定会議を検診に参加した医師，理学療法士で行う（図3）．本野球検診では，野球に特化した障害を発見すること（野球肘やリトルリーグショルダーなど）だけではなく，成長期に伴うほかの運動器の異常も確認している．結果は『野球健康手帳』（図4）に記載し，すべての選手にフィードバックした．本野球検診は選手が1年に1回必ず受診することになっている．連盟と相談し経年的な変化を追えるようにするため，『野球健康手帳』を作成し，選手1人に1冊ずつ配布した．本手帳には検診内容の結果を経年的に記載し，1年前の状態が確認できる点で有用である．また，メッセージを書き込んで選手1人ひとりにフィードバックしている．

c．判定基準

1）**超音波検査**：上腕骨小頭離断性骨軟骨炎（肘OCD）が疑われた選手は，野球検診を実施しているその場で本人，監督，コーチ，保護者に病状説明を行い，紹介状を作成し必ず精査を受けることを伝えている．さらに『野球健康手帳』へも同様の内容を記載する．

2）**身体所見とアンケート**：医師による身体所見，超音波検査，現病歴や既往歴の聴取から二次検診の必要性の有無を確認し，問題があれば『野球健康手帳』に記載する．

3）**柔軟性の低下**：肩・股・肘ROMや指床間距離（FFD），踵殿間距離（HBD）の測定結果から，問題と考えられた選手には『野球健康手帳』を通じてストレッチングの必要性を指摘する．

II. 検診結果

超音波検診が開始された2013〜2016年の野球検診受診人数，肘OCD疑い，二次検診要と判定された選手の

にもビタミンD不足が関連していることを明らかにした[15]．こうした知見から，いくつかの予防介入可能と考えられるリスクファクターが明らかとなってきた．

❸予防介入

以上の2stepで得られた情報をもとに，われわれはJones骨折の予防策を考案し，過去10年間で毎年1～2例のJones骨折の発生が続いていた某高校生チームでの予防介入を2010年より開始した[16]．予防策は主項目と副項目からなり（表1），これらを毎年入団選手に対してレクチャーを行うとともに，予防啓発ポスターを作成し選手のロッカールームに掲示して日々予防をうながした（図2）．予防策を徹底するためには，メディカルスタッフや選手だけではなく，指導者や家族の協力も欠かせず，また有症状者がチームスタッフに相談しやすい環境づくりや，検査が必要であると判断した場合のすみやかな病院受診とフィードバックなど，スポーツ現場とスポーツ医療従事者の良好な信頼関係が非常に重要である．

❹予防介入の有効性の検証

予防策を7年間継続したところ，予防介入前7年間と比較し介入後7年間で，Jones骨折の発生が減少した（図3a）．この14年間の新入選手は223名であった．また，介入開始前と介入開始後に入団した選手が，高校3年間でJones骨折を発症するリスクをKaplan-Meier法で生存曲線を作成し比較したところ，介入後に入団した選手においてJones骨折の発生が有意に低下したことが示せた[17]（図3b）．本結果から，われわれの考案した予防法は，日本における高校生サッカー選手というコホートにおいては有効な予防法であることが検証できた．

Ⅳ. 今後の課題と展望

われわれは，van Mechelenが提唱した"Four step sequence of injury prevention research"に則ってJones骨折予防策を考案し，骨折の発生を低減することができた．しかし，この骨折の発生をさらに減らすためには，未知なリスクファクターの同定，予防策の普及などのほか，無症状者のスクリーニングが有用であると考えられた．Jones骨折が疲労骨折であるという特性から，症状が出現する前の段階で疲労骨折を発見し，外側荷重など疲労が蓄積する要因を是正することができれば，プレーを継続しながら，完全骨折にいたる前にこの骨折を治癒可能である．この観点から，われわれは2013年よりメディカルチェックの一部として第5中足骨の超音波検査を開始し[18]，2014年からはこれをさらに発展させてJones骨折検診とし，高校生や大学生のサッカーチーム

を中心に検診活動を行っている[19]．

今後もこうした活動を継続し，Jones骨折の発生を少しでも減らすことに貢献したいと考えている．

ま と め

1）日本におけるJones骨折の発生状況およびリスクファクターの報告をまとめた．

2）改善可能なリスクファクターに介入することでJones骨折の発生を減らすことができた．

3）予防や早期発見に関する啓発活動を今後もすすめていきたい．

文 献

1) Jones R：Fracture of the base of the fifth metatarsal bone by indirect violence. Ann Surg **35**：697-700, 1902

2) 塩澤 淳，齋田良知，小林慶司ほか：第5中足骨疲労骨折（Jones骨折）に対する髄内固定手術時の至適髄内釘挿入角度の検討．JOSKAS **40**：199, 2015

3) Ekstrand J, van Dijk CN：Fifth metatarsal fractures among male professional footballers；a potential career-ending disease. Br J Sports Med **47**：754-758, 2013

4) Bahr R, Krosshaug T：Understanding injury mechanisms；a key component of preventing injuries in sport. Br J Sports Med **39**：324-329, 2005

5) 齋田良知，高澤祐治，池田 浩：ユース年代サッカー選手における第5中足骨疲労骨折の発生状況．日整外スポーツ医会誌 **29**：258, 2009

6) 長尾雅史，宮森隆行，吉村雅文ほか：サッカー選手における第5中足骨疲労骨折の危険因子としての人工芝のリスク推定．日整外スポーツ医会誌 **37**：423, 2017

7) 齋田良知，池田 浩，中島啓樹ほか：プロサッカー選手における第5中足骨疲労骨折（Jones骨折）の発生状況調査．JOSKAS **40**：531, 2015

8) Nagao M, Saita Y, Kameda S et al：Headless compression screw fixation of jones fractures；an outcomes study in Japanese athletes. Am J Sports Med **40**：2578-2582, 2012

9) Matsuda S, Fukubayashi T：Risk factors and mechanisms of fifth metatarsal stress fracture. Sports Injuries and Prevention, Springer Japan, Tokyo, p355-363, 2015

10) Fujitaka K, Taniguchi A, Isomoto S et al：Pathogenesis of fifth metatarsal fractures in college soccer players. Orthop J Sports Med **3**：2325967115603654, 2015

11) Matsuda S, Fukubayashi T, Hirose N：Characteristics of the foot static alignment and the plantar pressure associated with fifth metatarsal stress fracture history in male soccer players；a case-control study. Sports Med Open **3**：27, 2017

12) Saita Y, Nagao M, Kawasaki T et al：Range limitation in hip internal rotation and fifth metatarsal stress fractures（Jones fracture）in professional football players. Knee Surg Sports Traumatol Arthrosc：2017〔Epub ahead of print〕

13) Queen RM, Charnock BL, Garrett WE Jr et al：A comparison of cleat types during two football-specific tasks

on FieldTurf. Br J Sports Med **42**：278-284；2008

14) Dao D, Sodhi S, Tabasinejad R et al：Serum 25-hydroxyvitamin D levels and stress fractures in military personnel；a systematic review and meta-analysis. Am J Sports Med **43**：2064-2072, 2015

15) Shimasaki Y, Nagao M, Miyamori T et al：Evaluating the risk of a fifth metatarsal stress fracture by measuring the serum 25-hydroxyvitamin D levels. Foot Ankle Int **37**：307-311, 2016

16) 齋田良知，長尾雅史，木野達朗ほか：第5中足骨疲労骨折の予防．JOSKAS **38**：453, 2013

17) 齋田良知，池田　浩，長尾雅史ほか：7年間のJones骨折予防介入の結果報告．日臨スポーツ医会誌 **25**：S250, 2017

18) 秋吉直樹，川村　悠，岡本侑也ほか：超音波検査を用いた第5中足骨疲労骨折の調査．日臨スポーツ医会誌 **22**：S142, 2014

19) 立石智彦，齋田良知，長瀬　寅ほか：第5中足骨近位骨幹部疲労骨折（いわゆるJones骨折）の予防―エコーを用いた検診の意義とstage分類の提唱．JOSKAS **41**：328, 2016

＊　　　　＊　　　　＊

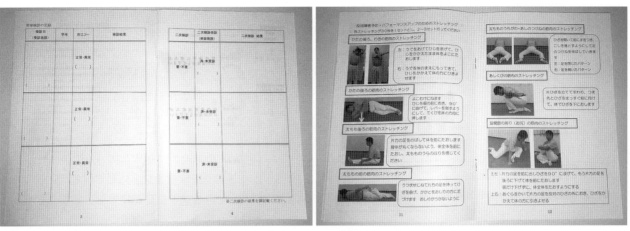

図4. 野球健康手帳. 過去の記録をすぐにみることができるよう複数年分を作成する. 結果の記録だけでなく, ストレッチングの方法やセルフチェックの方法も記載している.

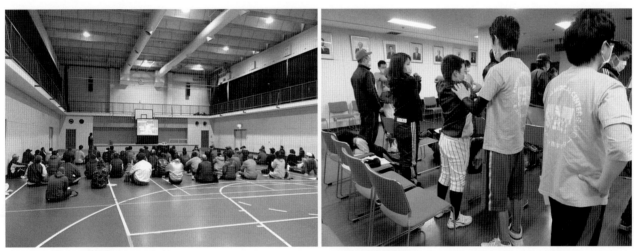

図5. 障害予防の講習会. 障害が発生するメカニズムや予防方法の講義とストレッチングの実技指導を行う.

内訳は表2のとおりである.

本野球検診の受診が義務化された2015年は, 二次検診が必要となった選手が13%（2,110例中268例）, 2016年は16%（493例中81例）であった. このうち, 超音波検査で肘OCDが疑われた選手が2015年は1.3%（27例）, 2016年は2.2%（11例）であった. われわれが把握できている範囲で, 2015年は肘OCDが疑われた選手27例中13例, 2016年は11例中6例が肘OCDの診断を受けた.

表2. 野球肘検診の結果

検診年	2013	2014	2015	2016
受診人数（例）	550	467	2,110	493
二次検診要（例）[%]	133 (24)	115 (25)	268 (13)	81 (16)
肘OCD疑い（例）[%]	13 (2.4)	10 (2.1)	27 (1.3)	11 (2.2)

III. 考　察

われわれの行っている野球検診は現在4つの施設で2,000例程度の選手をみている. 検診を受けることが義務化したことで, 検診を受ける選手の数は格段に増えた. 野球検診において, 二次検診が必要となった選手は10〜30%未満, 肘OCD疑いの選手は1〜3%未満であり, 毎年同じような結果であると考えている. しかし, 精査が必要となった選手が必ず受診しているかは不明なことが多く, 肘OCD疑いの選手でさえ, 半数程度はその後精査したか不明である. 検診において問題がみつかった選手がその後受診しているか把握しきれていないことが課題である.

また, 集約したデータから障害にいたる要因を探り, 障害予防につなげる活動も継続していく必要がある. 野

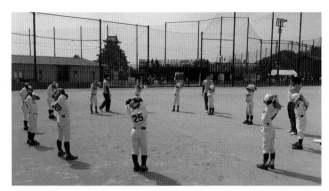

図6. クーリングダウン．連盟主催の大会において，試合後のクーリングダウンを行う．

球検診の目的の一つとして「障害の早期発見，早期治療」があげられる．しかし，それだけではなく得られたデータから障害予防につなげることが重要である．現在われわれの取り組みとして，障害予防につながる講習会を開催している．具体的には，野球をしていることで起こりやすい障害についての講義やストレッチング指導をチームの指導者や選手に行っている（図5）．また，連盟主催の大会において，試合終了後に選手にクーリングダウンなどを指導している（図6）．当院以外の施設では，野球検診実施時に指導者，保護者に向けて投球障害予防の講習を行っている．

「京都で野球をしている子供に障害はない」といわれることを目標に，この活動を継続していきたい．

まとめ

1）京都軟式野球連盟に加入している選手に対して，2011年より任意で野球検診を実施している．2015年には連盟に加入している選手全員が検診を受けることが義務化され有料となった．

2）2015年には2,110例が検診を受診し，12.7％の選手がさらなる精査が必要となった．そのうちOCDが疑われた選手は1.3％の27例であった．さらにそのうち医療機関を受診しOCDの確定診断を受けた選手は13例であった．

3）検診で得られたデータを分析し，野球検診による投球障害の早期発見だけでなく，今後は予防の取り組みも積極的に行っていきたい．

＊　　　＊　　　＊

I. 総論 ◆ 2. 検診

サッカー選手のOsgood病予防に向けた
定期的超音波検診と下肢柔軟性測定*

神谷智昭　中野和彦　鈴木智之　山下敏彦**

はじめに

　成長期サッカー選手においては早熟型で体格が大きく，技術の優れている選手が存在する．これらの選手は日常のトレーニングでは余力を残してプレーし，痛みを感じながらでもスポーツ活動を継続できてしまう．しかしながら9～15歳は神経系が完成を迎えるゴールデンエイジと呼ばれ[1]，この時期は技術習得の効率が高いため，痛みのない状態でプレーすることが望ましいと考えられている．

　Osgood病は成長期のサッカー選手に好発する牽引型の骨端症であることはよく知られている[2,3]．Osgood病は予後良好な疾患とされている[4,5]が，遊離骨片を形成すると痛みが残存する．そのため早期に治療して後遺症を残さないことが重要である．

　われわれはOsgood病の予防を目的に2002年からメディカルチェックを行っている．その後，2013年からは定期的超音波検診を導入し，早期診断と予防に役立てている．本稿では定期的超音波検診による脛骨粗面不整像の出現と下肢柔軟性推移について検討し，Osgood病予防に向けた取り組みと今後の課題を報告する．

I. 対象および方法

　Jリーグ下部組織に所属した小学6年生を対象とした．シーズン開始時にメディカルチェックを行い，身長，体重，body mass index（BMI），下肢柔軟性，骨年齢を測定した．大腿四頭筋柔軟性はheel buttock distance（HBD）[cm]を計測し，ハムストリングの柔軟性はstraight leg raising（SLR）の角度を測定した．下腿三頭筋の柔軟性は腹臥位・膝関節90°屈曲位で足関節背屈角度を測定した．

　超音波検診と下肢柔軟性測定を5月，7月，11月，翌年2月の年4回定期的に実施した．超音波検査はLOGIQ e device（GE Health Care社，Little Chalfont）を用いて，膝関節軽度屈曲位で膝蓋腱長軸方向で脛骨粗面を撮像した．

　Osgood病発症初期は薄い裂離骨折であり，超音波画像では音響陰影を伴わない二重の線状高エコー像が特徴であると報告されている[6]．その後，多彩な裂離形態を示し，変形した骨性隆起として治癒するか，骨癒合できずに分離骨片として残存する．本研究では上記すべての状態を脛骨粗面不整像と定義して評価を行った．

　シーズン開始初期から超音波所見で不整像を認めていた群（初期から不整あり群），経過中新たに不整像が出現した群（途中から不整出現群），およびシーズンを通して不整像が出現しなかった群（不整出現なし群）に分けて解析を行った．メディカルチェック時の項目および下肢柔軟性を3群間で一元配置分散分析により統計学的に検討した．Post hocテストはTukey Kramer法を用いて，$p < 0.05$を有意差ありとした．また，途中から不整像が出現した群は，不整像出現前後の下肢柔軟性をpaired t検定で解析した．統計ソフトはIBM SPSS Statistics 21 software（IBM Japan社，東京）を使用した．

Key words

Osgood-Schlatter disease, prevention, ultrasonography

---

*Prevention of Osgood-Sclatter disease using ultrasonography
　要旨は第9回関節鏡・膝・スポーツ整形外科学会において発表した．
**T. Kamiya：札幌医科大学整形外科（Dept. of Orthop. Surg., Sapporo Medical University School of Medicine, Sapporo）；
　K. Nakano（スポーツ整形外科部長）：西岡第一病院整形外科；T. Suzuki（診療部長）：札幌円山整形外科病院；T. Yamashita
　（教授）：札幌医科大学整形外科．
[利益相反：なし.]

表1. メディカルチェック項目と3群間の比較. *$p<0.05$

症例数（膝）	初期から不整あり群 (10)	途中から不整出現群 (8)	不整出現なし群 (154)	p 値
身長（cm）	151.6±5.7	148.2±4.5	145.0±6.0	0.014*
体重（kg）	41.6±4.9	37.2±4.6	36.6±4.8	0.035*
BMI	27.2±2.6	25.4±2.8	25.2±2.6	0.142
骨年齢（歳）	11.9±0.9	11.2±0.2	11.5±0.9	0.252
HBD（cm）	4.3±5.5	3.9±4.6	3.2±4.2	0.681
SLR（°）	70.1±5.3	69.9±12.5	69.1±9.6	0.928
足関節背屈角度（°）	16.9±6.4	17.8±4.3	16.3±6.8	0.801

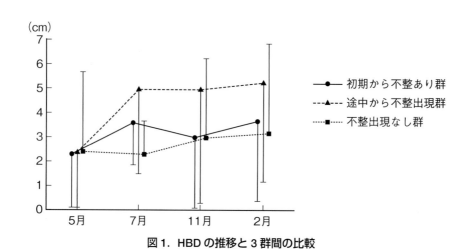

図1. HBD の推移と3群間の比較

II. 結　果

2013〜2016年度の4シーズンで86例172膝が対象となった．そのうち10膝はシーズン開始初期から超音波検査で脛骨粗面に不整像を認めていた．残りの162膝中8膝はシーズン途中で脛骨粗面不整像が出現し，154膝はシーズン通して不整像の出現がなかった（表1）．

初期から不整あり群はメディカルチェック時の身長と体重が，不整出現なし群に比べて有意に大きかった．一方で BMI，骨年齢，下肢柔軟性は3群間で有意差はなかった．5月の平均 HBD は初期から不整あり群で 2.3±2.2 cm，途中から不整出現群は 2.4±2.3 cm，不整出現なし群は 2.4±3.3 cm であった．翌年2月のシーズン終了時にはそれぞれ 3.7±3.3 cm，5.3±4.1 cm，3.2±3.7 cm となった（図1）．5月および翌年2月の平均 SLR 角度はそれぞれ初期から不整あり群が平均 70.0°±10.3°，74.4°±12.1°，途中から不整出現群は 76.4°±12.5°，81.3°±3.5°，不整出現なし群は 77.3°±8.3°，78.7°±8.0° であった（図2）．足関節背屈角度は不整出現なし群で，5月に平均 14.6°±4.8° が，翌年2月に 16.9°±6.4° へと有意に改善した（図3）．

途中から不整出現群の HBD は，不整像出現直前の 4.0±3.3 cm から出現直後 6.3±4.6 cm へと有意に悪化していた．SLR と足関節背屈角度は不整像出現前後で有意差はなかった（表2）．

III. 考　察

本研究は Osgood 病予防を目的に成長期サッカー選手に対して定期的に超音波検診を行ったはじめての報告である．Osgood 病は一度発生すると2年経っても約半数しか治癒せず[7]，10%以上は成人しても症状が残ると報告されている[9]．疼痛が遷延する原因として遊離骨片の形成が考えられており[3]，遊離骨片を残さないために早期診断・治療が重要である．従来は Osgood 病の診断を単純 X 線側面像で行ってきた．しかしながら初期の病変は確認しづらいことが多く，MRI 撮像を要することもあった[3]．一方，近年では超音波検査の技術が進歩し，裂離骨折や遊離骨片が容易に診断できるようになった[6,9〜11]．そのためわれわれはメディカルチェックに超音波検診を導入し，それをフィードバックすることで治療に難渋する Osgood 病例が激減した．

Osgood 病は身長，体重が大きい選手ほど発症しやす

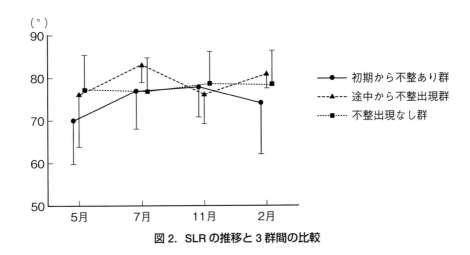

図2. SLRの推移と3群間の比較

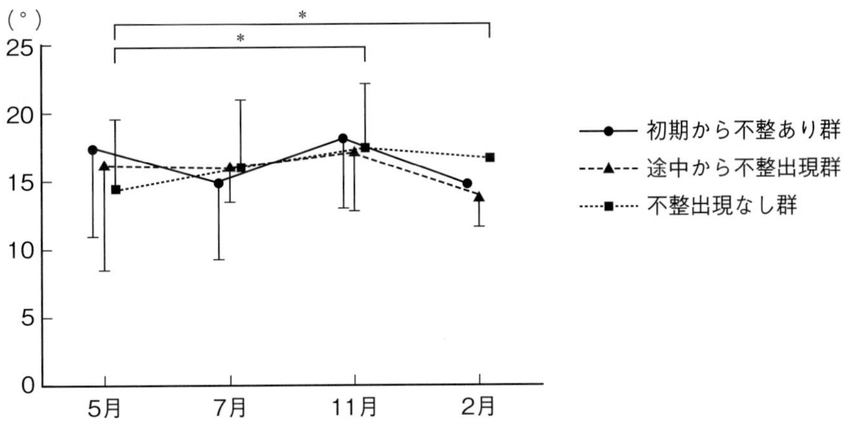

図3. 足関節背屈角度の推移と3群間の比較. *$p<0.05$

表2. 途中から不整出現群の不整像出現前後の下肢柔軟性（平均±標準偏差）

	不整像出現直前	不整像出現直後	p 値
HBD（cm）	4.0±3.3	6.3±4.6	0.006
SLR（°）	81.3±4.4	76.3±6.9	0.069
足関節背屈角度（°）	17.0±3.0	14.4±4.4	0.100

いと報告されている[12,13]．本研究結果でもシーズン開始初期から不整像を認める例は有意に身長と体重が大きかった．一方で骨年齢は初期から不整あり群と，他群との間で有意差はなかった．体格が大きい選手はチームの中心選手となることが多く，試合出場時間が長いと予想される．骨成熟が得られていない体格の大きな選手に対して，今後は重点的に予防介入するべきであると考えられた．

シーズン開始時に10膝はすでに不整像を認めていた．本研究は小学校6年生を対象としているが，より早期から超音波検診を実施する必要性が示唆された．一方で骨年齢が小さく，翌年2月でもEhrenborg分類[14]でcarti-laginous stageの症例も散見された．これらの選手は中学生になってから発症する可能性があり，引き続き経過を追うことも必要であると考えられた．

過去の研究でOsgood病を発症したサッカー選手は，大腿四頭筋柔軟性が低下していたと報告されている[15]．また大腿四頭筋短縮，および大腿骨長増加量がOsgood病発症と関連していたということも報告されている[16,17]．この時期は成長に伴って大腿四頭筋柔軟性が低下し，本研究結果でも不整像出現前後で急激に悪化した．シーズン中の選手および指導者への大腿四頭筋ストレッチ指導と意識改革が重要であると考えられた．ハムストリングの柔軟性に関しては，低下していると

Osgood病を発症しやすいという報告[18]がある一方で，むしろOsgood病例は柔軟性が良好という研究結果[12]もある．ハムストリングのストレッチがOsgood病の疼痛を抑制したという研究[19]があるため，柔軟性の改善には努めるべきであると考えられた．またOsgood病罹患例は患側の足関節最大背屈角度が低下していると報告されている[20]．足関節背屈制限はランニング中の膝屈曲角度増大，脛骨内旋，足部回内を引き起こし，大腿四頭筋の脛骨粗面付着部にかかる荷重を大きくさせると考えられている[21]．本研究結果ではシーズンを通して不整像がなかった症例の足関節背屈角度は，シーズン初期より後半の方が大きかった．そのため下腿三頭筋のストレッチも，Osgood病発症予防には重要であると考えられた．

本研究では途中から不整出現群で，不整像出現前後に下肢柔軟性が悪化した．成長著しいこの時期に発生するOsgood病を早期発見・予防するためには，年1回のメディカルチェックでは不十分である．そのため，定期的超音波検診と下肢柔軟性測定の重要性が示唆された．

本研究では三群間に下肢柔軟性の有意差はなかった．本研究の対象は医学サポートが導入されている集団であり，以前からストレッチなどの指導がされていた．そのためほかのチームに比べて柔軟性は良好で，Osgood病の発症が少ないことが考えられた．またメディカルチェックと超音波検診を継続してきたことで，セルフコンディショニングに対する選手と指導者の意識改革がすんだ．今後はより積極的に介入することで，脛骨粗面不製像の出現をゼロにしていきたいと考えている．

ま と め

1）Osgood病予防を目的に年4回の定期的超音波検診と下肢柔軟性測定を実施した．

2）経過中に脛骨粗面不整像が新たに出現した症例は，不整像出現前後で急激に下肢柔軟性が悪化した．

3）成長著しいこの時期は年1回のメディカルチェックでは不十分であり，定期的な超音波検診下肢柔軟性測定が必要であると考えられた．

文 献

1）Tanner JM：Growth at Adolescence, 2nd Ed, Blackwell, Oxford, p95, 1962

2）平野 篤：オスグッド病の発生原因とその予防．日整会誌 85：546-550, 2011

3）Hirano A, Fukubayashi T, Ishii T et al：Magnetic resonance imaging of Osgood-Schlatter disease；the course of the disease. Skeletal Radiol 31：334-342, 2002

4）Gholve PA, Scher DM, Khakharia S et al：Osgood Schlatter syndrome. Curr Opin Pediatr 19：44-50, 2007

5）Krause BL, Williams JP, Catterall A：Natural history of Osgood-Shlatter disease. J Pediatr Orthop 10：65-68, 1990

6）皆川洋至：オーバーユースに伴う膝前面の痛み"anterior knee pain"①─骨の過労性障害．臨整外 49：433-442, 2014

7）Kaya DO, Toprak U, Baltaci G et al：Long-term functional and sonographic outcomes in Osgood-Schlatter disease. Knee Surg Sports Traumatol Arthrosc 21：1131-1139, 2013

8）Kujala UM, Kvist M, Heinonen O：Osgood-Shlatter disease in adolescent athletes；retrospective study of incidence and duration. Am J Spots Med 13：236-241, 1985

9）Suzue N, Natsuura T, Iwame T et al：State-of-the-art ultrasonographic findings in lower extremity sports injuries. J Med Invest 62：109-113, 2015

10）Blankstein A, Cohen I, Heim M et al：Ultrasonography as a diagnostic modality in Osgood-Schlatter disease；a clinical study and review of the literature. 121：536-539, 2001

11）Vreju F, Ciurea P, Rosu A：Osgood-Schlatter disease-ultrasonographic diagnostic. Med Ultrason 12：336-339, 2010

12）Nakase J, Goshima K, Numata H et al：Precise risk factors for Osgood-Schlatter disease. Arch Orthop Trauma Surg 135：1277-1281, 2015

13）佐藤 大，笠原靖彦，中野和彦ほか：U-12エリートサッカー選手に対する超音波を用いたオスグッド・シュラッター病検診．北整災誌 55：86-90, 2013

14）Ehrenborg G, Lagergren C：Roentgenologic changes in the Osgood-Schlatter lesion. Acta Chir Scand 121：315-327, 1961

15）池田 浩，黒澤 崇，桜庭景植ほか：若年スポーツ選手のOsgood-Schlatter病における大腿四頭筋の筋力と柔軟性．リハ医 38：827-831, 2001

16）de Lucena GL, dos Santos Gomes C, Guerra RO：Prevalence and associated factors of Osgood-Schlatter syndrome in a population-based sample of Brazilial adolescents. Am J Sports Med 39：415-420, 2011

17）戸島美智生，鳥居 俊：Osgood-Schlatter病発症者と非発症者との間で骨長増加に対する筋タイトネス変化が異なる．日臨スポーツ医会誌 19：473-479, 2011

18）塩崎 彰，山下敏彦，中野和彦ら：U-15サッカー選手におけるオスグッド病発症原因の前向き調査．日整外スポーツ医会誌 32：383, 2012

19）丸山昭男，渡邊政男，和泉哲也ほか：ハムストリングのストレッチングが有効であったOsgood-Schlatter病の1症例．臨スポーツ医 24：239-247, 2007

20）鈴木英一，齋藤知行，森下 信：Osgood-Schlatter病の成因と治療・予防─身体特性と成長過程の観点から．臨スポーツ医 23：1035-1043, 2006

21）Sarcervic Z：Limited ankle dorsiflexion；a predisposing factor to morbus Osgood schlatter? Knee Surg Sports Traumatol Arthrosc 16：726-728, 2008

＊　　　　＊　　　　＊

I. 総論 ◆ 2. 検診

高校部活動のメディカルチェックにおいて超音波診断装置を用いた試み*

竹岡　亨　四本忠彦　深谷泰山　吉川航平　海江田　武
稲岡秀陽**

[別冊整形外科 73：37〜42, 2018]

はじめに

　アスリートに対するメディカルチェックは，トップ選手を中心に幅広い競技で行われるようになっている．特に，野球選手に対して行われる超音波診断装置を用いた野球肘検診は，離断性骨軟骨炎の予防・早期発見，早期治療に有用であり，ほかにも前十字靱帯損傷[1]や肉離れ[2]，オーバーヘッドスポーツにおける肩関節障害[3]に対する取り組みがあげられている．

　また，近年トップ選手だけでなく，部活動レベルの選手に対するメディカルチェックも報告されている[4]．2017年の文部科学省の調査[5]によると，中高生のおよそ2人に1人がなんらかの運動部に所属していると報告されている．中高生に対するメディカルチェックは，その後の育成にも関与し，非常に重要な役割を担うといえる．

　一方，メディカルチェックの調査項目は，研究によってさまざまであり[6~8]，調査者が適切と考える項目を抽出して実施しているのが現状である．しかし，複数の競技に対して，同一の評価を実施したメディカルチェックの報告は少なく，競技別の身体特性が明らかになっているとは言い難い．

　本研究の目的は，バレーボール（バレー），バスケットボール（バスケ），サッカー，ハンドボール（ハンド），陸上，柔道に対して，関節可動域（ROM）や筋力などに加えて，超音波診断装置を用いた筋厚の評価を行い，競技間の身体特性について検討することである．

表1. 対象者の属性（平均値±標準偏差）

	対象例	年齢（歳）	身長（cm）	体重（kg）
サッカー男子	94	16.1±1.0	170.3±5.9	60.8±6.5
バスケ女子	34	15.8±0.8	159.5±5.2	54.5±6.7
バレー女子	74	16.2±1.0	163.4±6.5	58.6±6.6
ハンド女子	20	16.8±1.0	160.7±4.7	55.1±5.1
ハンド男子	23	16.0±0.9	172.9±5.7	65.9±9.4
柔道女子	9	15.8±0.8	159.4±3.5	61.1±8.3
柔道男子	13	16.0±1.0	169.5±4.5	65.7±9.2
陸上女子	18	16.3±0.8	161.5±5.0	53.6±3.9
全　体	285	16.1±1.0	165.8±7.4	59.3±7.6

I. 対象および方法

❶ 対　　象

　対象は，高校1〜3年生の部活動を行っている男女285例とした（表1）．対象者の競技レベルは，都道府県大会上位入賞または全国大会出場レベルであった．

　本研究を行うにあたり，すべての被験者とその保護者に事前に本研究の主旨，安全性について十分に説明し，文書による同意を得た．

❷ 測定項目

a. 関節 ROM

　関節 ROM の測定は，手技の熟練した理学療法士が東京大学式ゴニオメーターを用いて実施した．測定部位は，股関節，膝関節，足関節，肩関節とした．

b. 身体組成

　身体組成は，ポータブル体成分分析器 ioi353（Jawon

Key words

ultrasound, muscle thickness, adolescent athlete

*Difference of physical characteristics using ultrasound among adolescent athletes
**T. Takeoka（課長/理学療法士）：同仁会京都九条病院リハビリテーション部（☎ 601-8453　京都市南区唐橋羅城門町 10；Dept. of Rehabilitation, Kyoto Kujo Hospital, Kyoto）；T. Yotsumoto（部長）：同病院関節・スポーツ整形外科；T. Fukaya（理学療法士），K. Yoshikawa（理学療法士），T. Kaieda（理学療法士），H. Inaoka（部長/理学療法士）：同病院リハビリテーション部.
[利益相反：なし.]

I. 総論 ◆ 2. 検診

Medical 社, Kyungsan) を用いて, 四肢体幹の筋肉量および体脂肪量を計測した.

c. 筋力

筋力の指標として, 握力と膝伸展筋力および屈曲筋力を測定した. 握力測定は, Smedley 式握力計（竹井社, 大阪）を用いて測定した. 膝関節の伸展筋力および屈曲筋力は, 筋力測定装置 COMBIT（ミナト医科学社, 京都）を用いて, 膝関節屈曲 60° の坐位肢位で等尺性筋力を測定した.

d. 筋厚

筋厚測定には, B モード超音波診断装置（東芝社, 東京）および 7.5 MHz のリニア式プローブを用いた. 対象筋は, 左右の棘上筋（SSP）, 棘下筋（ISP）, 大腿直筋（RF）, 中間広筋（VI）, 内側広筋（VM）, 外側広筋（VL）とした.

e. 四肢周径

四肢周径は, 上腕・前腕・下腿の最大周径および大腿部膝蓋骨上 10 cm の周径をメジャーで計測した.

❸ 統計解析

競技特性を検討するために, 一元配置分散分析を用いて, 各調査項目の競技間の差を検討した. 有意水準は 5% とした.

II. 結果

❶ 男子（表2）

a. 関節 ROM

肩関節の ROM では, 利き側においてハンドは屈曲がサッカーよりも有意に低値を示し, 水平屈曲は有意に高値を示した. 柔道は, ハンドおよびサッカーと比べ伸展が有意に低値を示した. ハンドと柔道は, 外旋でサッカーよりも有意に高値を示した. 非利き側においては, ハンドがサッカーおよび柔道と比べ, 屈曲で有意に低値を示した. また利き側同様にハンドはサッカーと比べ, 水平屈曲が有意に高値を示し, 外転が有意に低値を示した. ハンドと柔道は, サッカーと比べ伸展で有意に低値を示し, 外旋で有意に高値を示した.

下肢の関節 ROM では, 両側の股関節外旋および利き足の外転は, サッカーが 2 競技と比べ有意に低値を示した. また, ハンドはサッカーと比べ非利き側の外転, 伸展が有意に高値を示した. さらにハンドはほかの 2 競技と比べ, 利き側の伸展が有意に低値を示した. 一方, 柔道はサッカーと比べ両側の下肢伸展挙上（SLR）で有意に高値を示した. また, 柔道は両側の膝関節屈曲, 両側の股関節内旋がほかの 2 競技と比べ有意に高値を示した.

b. 筋力

利き側の握力は, ハンドと柔道がサッカーよりも有意に高値を示した. 一方, 非利き側の握力は柔道がサッカーと比べ有意に高値を示した. 膝関節屈曲および伸展筋力は, 両側ともにハンドが 2 競技と比べ有意に低値を示した.

c. 筋厚

両側の SSP は, 柔道がサッカーよりも有意に高値を示した. 利き側の ISP は, 柔道は 2 競技よりも有意に高値を示した. 両側の RF は, ハンドがサッカーよりも有意に高値を示した. VI は両側ともに競技間で有意差はなかった. 非利き側の VM は, サッカーがハンドよりも有意に高値を示し, 利き側の VM 厚は競技間に有意差はなかった. 両側の VL は, サッカーが柔道より有意に高値を示した.

d. 四肢周径

利き側の上腕周径は, ハンドおよび柔道がサッカーよりも有意に高値を示した. 非利き側の上腕周径は柔道がほかの競技と比べ有意に高値を示した. 両側の前腕周径は, ハンドおよび柔道がサッカーよりも有意に高値を示した. 下肢周径は競技間に有意差はなかった.

❷ 女子（表3）

a. 関節 ROM

肩関節の関節 ROM では, 屈曲は利き側において, ハンドがバスケと比べ有意に低値を示した. 非利き側では, ハンドがバスケおよび柔道と比べ有意に低値を示した. 伸展は, 利き側においてバスケがバレー, ハンド, 柔道と比べ高値を示し, 柔道は陸上, バレーと比べ有意に低値を示した. 同様に, 非利き側の伸展において柔道はバスケ, バレーと比べ有意に低値を示した. 水平屈曲は, 両側ともにバスケがほかの競技と比べ有意に高値を示した. 非利き側の外旋は, ハンドがバスケを除く他競技と比べ有意に低値を示した.

下肢の関節 ROM では, 両側の SLR が柔道および陸上がバスケやハンドと比べ有意に高値を示した. また両側の股関節外旋は, 陸上が柔道を除く他競技と比べ有意に高値を示した. 利き側の股関節外転は, 柔道がバレーおよびハンドと比べ有意に高値を示した.

b. 筋力

両側の握力は, バスケが他競技と比べ有意に低値を示した. さらに利き側において, ハンドと柔道はバレーと比べ有意に高値を示した. 非利き側の握力は, ハンドがバレーと比べ有意に高値を示した. 膝関節屈曲筋力は陸上が両側ともに高値を示した. 伸展筋力は, 両側ともにハンドがバスケおよびバレーと比べ有意に高値を示した.

高校部活動のメディカルチェックにおいて超音波診断装置を用いた試み

表2．男子選手の結果（平均値±標準偏差）

		サッカー	ハンド	柔道
関節ROM（%）				
肩関節				
利き側	屈曲	173.2±7.8	169.3±8.3*	1727.0±7
	伸展	56.5±8.9	54.3±5.1	48.5±6.6*†
	外転	176.4±12.5	173.9±8.5	178.1±3.8
	水平屈曲	140.9±12.4	147.8±8.5*	141.9±11.5
	内旋	67.1±14.9	64.6±12.8	68.5±17.1
	外旋	100.2±13.0	107.4±10.5*	114.2±9.1*
非利き側	屈曲	173.4±8.5	168.5±7.9*	173.8±5.8†
	伸展	57.9±7.2	53.0±5.6*	51.5±6.3*
	外転	177.7±7.8	170.9±11.1*	176.5±4.7
	水平屈曲	141.6±14.2	148.9±8.5*	140.0±10†
	内旋	72.7±13.5	74.3±11.8	69.6±13
	外旋	99.8±9.4	108.9±15.5*	109.2±7.9*
股関節				
利き側	SLR	72.8±7.7	73.7±6.8	77.3±8.1*
	伸展	8.7±8.5	3.3±6.5*	8.5±5.9†
	外転	43.0±6.4	46.7±6.7*	46.9±4.8*
	外旋	47.3±8.8	57.6±9.9*	61.9±8.1*
	内旋	36.0±8.8	36.1±6.6	43.9±12.3*†
非利き側	SLR	71.6±7.7	74.3±8.6	75.4±6.3*
	伸展	8.2±8.5	3.9±4.8*	6.9±6
	外転	42.5±6.4	48.3±8.5*	45.8±5.3
	外旋	46.3±10.0	57.0±11.1*	64.2±5.7*†
	内旋	37.2±8.8	36.3±7.9	44.6±9.9*†
膝関節				
利き側	伸展	2.1±3.5	1.5±2.4	1.5±3.2
	屈曲（腹臥位）	139.1±6.9	140.4±6.6	147.3±5.3*†
非利き側	伸展	2.7±3.8	2.2±2.9	0.0±0*†
	屈曲（腹臥位）	140.0±7.5	142.4±5.8	147.7±6.3*†
足関節				
利き側	背屈（膝伸展）	10.9±4.1	10.7±4.1	13.1±5.2
非利き側	背屈（膝伸展）	11.8±5.0	8.9±3.7*	13.1±5.2†
筋量（kg）		48.0±6.4	51.2±5.9*	50.5±3.8
体脂肪率（%）		13.9±3.6	17.3±5.5*	16.0±6.1
筋力（Nm/kg）				
利き側	握力	38.5±6.0	44.3±8.1*	44.9±6.9*
	膝屈曲筋力	1.5±0.3	1.2±0.3*	1.6±0.3†
	膝伸展筋力	3.3±0.6	2.8±0.8*	3.4±0.4†
非利き側	握力	36.1±7.2	38.7±6.8	41.7±7.9*
	膝屈曲筋力	1.5±0.3	1.2±0.3*	1.6±0.3†
	膝伸展筋力	3.1±0.6	2.7±0.6*	3.2±0.5†
筋厚（mm）				
利き側	棘上筋	18.8±3.2	19.8±4	21.9±3.2*
	棘下筋	17.0±3.7	21.3±3.5*	24.2±3.6*†
	大腿直筋	19.3±4.1	22.3±3.2*	20.2±3.1
	中間広筋	15.4±3.8	15.9±3.2	15.7±3
	内側広筋	24.8±3.8	23.0±6.6	26.4±4.6
	外側広筋	21.7±3.0	21.2±4	19.1±3.6*
非利き側	棘上筋	18.2±3.0	19.2±4.5	21.1±3.1*
	棘下筋	17.7±3.5	21.7±3.3*	24.1±2.9*†
	大腿直筋	18.8±3.6	21.3±3.5*	18.6±2.7†
	中間広筋	16.0±3.3	17.0±3.4	14.9±2.9
	内側広筋	25.8±4.3	22.4±6.0*	23.5±4
	外側広筋	21.5±3.3	20.9±3.8	19.5±2.8*
周径（cm）				
利き側	上腕	26.4±2.2	27.7±3.4*	29.9±2.9*
	前腕	24.1±1.7	25.6±1.6*	26.5±1.5*
	大腿	45.6±3.0	46.0±3.5	45.7±3.7
	下腿	35.5±1.8	36.3±2.3	36.4±2.7
非利き側	上腕	26.2±2.2	27.1±3.2	29.4±2.5*†
	前腕	23.6±1.6	24.7±1.7*	25.7±1.1*
	大腿	45.7±3.0	46.5±3.6	46.4±4.6
	下腿	35.6±1.8	36.6±2.5	36.0±3.2

*サッカーとの差，$p>0.05$，†ハンドボールとの差，$p>0.05$

I. 総論 ◆ 2. 検診

表3．女子選手の結果（平均値±標準偏差）

			バスケ	バレー	ハンド	柔道	陸上
関節ROM（%）							
肩関節							
	利き側	屈曲	177.5±8.1	175.1±9	171.3±8.1*	176.7±8.7	172.8±8.6
		伸展	59.4±9.5	54.7±6.9*	52.5±10.9*	47.2±6.7*†	55.8±7.3§
		外転	180.9±8.6	177.8±8.6	177.8±7.3	181.1±4.2	179.2±3.9
		水平屈曲	156.5±7.0	146.1±8.1*	150.5±9.2*†	143.3±12.5*	149.2±7.1*
		内旋	70.0±13.4	67.6±14.8	61.0±14.1*	68.9±6	68.6±9.5
		外旋	108.7±9.7	111.2±15.7	107.5±11.3	113.9±12.4	111.4±8
	非利き側	屈曲	178.4±9.0	175.5±7.2	172.5±8*	179.4±5.3‡	174.7±6.7
		伸展	58.8±10.7	55.0±8.1*	53.5±12.4	49.4±5.3*†	54.7±7.8
		外転	179.7±9.2	179.3±6.9	178.0±8.6	181.1±2.2	178.1±3.9§
		水平屈曲	156.9±7.7	148.3±8.2*	150.5±12.4*	142.2±6.7*†	147.8±4.9*§
		内旋	72.4±12.0	77.0±12.2	70.3±15.5†	78.3±11.2	75.3±15.8
		外旋	104.7±8.7	107.7±11	99.0±15.4†	112.8±7.5*‡	108.3±10‡
股関節							
	利き側	SLR	72.9±7.2	78.0±11.8	70.0±6.9	84.4±6.3‡	81.4±6.4*†‡§
		伸展	9.4±6.0	6.4±6.9*	11.5±4.9†	6.1±8.2‡	9.4±2.9
		外転	43.8±7.9	43.3±6.4	44.0±6	48.9±4.9†‡	42.8±4.9§
		外旋	50.3±7.3	49.5±8	47.8±7.5	55.0±10.6‡	56.9±11.1*†‡
		内旋	53.4±11.8	49.5±12.7	47.3±11.4	54.4±9.8	51.1±9.9
	非利き側	SLR	71.2±7.4	76.5±10.9*	68.0±8.2†	82.8±6.2*‡	80.0±7.1*‡
		伸展	10.0±4.8	7.2±7.5*	11.0±4.5†	5.6±9.2‡	8.9±4.4
		外転	43.7±8.2	45.0±6.6	46.0±6.4	48.3±4.3	44.4±5.4
		外旋	52.9±7.7	48.9±9.9*	51±8.4	58.9±9.6†‡	60.6±11*†‡
		内旋	52.1±12.7	50.4±10.8	47.5±10.1	49.4±8.8	52.8±9.3
膝関節							
	利き側	伸展	4.6±5.6	3.4±4.5*	2.3±3.4	2.8±2.6†‡	2.2±3.1*†‡
		屈曲（腹臥位）	145.9±7.3	142.0±7.4	142.8±6.6	145.6±3.0	142.2±4.6
	非利き側	伸展	5.3±4.9	2.6±5*	2.3±3.4*	3.9±3.3	3.9±4
		屈曲（腹臥位）	145.9±6.2	142.1±7.7*	139.5±5.1*	147.2±5.7‡	143.1±4.9‡
足関節							
	利き側	背屈（膝伸展）	13.7±5.1	10.8±5.2	11.3±5.1	12.2±3.6	13.1±4.6
	非利き側	背屈（膝伸展）	12.8±5.5	11.4±6.2	11.75±5.2	12.8±3.6	11.9±3.9
筋量（kg）			37.9±3.2	41.5±4.1*	39.0±2.6†	41.4±3.2*	39.3±2.3†
体脂肪率筋力（%）			24.3±4.1	23.3±3.4	22.6±2.8	26.1±5†‡	20.9±2.4*†‡§
筋力（Nm/kg）							
	利き側	握力	25.3±4.3	28.3±4.8*	34.8±4.2*†	31.4±2*‡	31.9±5*†
		膝屈曲筋力	1.1±0.3	1.1±0.3	1.2±0.2	1.1±0.2	1.4±0.3*†‡§
		膝伸展筋力	2.3±0.4	2.3±0.5	2.8±0.4*†	2.6±0.7	2.7±0.5*†
	非利き側	握力	24.3±4.7	27.9±5.2*	31.3±3.6*†	29.6±2.8*	30.3±4.2*
		膝屈曲筋力	1.1±0.2	1.0±0.3	1.2±0.2	1.2±0.2	1.4±0.3*†‡
		膝伸展筋力	2.3±0.4	2.2±0.6	2.6±0.5*†	2.7±0.6*†	2.5±0.4
筋厚（mm）							
利き側		棘上筋	19.3±2.5	20.1±3	16.1±2.3*†	19.4±2.5‡	19.0±3.4‡
		棘下筋	15.1±3.4	19.3±3.5*	13.9±2.8†	24.0±2.9*††	18.8±2.9*‡§
		大腿直筋	18.6±2.4	19.8±2.8*	19.8±2.2	20.3±2.2	20.8±3.4*
		中間広筋	16.2±2.8	19.1±3.2*	17.7±3	18.5±2.9*	15.2±3.2†‡§
		内側広筋	26.7±4.5	27.6±3.8	25.7±3.8	24.8±3.1†	27.9±3.3§
		外側広筋	21.8±2.5	22.2±3.2	21.7±3.3	20.8±2.8	19.6±2.7*†‡
非利き側		棘上筋	18.8±3.0	19.7±4	14.6±3.3*†	18.8±2.7‡	18.7±3.9‡
		棘下筋	14.3±3.5	18.5±3.8*	11.8±2.2*†	24.6±1.6*†‡	19.3±2.9*‡§
		大腿直筋	18.5±2.1	19.8±2.8*	19.2±2.7	20.4±2.8*	20.4±3*
		中間広筋	16.3±3.4	18.2±3.4*	17.8±3.1	18.7±3.2	15.5±3.3†‡§
		内側広筋	26.4±3.4	26.4±4.3	25.7±3.2	21.4±4.3*†‡	25.7±4.1§
		外側広筋	21.4±2.9	21.0±3.1	21.1±4.8	22.0±3.7	18.1±2.2*†‡§
周径（cm）							
利き側		上腕	25.5±2.0	25.9±2	25.2±1.6	29.2±2.2*†‡	25.4±1.4§
		前腕	22.4±1.3	23.5±1.3*	22.6±0.8†	25.0±1.5*†‡	22.9±0.9§
		大腿	45.1±3.4	46.3±2.7*	44.6±2.1†	46.9±3.8‡	44.8±2.5†
		下腿	34.6±2.1	35.1±2	35.1±1.4	35.7±2.8	34.8±0.9
非利き側		上腕	25.4±2.2	25.6±2	24.8±1.3	29.1±2.7*†‡	25.2±1.2§
		前腕	22.1±1.3	23.1±1.4*	22.0±0.9†	24.8±2.2*†‡	22.6±0.6‡§
		大腿	45.5±3.6	46.5±2.9	44.8±1.9†	47.2±4.3‡	44.8±2.9†
		下腿	34.8±2.2	35.4±2.1	35.3±1.5	35.7±2.8	34.9±0.8

*バスケとの差, $p>0.05$, †バレーとの差, $p>0.05$, ‡ハンドとの差, $p>0.05$, §柔道との差, $p>0.05$

c．筋　厚

両側の SSP は，ハンドが他競技と比べ有意に低値を示した．また，ISP は両側ともに柔道が他競技と比べ有意に高値を示し，ハンドが他競技よりも低値を示した．RF は両側ともにバスケがバレーおよび陸上と比べ有意に低値を示した．一方 VI は，陸上が他競技と比べ有意に低値を示した．VM は非利き側において，柔道が他競技と比べ有意に低値を示した．また，VL は両側ともに陸上が他競技と比べ有意に低値を示した．

d．四肢周径

上肢周径および前腕周径は，両側ともに柔道が他競技と比べ有意に高値を示した．前腕周径はバレーがバスケおよびハンドと比べ有意に高値を示した．大腿周径は，ハンドがバレーや柔道と比べ有意に低値を示した．下腿周径は競技間に有意差はなかった．

Ⅲ．考　察

❶関節 ROM

肩関節の ROM は，柔道の伸展が低値を示した．柔道は，他競技と比べ走運動を行わない競技であり，伸展動作が少ないと考えられた．また伸展動作は，体幹のアライメントに影響されやすいため，今後は立位姿勢の違いを検証する必要がある．一方ほかのデータに関しては，競技特性を認める結果はなかった．館ら[9]は，肩関節外旋角度はハンドなどの投球を行うスポーツで高値であることを報告している．さらに，内旋 ROM はバレーが高値であることを報告しているが，本研究では同様な結果はなかった．前述の先行研究では，大学生が被験者であったことが関係している可能性が考えられる．

下肢関節 ROM については，柔道では足技や固技が存在し，その際に下肢の柔軟性が必要となるため，高値を示したと考えられる．そのため，日ごろからの練習の効果が影響したと考えられた．

❷筋　力

握力はハンドが高値を示した．ボールを掴むのは利き側が多いことから，利き側の結果がより競技間の違いを示したと考えられた．

膝関節屈曲筋力は，両側ともに女子の陸上で高値を示した．短距離陸上競技者は瞬発的なスピードが必要であり[10]，ハムストリングスの筋横断面積や筋厚が大きいことが報告されている．本研究でも同様の結果を示したと考えられた．

❸筋　厚

男子の両側の SSP・ISP については，サッカーが上肢

筋力を利用しない競技であるため，ほかの競技よりも低値を示したと考えられた．また，柔道は組手や投げ技で肩関節外旋運動を利用し，対戦相手を投げるのに力を要するために ISP が高値を示したと考えられた．同様に，女子柔道でも ISP がほかの競技と比べ高値を示していた．一方で，女子ハンドでは有意に低値を示した．鞆田ら[11]は，野球選手でも同様に SSP と ISP の萎縮が生じると報告している．ハンドでは両側で投球を行うため，両側の萎縮が生じた可能性がある．しかし，男性では，同様の傾向を示さなかったために男女間での違いを認める可能性がある．本研究は横断的に行っており，今後は縦断的にメディカルチェックを実施し，男女のハンドで筋萎縮が進行するかを調査する必要がある．

男性の大腿四頭筋の筋厚は，両側の RF はサッカーよりもハンドのほうが高値を示した．ハンドは，サッカーよりもスプリント走が多く，加速と停止を繰り返すことが頻繁にある．先行研究[12]では，膝関節伸展および股関節屈曲動作を担う RF は，スプリント走における遊脚期の股関節屈曲動作により筋厚が大きくなることを推察している．したがって RF は，ハンドで高値を示したと考えられた．

一方，女性の大腿四頭筋厚に着目すると，バスケは柔道やバレーよりも低値を示した．バスケでは，骨格筋量が柔道やバレーよりも低値であり，全体の筋量が少ないことが示唆される．そのため，大腿前面部の多くの筋厚においても低値を示したと考えられた．また，陸上においては，RF と VM はほかの競技と同程度であるのに対し，VI と VL は低値を示す結果となった．前述したように RF は，スプリント時の遊脚期の股関節屈曲動作で筋活動が顕著であることを報告している[13]．また，片足ジャンプ着地時の VM の筋活動は VL よりも大きいこと[14]や，伸張–短縮サイクルを伴うカウンタームーブメントジャンプでは VM の活動が大きいこと[15]が報告されており，伸張–短縮サイクルを繰り返すスプリント走では，VM の負荷が大きくなることが予想される．さらに池袋ら[16]は，短距離選手の RF・VM が一般人よりも高値であることを報告している．そのため，本研究でも陸上選手は VL および VI がほかの競技より低値ではあったが，RF および VM が発達している可能性が考えられた．柔道の非利き側の VM は，ほかの競技よりも低値を示した．男子においても非利き側は利き側と比べ低値を示している．これは，技の使用時や技に対する踏ん張りを利き側である軸足で行うためであると考えられた．しかしながら，柔道と大腿四頭筋個別の筋厚や技や踏ん張り時の筋活動に関しては不明であった．したがって，今後は柔道の動作と各筋の筋活動について調査する必要が

ある.

❹四肢周径

上肢の周径は，男女ともに柔道がほかの競技よりも高値を示した．柔道は，他競技よりも上腕や前腕を利用する競技であり，組み手などで等尺性収縮を長時間使うことなどが反映されたと考えられた．下肢の周径では，男女ともに下腿周径は競技間で有意差はなかった．大腿周径は，女子の大腿周径が利き側で柔道を除く競技においてバレーが有意に高値を示した．バレーはジャンプ動作を頻繁に繰り返すスポーツである．ジャンプ動作時やジャンプ着地時は，利き側で踏切や着地を行うため，大腿四頭筋やハムストリングスの収縮が頻繁に行われる．したがって，バレーは利き側の大腿周径が高値を示したと考えられた．

また，大腿四頭筋厚は男女で大きな違いはなかった．本研究の被験者の大腿周径は男女で同程度であった．石田ら[17]は一流競技選手の筋厚の性差を調査し，性差は下肢よりも上肢および体幹に顕著に表れることを報告している．したがって，大腿四頭筋の筋厚では男女差はなかったと考えられた．

ま と め

本研究から競技間で身体特性が異なることが示唆された．

文 献

1) 浦辺幸夫：女子バスケ選手のスポーツ復帰，再発予防そして障害予防へ．理学療法学 **40**：618-623，2013
2) 池野祐太郎，福田　航，片岡悠介ほか：中学生サッカー選手における身体機能とハムストリングス肉離れの関連性について．体力科学 **63**：343-348，2014
3) 山隈維昭，津留隆行，鬼木泰博ほか：スポーツ選手における肩関節障害について．肩関節 **15**：273-277，1991
4) 前田周吾，津田英一，佐々木規博ほか：高校野球メディカルチェックにおける原テストと投球障害の関連．肩関節 **37**：839-842，2013
5) スポーツ庁：運動部活動の在り方に関する総合的なガイドライン作成検討会議.〈http://www.mext.go.jp/sports/b_menu/shiryo/__icsFiles/afieldfile/2017/08/17/1386194_02.pdf〉［Accessed 2017 Nov 1]
6) 長谷川亜弓，川上照彦，廣瀬大祐ほか：高校スポーツ選手に対するメディカルチェックの検討．中部整災誌 **6**：1477-1478，1999
7) 大沢敏久，高岸憲二，小林　勉ほか：原テストによる高校野球投手のメディカルチェック．肩関節 **31**：437-439，2007
8) 村上成道，伊坪敏郎：投球障害肩に対する新しい体幹機能評価法．肩関節 **35**：605-608，2011
9) 館　俊樹，長谷川　伸，小栗和雄ほか：オーバーヘッド動作を伴う種目の肩関節回旋角度と筋力特性―大学トップアスリートの種目別比較．東海保健体育科学 **31**：31-39，2009
10) Abe T, Kumagai K, Brechue WF：Fascicle length of leg muscles is greater in sprinters than distance runners. Med Sci Sports Exerc **32**：1125-1129, 2000
11) 鞆田幸徳，小久保勝弘：野球による棘上 ISP 麻痺．臨整外 **3**：249-253，1972
12) Mann RA, Moran GT, Dougherty SE：Comparative electromyography of the lower extremity in jogging, running, and sprinting. J Sports Med **14**：501-510, 1986
13) 馬場崇豪，和田幸洋，伊藤　章：短距離走の筋活動様式．体育研 **45**：186-200，2000
14) Toumi H1, Poumarat G, Benjamin M et al：New insights into the function of the vastus medialis with clinical implications. Med Sci Sports Exerc **39**：1153-1159, 2007
15) Hakkinen K, Komi PV：Changes in electrical and mechanical behavior of leg extensor muscles during heavy resistance strength training. Scand J Sports Sci **7**：55-64, 1985
16) 池袋敏博，久保啓太郎，岡田純一ほか：重量挙げおよび陸上短距離選手における下肢筋群の筋厚と競技成績との関係．体力科学 **60**：401-411，2011
17) 石田良恵，金久博昭，福永哲夫：日本人一流競技選手の筋厚における性差．体力科学 **41**：233-240，1992

＊　　　＊　　　＊

関節軟骨損傷に対する治療選択ならびに最近の知見*

赤木龍一郎　山口智志　渡辺淳也　佐粧孝久**

[別冊整形外科 73：43〜46，2018]

はじめに

関節軟骨は少数の軟骨細胞がⅡ型コラーゲン線維や糖蛋白，水分からなる細胞外基質に囲まれた構造をしており，損傷を受けた際に自然治癒力がきわめて乏しいことが知られている[1]．スポーツや交通事故などの外傷に伴って関節軟骨が損傷を受けると関節痛やひっかかり感，関節水症の原因となり患者の生活の質（QOL）を著しく障害する．長期的には周囲の軟骨変性に引き続く軟骨の摩耗を引き起こし，変形性関節症に進行する危険因子となる．老化や炎症などに伴い広範に軟骨が変性し摩耗する変形性関節症と異なり，外傷性に生じた関節軟骨損傷や部分的に軟骨が剥がれてしまう離断性骨軟骨炎（osteochondritis dissecans：OCD）においては，軟骨の欠損範囲が比較的限局していることが多いため，軟骨組織の修復をめざしてこれまでさまざまな治療が試みられてきた[1]．本稿では主にこうした軟骨損傷に対する治療の選択肢と最近の知見について述べる．

Ⅰ．保存的治療

骨端線閉鎖前の OCD では保存的治療で病変部の治癒も期待できるが，現時点では損傷を受けた関節軟骨を再生する有効な薬物治療はない．保存的治療としては運動制限や免荷，筋力訓練などのリハビリテーションを行い疼痛やひっかかり感といった症状の緩和をめざす．グルコサミンやコンドロイチンといったサプリメント，ヒアルロン酸の関節内注射に関する報告は基礎研究，臨床研究ともに変形性関節症を対象にしたものが多い．短期的には症状を緩和するとする報告も散見されるが，ヒトにおいて明らかな軟骨再生効果は認められておらず[2]，外傷性の軟骨損傷や OCD に対する有効性は不明である．

Ⅱ．手術的治療

損傷部位や大きさ，骨端線閉鎖の有無，骨嚢胞様変化の有無などを考慮して治療方針が決定される．

❶ 再 固 定

新鮮外傷あるいは OCD で骨軟骨片が母床から分離している場合，骨片がある程度大きければ骨釘や生体吸収性ピンなどを用いて再固定が可能なことが多い（図 1）．

❷ 骨髄刺激法（bone marrow stimulation）

マイクロフラクチャー（microfracture）[3]あるいはドリリング（drilling，Pridie perforation）[4]など，軟骨下骨に孔をあけて骨髄からの出血を軟骨欠損部に誘導することで，凝血塊で充填する方法を骨髄刺激法と呼ぶ．幹細胞や成長因子が欠損部に動員され，軟骨への分化がすすむことで組織修復が促進されると考えられている[5]．関節鏡視下手術で簡便に施行可能であり，$2 cm^2$ 以下の小さな欠損においては特に頻用される[6]．欠損部に形成される修復組織はⅠ型コラーゲンを主体とする線維軟骨であり，正常の関節軟骨を構成する硝子軟骨と比べて耐久性が低い．24 ヵ月以降は長期的に成績が悪化する[7]ことや，中等度以上の大きさの欠損に対しては成績不良であ

Key words

articular cartilage injury, cartilage repair, bone marrow stimulation, osteochondral transplantation, autologous chondrocyte implantation

*Treatment strategies and current concepts in articular cartilage injuries
**R. Akagi：千葉大学整形外科（Dept. of Orthop. Surg., Graduate School of Medicine, Chiba University, Chiba）；S. Yamaguchi（准教授）：同大学国際教養学部；A. Watanabe（特任教授）：同大学大学院総合医科学；T. Sasho（教授）：同大学予防医学センター．
［利益相反：なし．］

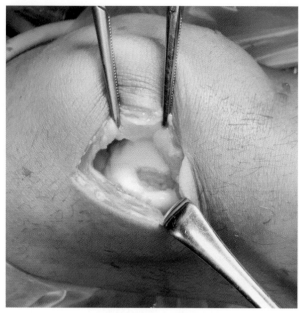
a. 大腿骨滑車部の骨軟骨欠損部

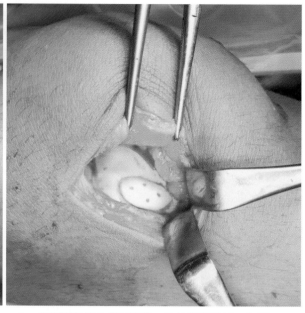
b. 遊離骨軟骨片再固定後．生体吸収性ピンを用いて再固定を行う．

図1．遊離したOCDに対する骨軟骨片再固定術

ることが問題となる[8]．また，骨髄刺激法により軟骨と骨の連結部で軟骨の維持や修復に重要であると考えられている[9]軟骨下骨が損傷を受けた後に，嚢胞形成や骨硬化を生じるといった問題点も指摘されている[10]．後述する自家培養軟骨移植術は骨髄刺激法を施行した後では成績が悪化することも報告されている[11]．

海外では近年，生体吸収性のⅠ/Ⅲ型コラーゲン膜を用いて骨髄刺激法施行部位を被覆，出血が欠損部にとどまりやすくする，autologous matrix-induced chondrogenesis（AMIC）の報告が散見される．修復組織はやはり線維軟骨であるものの，中等度の大きさの軟骨欠損に対してマイクロフラクチャー単独よりも良好な成績が長期間持続することが報告されている[7]．

❸自家骨軟骨柱移植術

中等度の大きさの欠損には関節内の正常非荷重部位から関節軟骨を骨軟骨柱として採取し，損傷部に移植する自家骨軟骨移植術（osteochondral autograft transfer, mosaic plasty）が行われる[12]．自家骨軟骨柱移植では移植部位においては軟骨表面を正常の硝子軟骨で再建することができる利点があるが，大きな軟骨欠損に対して複数の骨軟骨柱を移植した場合，移植骨軟骨柱同士の間隙は線維軟骨で充填される．正常部位から骨軟骨柱を採取することで新たな軟骨欠損を生じてしまうため，修復できる大きさに限界があることや，一部の症例で骨軟骨柱採取部の疼痛が遺残することがあるなどの問題があ

る[12]．採取部における問題を解消するために海外では他家組織を用いた骨軟骨移植術あるいは軟骨片移植術が行われ，大きな欠損でも対応できると報告されている．一方，移植片の摘出や人工関節置換術などの再手術率が比較的高いことや大きな欠損や高齢の症例では成績が不良となることも示されており，まだ解決すべき点が多い[13]．

❹自家培養軟骨移植術

骨髄刺激法や自家骨軟骨柱移植術で対処不能なほど大きな欠損に対する治療は非常に困難である．4 cm²以上の大きな欠損に対する治療として，正常軟骨細胞を少量採取し，体外で培養した後で移植する自家培養軟骨移植術が用いられ，海外を中心に良好な臨床成績が報告されている[14]．

わが国でも，2013年に自家培養軟骨移植術が保険収載され，認定施設で膝関節における外傷性軟骨損傷およびOCDに対して使用可能となった[15]．当科でも交通外傷に伴う広範な大腿骨顆部骨軟骨欠損や膝蓋大腿関節における軟骨欠損など，これまで治療困難であった症例を選んで適応し短期的には良好な治療成績を得ている（図2）．

この方法では正常軟骨細胞を採取する必要があり，採取と移植で二度の手術が必要となることなどまだ解決すべき問題はあるが，これまで治療する術のなかった大きな軟骨に対して硝子軟骨に近い軟骨組織による修復を期待することができる．自家培養軟骨移植は若年者においても比較的良好な長期成績が報告され[16]，今後のさらな

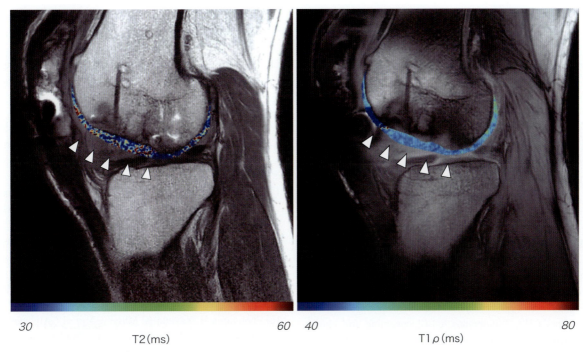

a. T2 mapping. 移植部のT2値は周囲軟骨と比べまだ高く，コラーゲン配列や水分含有量が周囲軟骨組織と同等には回復していないと考えられる．

b. T1 rho mapping. T1ρ値は周囲健常軟骨組織と同等であり，周囲軟骨組織と類似したプロテオグリカン濃度が得られていることが示唆される．

図2. 自家培養軟骨移植術後1年MRI. 矢頭で示す部分が自家培養軟骨移植部位である．外傷性骨軟骨損傷に対して骨移植後に自家培養軟骨移植を施行する．

る改良が期待される．

❺靱帯再建・アライメント矯正

軟骨損傷部にかかる力学的負荷は軟骨損傷を進行させることが知られており，関節の不安定性やアライメント異常により軟骨損傷が進行する可能性がある．スポーツにおける軟骨損傷は高頻度に靱帯損傷を合併し，靱帯機能不全による関節不安定性は上述の軟骨に対する治療効果を損なう可能性がある．一方で高位脛骨骨切り術などにより局所的な荷重負荷を軽減することで軟骨変性の改善も期待できることが報告されている[9]．外傷に伴う靱帯損傷による関節不安定性，あるいはアライメント異常が存在する状況では，必要に応じて上述の各種軟骨治療法に靱帯再建やアライメント矯正が併用される場合もある．

Ⅲ．治療効果判定

関節軟骨損傷に対する治療のもう一つの問題点は，修復状態の評価が困難であることがあげられる．MRIによって欠損の充填や周囲組織との癒合を形態的に評価[17]することはできるが，修復された組織が長期的に耐用性の低い線維軟骨なのか，正常の硝子軟骨に近い組織に再生しているのか，その質を評価する方法が確立されていない．

われわれは，自家培養軟骨移植術の動物実験によりMRIでT2 mappingを用いて修復組織の評価が可能であることを報告した[18]．現在，臨床においてT2 mappingやT1ρ mappingといった最新のMRI技術を用いて再生軟骨の評価を試みている（図1）．T2 mappingではコラーゲンの配列と水分含有量を主に評価する．早期に軟骨変性を検出し，定量的に評価することができることが知られている[19]．T1ρ mappingはプロテオグリカン濃度や水分含有量により軟骨の変性を評価するMRI撮像法であり[20]，T2 mappingと比べてもより定量的評価に優れている可能性がある．こうしたMRI撮像法は現在ではまだ軟骨変性の評価に関する研究が主体であり，軟骨の再生過程における有用性は不明である．非侵襲的に軟骨の質を評価することができる点が最大の利点であり，今後の臨床的な活用が期待される．

Ⅳ．近年の研究

軟骨下骨に達しない部分軟骨損傷は，骨髄との交通がある全層欠損と比べ自然修復が得られにくいことが知られる．われわれはラット膝関節に100μmの深さで部分軟骨損傷を作成するモデルを作成し，成熟ラットでは自然治癒しない部分軟骨損傷が幼若ラットにおいては自然治癒も可能であることを明らかにした[21]．幼若ラットにのみみられる修復メカニズムを解明することで部分軟骨

損傷の治療や変形性関節症の予防につながる可能性がある.

ま と め

1 ）関節軟骨損傷に対する治療はいまだ完璧な方法はなく，損傷の範囲や程度，患者の年齢および活動性を考慮して種々の方法を組み合わせて治療方針をたてる必要がある.

2 ）軟骨再生に関する分子生物学的な研究の進歩により，今後のさらなる治療法の改善が望まれる.

文　献

1) Devitt BM, Bell SW, Webster KE et al：Surgical treatments of cartilage defects of the knee；systematic review of randomised controlled trials. Knee **24**：508-517, 2017
2) Vasiliadis HS, Tsikopoulos K：Glucosamine and chondroitin for the treatment of osteoarthritis. World J Orthop **8**：1-11, 2017
3) Steadman JR, Rodkey WG, Rodrigo JJ：Microfracture：surgical technique and rehabilitation to treat chondral defects. Clin Orthop［391 Suppl］：S362-S369, 2001
4) Pascarella A, Ciatti R, Pascarella F et al：Treatment of articular cartilage lesions of the knee joint using a modified AMIC technique. Knee Surg Sport Traumatol Arthrosc **18**：509-513, 2010
5) Shapiro F, Koide S, Glimcher MJ：Cell origin and differentiation in the repair of full-thickness defects of articular cartilage. J Bone Joint Surg **75-A**：532-553, 1993
6) Steadman JR, Briggs KK, Rodrigo JJ et al：Outcomes of microfracture for traumatic chondral defects of the knee：average 11-year follow-up. Arthroscopy **19**：477-484, 2003
7) Volz M, Schaumburger J, Frick H et al：A randomized controlled trial demonstrating sustained benefit of autologous matrix-induced chondrogenesis over microfracture at five years. Int Orthop **41**：797-804, 2017
8) Steadman JR, Miller BS, Karas SG et al：The microfracture technique in the treatment of full-thickness chondral lesions of the knee in National Football League players. J Knee Surg **16**：83-86, 2003
9) Madry H, van Dijk CN, Mueller-Gerbl M：The basic science of the subchondral bone. Knee Surg Sports Traumatol Arthrosc **18**：419-433, 2010

10) Orth P, Goebel L, Wolfram U et al：Effect of subchondral drilling on the microarchitecture of subchondral bone. Am J Sports Med **40**：828-836, 2012
11) Minas T, Gomoll AH, Rosenberger R et al：Increased failure rate of autologous chondrocyte implantation after previous treatment with marrow stimulation techniques. AM J Sports Med **37**：902-908, 2009
12) Pareek A, Reardon PJ, Macalena JA et al：Osteochondral autograft transfer versus microfracture in the knee；a meta-analysis of prospective comparative studies at midterm. Arthroscpy **32**：2118-2130, 2016
13) Chahal J, Gross AE, Gross C et al：Outcomes of osteochondral allograft transplantation in the knee. Arthroscopy **29**：575-588, 2013
14) Bentley G, Biant LC, Vijayan S et al：Minimum ten-year results of a prospective randomised study of autologous chondrocyte implantation versus mosaicplasty for symptomatic articular cartilage lesions of the knee. J Bone Joint Surg **94-B**：504-509, 2012
15) Tohyama H, Yasuda K, Minami A et al：Atelocollagen-associated autologous chondrocyte implantation for the repair of chondral defects of the knee；a prospective multicenter clinical trial in Japan. J Orthop Sci **14**：579-588, 2009
16) Ogura T, Bryant T, Minas T：Long-term outcomes of autologous chondrocyte implantation in adolescent patients. Am J Sports Med **45**：1066-1074, 2017
17) Marlovits S, Singer P, Zeller P et al：Magnetic resonance observation of cartilage repair tissue（MOCART）for the evaluation of autologous chondrocyte transplantation；determination of interobserver variability and correlation to clinical outcome after 2 years. Eur J Radiol **57**：16-23, 2006
18) Endo J, Watanabe A, Sasho T et al：Utility of T2 mapping and dGEMRIC for evaluation of cartilage repair after allograft chondrocyte implantation in a rabbit model. Osteoarthritis Cartilage **23**：280-288, 2015
19) Nieminen MT, Rieppo J, Töyräs J et al：T2 relaxation reveals spatial collagen architecture in articular cartilage；a comparative quantitative MRI and polarized light microscopic study. Magn Reson Med **46**：487-493, 2001
20) Wheaton AJ, Casey FL, Gougoutas AJ et al：Correlation of T1ρ with fixed charge density in cartilage. J Magn Reson Imaging **20**：519-525, 2004
21) Mukoyama S, Sasho T, Akatsu Y et al：Spontaneous repair of partial thickness linear cartilage injuries in immature rats. Cell Tissue Res **359**：513-520, 2015

＊　　　＊　　　＊

CT所見による上腕骨小頭離断性骨軟骨炎の不安定性分類の試み

西中直也　上原大志　鈴木　昌　大澤一誉

はじめに

上腕骨小頭離断性骨軟骨炎（OCD）は，病期が進行すると将来的にスポーツのみならず日常生活に支障をきたす可能性がある．そのため病初期に適切な診断と治療の選択が求められる．病期が進行した症例は手術適応であるが，この場合病変部の損傷の重症度，すなわち安定か不安定かを評価することがもっとも重要である．最終的には術中に判断することも多いが術前の画像から不安定性の評価ができることがより望ましい．われわれは以前にOCDの病変部の不安定性をCTから検討したが[1]，本稿では保存例を追加しえたので報告する．

I．対象および方法

対象は単純X線像でOCDと診断した44例である．初診時CTを施行し6ヵ月以上経過観察が可能であった保存例22例［11〜14（平均12.0）歳］と術前にCTを施行し，術中に不安定性の確認ができた手術例22例［11〜16（平均13.8）歳］であった．われわれは，病変部の不安定性の評価には軟骨下骨の状態の評価が重要と考え，上腕骨軸に平行にスライスした矢状断像から軟骨下骨表面の状態を過去の論文においてtype分類した（図1）．しかし，保存的治療の12例を加えていくなかで，病期を表す可能性が高いと考えtypeからstageに本論文では表現を

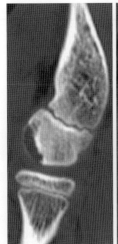 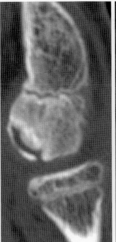 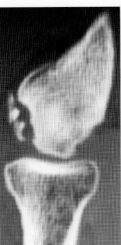 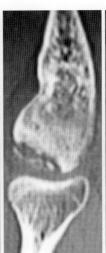 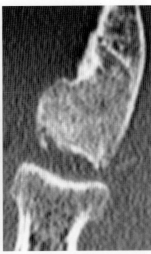

stage 1　　stage 2　　stage 3a　　stage 3b　　stage 4

図1．CTのstage分類

Key words

OCD，capitellum baseball elbow，CT classification

*Evaluation for fragments Instability of osteochondritis dissecans of the capitellum using CT image classification
**N. Nishinaka（准教授）：昭和大学スポーツ運動科学研究所/同大学藤が丘病院整形外科（Showa University Research Institute for Sport and Exercise Sciences/Dept. of Orthop. Surg., Showa University Fujigaoka Hospital）；T. Uehara（医長）：豊見城中央病院整形外科；M. Suzuki, K. Osawa：昭和大学藤が丘病院整形外科/同大学スポーツ運動科学研究所．
［利益相反：なし．］

I. 総論 ◆ 3. 画像診断

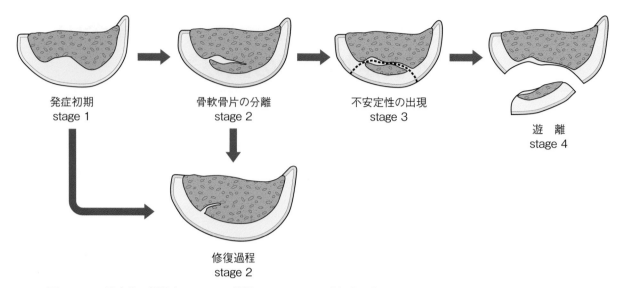

図2. OCD発症後の推移とCT stage分類. Stage 2では進行中と修復過程の両方が含まれると考えられる.

表1. 保存的治療例のCT分類別の経過

CT分類	経過		
	完全修復	中央の一部を残し修復	進行
stage 1（例）	3	3	
stage 2（例）	5	4	1
stage 3a（例）			
stage 3b（例）			4
stage 4（例）	1		

表2. 手術例の術前CT分類と術中ICRS分類

CT分類	術中所見			
	OCD I	OCD II	OCD III	OCD IV
stage 1（例）				
stage 2（例）	1	2	1	
stage 3a（例）		1	1	
stage 3b（例）			7	
stage 4（例）				8

変更した.

Stage 1：軟骨下骨表面がないか，あってもわずかで，完全な骨欠損領域があり，骨端線が開存しているもの.

Stage 2：軟骨下骨表面は連続性が一部絶たれているものの，輪郭はあり，不整はないかあってもわずかなもの.

Stage 3：軟骨下骨表面は連続性が絶たれ，明らかな凸の段差または陥凹があるもの.

Stage 3a（bump type）：正常軟骨下骨面に対して凸の段差があるもの.

Stage 3b（collapse type）：正常軟骨下骨面に対して陥凹のあるもの.

Stage 4：軟骨下骨表面がない完全な骨欠損領域があり，骨端線が閉鎖しているもの.

同一例でスライスにより異なるstageを示す場合は，もっとも広い病変範囲のstageをその症例のstage分類とした.

本研究では，stage 1, 2は安定型，stage 3, 4が不安定型と仮説を立てた（図2）. 検討項目は手術例では術中の不安定性との一致率をInternational Cartilage Repair Society（ICRS）分類を用いて検討し[2]，保存例ではタイプ別のその後の経過を検討した. 術中の不安定性なしはICRS分類OCD I（安定）およびII（軟骨表面が部分的に不連続も安定している），不安定性ありはOCD III（軟骨表面が完全に不連続も転位なし）およびIV（転位あるいは遊離）とした. またCT分類の検者内および整形外科医2検者による検者間一致度を，κ係数を用いて検討した.

II. 結　果（表1, 2）

Stage 1では保存的治療を6例に行った. 3例はほぼ完全修復が得られ，3例は中央の一部の病変は残存するものの遊離せず手術は回避可能であった（図3）.

Stage 2は14例であり，4例に手術的治療，10例に保存的治療を行った. 手術例ではICRS分類OCD Iが1例，OCD IIが2例，OCD IIIが1例であった. 保存例は10例あり，5例はほぼ完全修復した. 1例は中央部の病変が残存するも遊離せず，外側壁が修復したため手術を回避

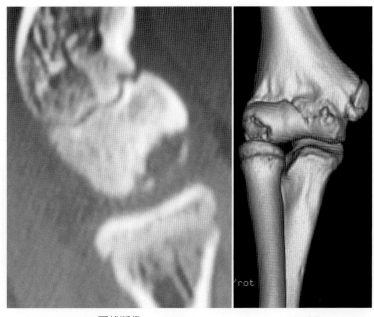

冠状断像　　　　　　　　　　　3D-CT

a．初診時 CT

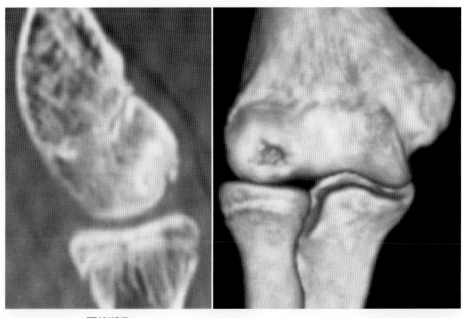

冠状断像　　　　　　　　　　　3D-CT

b．初診時後 24 ヵ月 CT．中央の一部の病変は残存するものの，全体として修復が得られている．

図3．Stage 1 の経過

できた．1例は病期が進行し経過観察中である．

　Stage 3a は手術例のみで OCD II，OCD III がそれぞれ 1 例であった．また，骨成分を含んでおり，いずれも骨釘移植を行い経過良好である．

　Stage 3b では手術例が 7 例ですべて遊離しかかっていた骨軟骨片で，骨成分は含まれておらず肋骨肋軟骨術を施行した．保存 4 例では 3 例で病期が進行し，1 例は外側壁が修復していたが，中央は遊離した（図4）．

　Stage 4 は 8 例全例に手術的治療を施行した．いずれも遊離体を有し，完全な骨軟骨欠損であったため 5 例に肋骨肋軟骨移植術を 3 例に摘出術を施行した．

　Stage 1，2 は安定型，stage 3，4 が不安定型とした仮説に，術中所見の ICRS 分類 OCD I，II（不安定性なし），OCD III，IV（不安定性あり）と比較・検討すると，一致率は感度 94.2%，特異度 80.0%，精度 90.9% であった．κ 係数を用いた CT 分類の信頼性評価では検者内一致率は 0.80 で excellent の評価であった．また，整形外科医 2 名による検者間一致率は 0.68 で，good の評価で

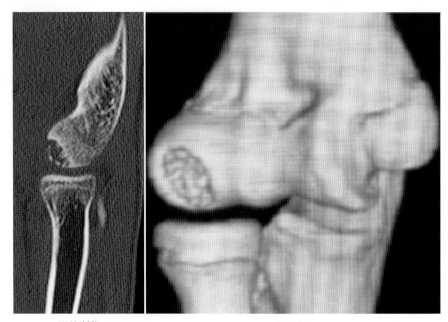

冠状断像　　　　　　　　3D-CT

a．初診時 CT

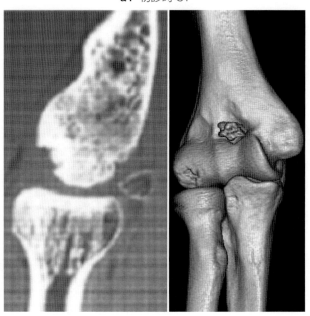

冠状断像　　　　　　　　3D-CT

b．初診時後 7 ヵ月 CT．Stage 3a を示した部位が完全に遊離している．

図 4．Stage 3a の経過

あった．

III．考　察

OCD の病因として微小外傷を中心とした外的要因と血行障害や血行障害に関連しての壊死，遺伝的要素，内分泌異常などの内因的要素があげられる[3〜6]．剪断ストレスによってもっとも損傷を受けやすい骨軟骨移行部への微小外傷説と血行障害説が有力で，その結果本来骨化すべき部分に骨化障害が生じるためとされている．

軟骨内骨化障害の観点からは骨軟骨移行部が損傷を受けると，骨化による修復がなされていく過程でいくつかのパターンを呈していくことが超音波所見や家兎による基礎実験などから推察されている[7,8]．新生骨により修復されれば治癒となるが，さらに外力が加わると骨軟骨片の分離が始まるとされる．また血行障害による壊死が病態としても正常な骨化部が欠損する点では同様の評価ができると考えられる．

本研究では，各病期を反映する CT 所見として図 2 の

ごとく仮説を立て分類を試みた．病変部の不安定性には単純X線像，超音波やMRIによる画像評価がなされてきた．Takaharaらは単純X線像を用いた106例の後ろ向き調査から安定型の条件として骨端線閉鎖前，透亮型，肘関節可動域制限20°未満の三つをあげ，3条件を満たさない場合は不安定型とした[9]．しかし，単純X線像では異常なしか透亮期であっても実際には軟骨片が遊離し手術を要することがあり，注意を要するとの報告がある[10]．また，われわれが単純X線による岩瀬分類の検者内信頼性の検討では非常に信頼性の乏しい結果であった[11]．超音波では屈伸・回内外運動により不安定性を捉えることが可能で非常に有用であるが，検者間・検者内での信頼性を評価した報告は渉猟できなかった．

骨軟骨移行部の不安定性の評価はもっともMRIが優れているとされている．所見としてはT2脂肪抑制像（STIR像）において関節軟骨を貫通する高信号（high-signal intensity line through the articular cartilage），骨軟骨片と母床間の高信号の介在（high-signal-intensity interface），関節面の局所的欠損（articular defect）である[7]．これらの関節液の介入を反映している．Kijowskiらも対象10例のうち，術中に不安定性が確認できた6例ではT2 STIR像で小頭辺縁や小頭内に高信号がみられたと報告した[12]．しかし，ほかのMRIの報告を含めて診断率の評価はなされていない．

これらに比べ，CTは遊離体の存在部位や母床の骨硬化の有無を確認するのに有用とされているものの，詳細な分類はなされていない[13]．そこでわれわれは，軟骨内骨化障害部位の修復あるいは進行の過程はCTが有用と考え分類を試みた．Stage 1および2では軟骨内骨化障害が進行しつつも分離していないかあるいはすでに修復過程にあることを示すと考えられた．実際にstage 2で画像上，大きく軟骨下骨が欠損していても手術所見では表面がほぼ正常な症例を経験した．このような症例は軟骨内骨化が遅延していても分離はしておらず，十分に修復していくことが予想された．宮武らは透亮期から分離期にいたる過程で軟骨下骨終板の骨化が生じ「下骨表面の殻」が形成されると述べている[14]．Stage 2での輪郭にあたる部分と考えられた．画像で欠損の範囲は狭いものの軟骨化骨表面が不整なtype 3では完全に分離を示し，欠損タイプのstage 4は遊離を示すと考えられた．分離と考えられたstage 3はさらに二つのsubstageに分類した．Stage 3aは2例のみであったが，病変は剥離していても骨成分が多く，いずれも骨釘移植による固定術で対応可能であった．佐竹らは関節軟骨形態の良好な状態，軟骨基質の良好な染色性，健常な軟骨下骨の存在をあげているが[15]，本研究の分類ではstage 3aがこれに該当す

る可能性がある．CTでは病変が軟骨下骨表面より陥没することなく母床よりスライドし段差が生じているのを反映していると考えられた．Stage 3bでの病変部は変性した軟骨のみが多く，骨釘移植の適応にはなりえず，肋骨肋軟骨術を施行した．軟骨成分が多いため，本来の軟骨下骨面より圧壊し凹の状態になる[16]のをCTでは示していると考えられた．

本結果からstage 3およびstage 4は病変の著明な不安定性を有する可能性が高いことが示唆された．不安定性がある，なしの2群に分けての検者内および検者間の一致率も高いことから，CT検査は病変の状態をより簡便に評価できると考えられた．以上からOCDに対するCTにおける画像診断は小児に対して被曝の問題は有するものの客観性に優れ，診断率も高く手術適応の判断をはじめ不安定性の評価に有用であるといえる．

ま と め

1）OCDの不安定性の診断には軟骨下骨の状態の評価が重要であると考え，病変部のCT所見分類を考案した．

2）軟骨下骨のラインが不整で段差や陥凹を示すタイプと骨端線の閉鎖した欠損タイプは病変の著明な不安定性を有すると仮定し，手術的および保存的治療例についてそれぞれ検討した．

3）その結果からCTの画像診断は客観性に優れ，診断率も高く治療方針の判断に有用であるといえる．

文 献

1) 西中直也，筒井廣明，松久孝行ほか：CT所見による上腕骨小頭離断性骨軟骨炎の不安定性分類の試み．日肘会誌 22：30-34, 2018
2) Brittberg M, Winalski CS：Evaluation of cartilage injuries and repair. J Bone Joint Surg 85-A：58-69, 2003
3) Barrie HJ,：Hypothesis；a diagram of the form and origin of loose bodies in osteochondritis dissecans. J Rheumatol 11：512-513, 1984
4) Kenniston JA, Beredjiklian PK, Bozentka DJ：Osteochondritis dissecans of the capitellum in fraternal twins；case report. J Hand Surg 33-A：1380-1383, 2008
5) Matsuura T, Kashiwaguchi S, Iwase T et al：Conservative treatment for osteochondrosis of the humeral capitellum. Am J Sports Med 36：868-872, 2008
6) 菊川久夫，戸松泰介，福田宏明ほか：スポーツによる骨軟骨障害発生に関する実験的研究（第2報）―関節端組織の繰り返しせん断力による損傷．東海大スポーツ医誌 68-73, 1997
7) Takahara M, Ogino T, Takagi M et al：Natural progression of osteochondritis dissecans of the humeral capitellum；initial observations. Radiology 216：207-212, 2000
8) 日高滋紀，杉岡洋一，亀山博生：離断性骨軟骨炎の発生機序と治療に関する研究―成熟ならびに幼若家兎骨端骨

軟骨および軟骨単独折損の実験的研究．日整会誌 **57**：329-339，1983

9) Takahara M, Mura N, Sasaki J et al：Classification, treatment, and outcome of osteochondritis dissecans of the humeral capitellum. J Bone Joint Surg **89-A**：1205-1214, 2007

10) 鈴木克憲，川村澄人：MRI にて遊離体が明らかになった上腕骨離断性骨軟骨炎の 2 例．日肘会誌 **12**：87-88，2005

11) 大澤一誉，鈴木 昌，西中直也：上腕骨小頭離断性骨軟骨炎の単純 X 線（岩瀬）分類における検者間信頼性の検討．日肘会誌（投稿中）

12) Kijowski R, De Smet AA：MRI findings of osteochondritis dissecans of the capitellum with surgical correlation. AJR **185**：1453-1459, 2005

13) 松浦哲也，柏口新二，岩瀬毅信ほか：肘関節骨軟骨障害の病態診断における再構成 CT の有用性．整スポ会誌 **22**：204-209，2002

14) 宮武和馬，柏口新二：保存療法による経過からみた病態．整・災外 **58**：1023-1032，2015

15) 佐竹寛史，高原政利，村 成幸ほか：関節内遊離体の組織像．日肘会誌 **13**：57-58，2006

16) 上原大志，西中直也，松久孝行ほか：ICRS OCD 分類 Ⅱ と Ⅲ が混在する上腕骨小頭離断性骨軟骨炎に対する *in-situ* 骨軟骨片固定術の手術成績．日肘会誌 **20**：100-104，2013

＊ ＊ ＊

I. 総論　3. 画像診断

足関節捻挫における超音波検査の有用性*

竹林友美　岩倉菜穂子　岡崎　賢　伊藤恵梨　内野小百合
李　小百　中山修一**

はじめに

足関節外傷は日本整形外科学会新患調査で頚椎外傷に次いで頻度が高い疾患である[1]．一方，米国では年間200万件の発生報告があり[2]，スポーツや日常生活において受傷する機会が多く，中でも足関節捻挫の頻度が一番高い．足関節捻挫は主に内反捻挫で[3]ネット種目での受傷疾患別割合がもっとも高い[4]．

足関節捻挫は痛みがあっても競技可能で放置される傾向にあるため，反復受傷し徐々に競技のみならず日常生活にも支障が出てくる．

足関節捻挫の診断は，腫脹・圧痛，身体所見での距腿関節の前方または内反動揺性や単純X線像で骨折の有無などから判断されることが多い．靱帯の状態を確認するためにはMRIや超音波検査を行う必要がある．MRIは空間分解能や質的診断に優れるが，検査に時間がかかり費用も高い．一方近年，整形外科用の超音波機器は画像精度が向上し軽量化されたこともあり，外来やスポーツ現場で簡便かつ非侵襲的に使用できるようになった[5,6]．

本稿では，足関節の超音波検査法を述べるとともに，日本バスケットボール協会による大会現場での足関節捻挫の超音波検診を紹介する．

I．足関節の超音波検査

❶前距腓靱帯（anterior talo-fibular ligament：ATFL）

プローブを外果と距骨の靱帯付着部にあて長軸像で評価をする．まず距骨滑車の「山」を描出し（図1），そこから扇状に動かしたり，平行移動をしていくと連続した靱帯線維が確認できる（図2）．正常の靱帯の長さは約7 mmで，厚さは2～3 mmである．損傷靱帯の所見では，腫脹（図3），弛緩（図4），小児で生じやすい剥離骨折（図5）などの確認ができる．

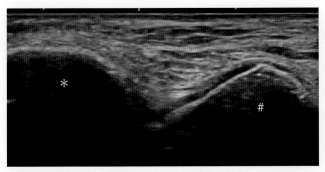

図1．ATFL（1）．腓骨外果（*）と距骨滑車の「山」（#）をまずとらえる．

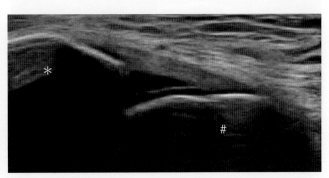

図2．ATFL（2）．Fibrillar patternを確認できる（正常のATFL）．
*：腓骨外果，#：距骨

Key words

ankle sprains, ultrasound

*The usefulness of ultrasound tests on ankle sprains
**T. Takebayashi, N. Iwakura, K. Okazaki（教授）：東京女子医科大学整形外科（Dept. of Orthop. Surg., Tokyo Women's Medical University, Tokyo）；E. Ito, S. Uchino, S. Li, S. Nakayama：日本バスケットボール協会医科学委員会．
［利益相反：なし．］

I. 総論 ◆ 3. 画像診断

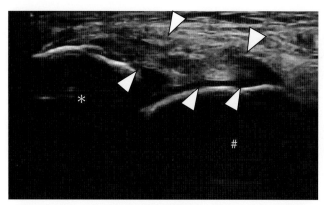

図3. ATFL（3）．靭帯の腫脹を認める（矢頭）[新鮮足関節捻挫]．＊：腓骨，＃：距骨

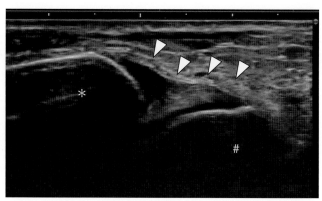

図4. ATFL（4）．靭帯の弛緩を認める（矢頭）[新鮮足関節捻挫]．＊：腓骨，＃：距骨

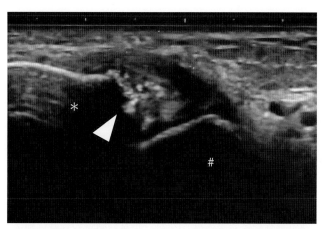

図5. ATFL（5）．腓骨側（＊）に剥離骨折（矢頭）を認める．＃：距骨

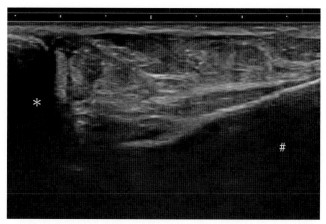

図6. CFL（1）．長軸像．腓骨側を描出できないことが多い．＊：腓骨，＃：踵骨

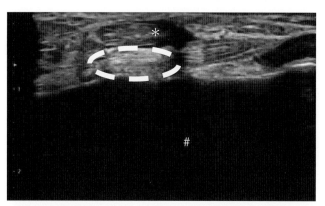

図7. CFL（2）．短軸像．靭帯の横断面は卵型状に確認できる（破線内）．＃：踵骨，＊：腓骨筋

❷踵腓靭帯（calcaneo-fibular ligament：CFL）——
CFLの評価は長軸像および短軸像で行うが，描出が困難なことが多い．長軸像を描出するときは，足関節を背屈し腓骨付着部は外果下端のやや前方であることを意識しプローブを靭帯に平行にあて確認する（図6）．短軸像では正常靭帯の場合は描出することがむずかしいが，損傷靭帯では靭帯周囲が腫れているため確認しやすい（図7）．

❸前方距腿関節——
足関節を底屈し，プローブを下腿骨長軸方向にあてることで距骨関節軟骨や脛骨または距骨に骨棘が確認できる．内外側に平行移動しながら関節全体を確認する（図8，9）．

II．足関節に対する超音波検診の調査結果

筆者らは，2016年度全国高等学校総合体育大会バスケットボール競技大会において足関節に対する超音波検診を行った．対象は検診に同意を得た大会エントリー選手514（男性166，女性348）例である．アンケートにより足関節捻挫の既往の有無と，超音波検査によりATFL損傷・裂離骨片・足関節症所見の有無を調査した．足関節症所見とは，距腿関節において骨棘を認める場合である．

足関節捻挫の既往のある選手は右足83％，左足84％（アンケート回答人数683例），10回以上受傷した割合は右足13％，左足10％であった．ATFL損傷していた選

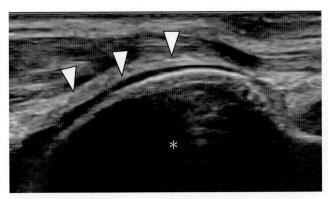

図8. 前方距腿関節（1）．距骨軟骨面（矢頭）を認める．
＊：距骨

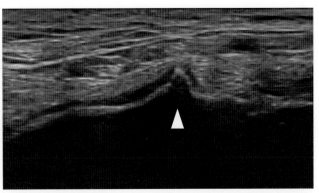

図9. 前方距腿関節（2）．距骨頚部（矢頭）に骨棘を認める．

手は全体の63.6％（514例中327例），裂離骨片を認めた選手は全体の24.9％（514例中128例），足関節症所見のある選手は全体の53.3％（514例中274例）であった．

全国大会レベルの高校バスケットボール選手の足関節捻挫の損傷頻度が高かった．

Ⅲ．足関節捻挫に対する超音波検査の有用性

超音波検査は簡便で侵襲なく，単純X線・CT・MRIに対し容易に繰り返し行うことができる．利点は，靱帯の損傷形態やfibrillar patternによる質的評価ができること，リアルタイムにストレスをかけることで関節動揺性を評価できること，超音波ドプラ法を用いることで靱帯組織への異常血流を評価できることである．念頭におくこととしては，圧痛があっても血流がない場合もあり，血流は血圧や検査の態勢に左右されることである[7]．これらは健側と比較して評価すると診断の一助になる．

ポータブル型の超音波も次々に開発されており，スポーツの現場における迅速な診断や経過観察に有用である[8]．また予防目的の検診として実際スポーツ現場で広く行われている[9]．

予防検診の一環として超音波を用いるケースには野球肘検診が知られている[10]．足関節に対する検診では，われわれの活動を含めて過去の足関節捻挫によるATFL不全や関節周囲の骨棘を呈する選手が多いことが確認できる．また結果を現場で教えることにより選手自身が状況を把握でき，足関節捻挫に関する今後の問題点について啓発することができる．したがって超音波検診によるスポーツ現場での使用は，早期発見・早期治療に有用である．

一方，超音波検査における欠点としては読影に経験を要すること，再現性にやや難点があり，検者の能力に依存すること，骨や空気の介在により深部まで確認できないこと，プローブの範囲内での確認となり全体像の描出には適していないことがあげられるが，これらをふまえほかの検査とともに使用していくことが求められる．

ま と め

1）超音波検査は足関節捻挫に対し，靱帯の質的診断，関節の動的評価や組織内の血流の評価ができることが利点である．

2）超音波検査は簡便で携帯できるため診断のみならず検診においても有用なツールである．

文 献

1) 日本整形外科学会．〈http://www.joa.or.jp/media/comment/index.htm〉[Accessed 2017 Dec 5]
2) Waterman BR, Owens BD, Davey S et al.：The epidemiology of ankle sprains in the United States. J Bone Joint Surg 92-A：2279-2284, 2010
3) 杉田直樹，立花陽明，坂口勝信：足部・足関節の捻挫で生ずる腱損傷．関節外科 33：38-43，2014
4) Smith R, Damodaran AK, Swaminathan S et al.：Hypermobility and sports injuries in junior netball players. Br J Sports Med 39：628-631, 2005
5) 笹原 潤，高尾昌人：残存靱帯をどう診るか—超音波診断：MB Orthop 30（7）：7-14,
6) 高橋 周：足部・足関節捻挫の診断における超音波の有用性．関節外科 33：52-56，2014
7) 岩本 航：運動器超音波検診におけるBモードとドプラ法．臨スポーツ医 34：1212-1217，2017
8) 吉田昌弘：超音波画像による足関節前方引き出しテストの定量評価の再現性．理療科 25：499-503，2010
9) 山口睦弘：院内から院外へ—検査概念を変える検診の現場で．Medix：28-30, 2009
10) 小島隆史：少年野球選手の運動器検診．日整会誌 85：539-545，2011

I．総　論　◆　4．新しい治療機器・薬剤

スポーツ外傷・障害に対する　多血小板血漿（PRP）療法*

小林洋平　　齋田良知　　西尾啓史　　若山貴則　　池田　浩

金子和夫**

［別冊整形外科 73：56〜62, 2018］

はじめに

　多血小板血漿（platelet-rich plasma：PRP）は自己末梢血を遠心分離して得られる血小板を多く含む血漿分画であり，血小板から放出される種々の成長因子の作用により組織修復が促進されることが期待され，スポーツ外傷や障害に対する新規低侵襲治療法として注目されている．欧米では筋・腱・靱帯損傷や変形性関節症（OA）などに対して頻用されており，近年海外で活躍する日本人スポーツ選手が手術を行わずに PRP 療法を受けてスポーツ復帰したことなどから，本邦でも PRP 療法への関心が高まっている．

　しかしながら，PRP 療法のエビデンスは現時点で確立されているとは言い難く，海外を中心に PRP 療法の治療成績に関する報告が散見されるものの，有効性を示すものと無効性を示すものが混在していて一定の見解を得られていないのが現状である．その背景には，報告により使用している PRP の種類（質）や注射方法，疾患の重症度やリハビリテーションプロトコルなどが異なっていることがあり，有効性を議論するにはこれら複数の要因を整理して検討する必要がある．

　本稿では，PRP の各種精製法と分類の紹介と筆者らの経験を含めた国内外の各種疾患に対する PRP 療法の報告の比較検討を行い，問題点や今後の展望と課題についても詳述する．

I．PRP の精製法と分類

　PRP の精製法は多岐にわたり，遠心条件や抽出方法などにより血小板濃度だけでなく白血球や赤血球混入の有

無など，含まれる細胞種や成長因子濃度は大きく異なる．また，効率よく安定した品質の PRP を精製する目的での市販の PRP 精製キットも多数存在するが，キットの種類によっても同様に精製される PRP の内容は異なる[1]．PRP には明確な定義づけがないため，さまざまな精製法で得た実際には内容の異なる PRP がすべて同様のものとして扱われており，これが PRP 療法の有効性エビデンス構築障害の一因となっている．治療に用いる PRP の内容は有効性に大きく影響すると考えられ，有効性検証のためには PRP の内容（質）の評価は必須である．そのための手段としてさまざまな分類法が紹介されており，DeLong らによる血小板濃度・活性化手技の有無・白血球（好中球）濃度に分けた PAW 分類[2]や Dohan らによる PRP 中の白血球濃度に応じて leukocyte rich（LR）-PRP, leukocyte-poor（LP）-PRP, pure-PRP に分けた分類[3]などが知られている．筆者らは，この分類に基づき PRP の質の検討を行い，白血球（好中球）を豊富に含む LR-PRP では蛋白同化因子である各種成長因子だけでなく異化因子である MMP-9 も高濃度に存在したことを報告した[4]（図 1）．つまり，PRP 中の白血球濃度や分画は PRP の質を規定する重要な要素であるといえる．

II．筆者らの治療経験と　国内外のエビデンス

　筆者らは，2011 年より主にサッカー選手のスポーツ外傷・障害に対して PRP 療法を開始し，2015 年からは PRP 療法外来を開設して現在にいたるまで約 400 例の症例数を経験している．主に使用している PRP はゲルセパレータで効率よく血球と血漿を分離可能な市販キット（MyCells：

▌Key words

platelet-rich plasma（PRP），sports-related injury，knee，OA，patellar tendinitis，muscle injury

*Platelet-rich plasma therapy for the sports-related injuries
**Y. Kobayashi, Y. Saita, H. Nishio, T. Wakayama, H. Ikeda（先任准教授），K. Kaneko（教授）：順天堂大学整形外科・スポーツ診療科．（Dept. of Orthopaedics, Juntendo University School of Medicine, Tokyo）
［利益相反：なし．］

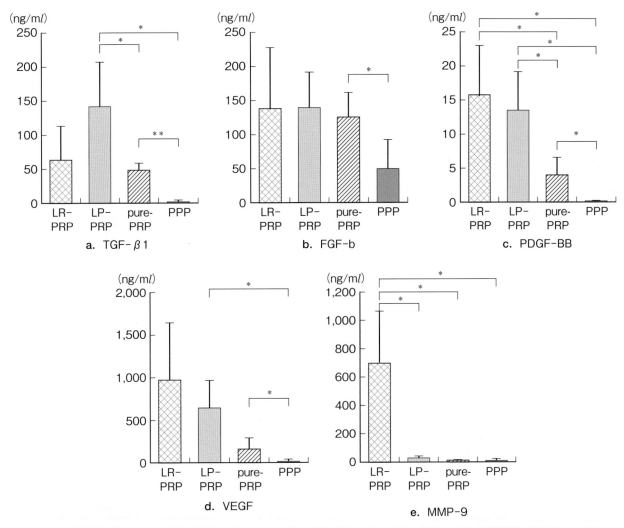

図1. **PRP精製法の違いによる質の解析**(文献4より転載). 健常ボランティアの末梢血から白血球濃度に応じてLR-PRP, LP-PRP, pure-PRPの3種類のPRPを精製し, 各種成長因子およびマトリクスメタロプロテアーゼ (MMP)-9を定量. 血小板のみならず白血球がPRPの質に影響を及ぼすことが示されている. PDGF:血小板由来増殖因子, VEGF:血管内皮細胞増殖因子

Kaylight社, Ramat HaSharon) を用いて精製し, 血小板濃縮率は全血の約3〜5倍でリンパ球優位の白血球が若干含まれるLP-PRPである. 疾患の内訳は, 膝関節炎が約45%と最多で, 次いで膝蓋腱炎が15%, 肉ばなれと膝内側側副靱帯 (MCL) 損傷が10%ずつとなっている. 下記に頻度の高い各疾患における筆者らの治療経験と国内外のエビデンスを紹介する.

❶ 膝関節炎に対するPRP療法

膝OAに対するPRP膝関節内投与の効果に関しては複数のランダム化比較試験が報告されており, ヒアルロン酸を対照とするものとプラセボを対照とするもののいずれにおいてもおおむね有効性と安全性が示されている[5,6]. PRPの関節内での作用機序については成長因子による抗炎症作用や関節保護作用, 軟骨細胞外基質産生, 軟骨下骨代謝改善などが考えられているが[7], 成長因子のバランスによっては軟骨線維化や過剰な血管新生などによるネガティブな効果の可能性も考えられ, 使用するPRPの質により効果が異なる可能性が示唆される[8]. Filardoらは膝関節内投与におけるLR-PRPとLP-PRPの効果を比較・検討し, 有効性は同等であるものの注射後の疼痛や腫脹などの反応性炎症はLR-PRPで多く認められたと報告している[9]. また, 基礎研究においてもCavalloらはLR-PRPとLP-PRPそれぞれを添加した培地で軟骨細胞培養を行って細胞増殖と遺伝子発現を比較・検討し, LP-PRPを添加した群では細胞増殖およびII型collagenやaggrecanなど蛋白同化作用を示す遺伝子発現が優位であったのに対し, LR-PRPを添加した群ではインターロイキン (IL)-1βやIL-6など蛋白異化作用を示す遺伝子発現が優位であったと報告しており[10],

I. 総論 ◆ 4. 新しい治療機器・薬剤

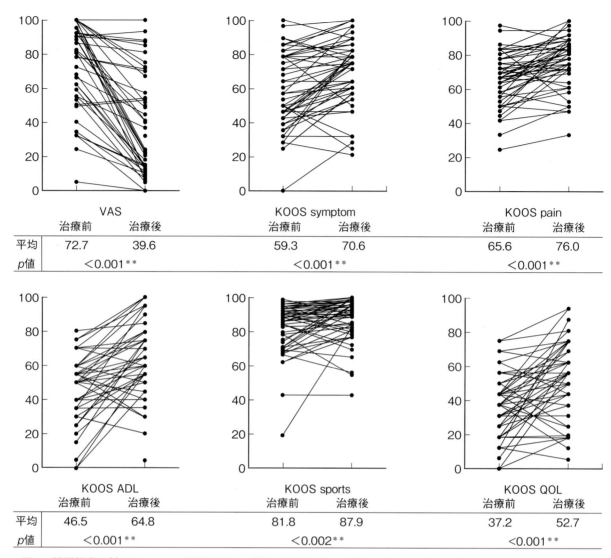

図2. 膝関節炎に対するLP-PRP関節内投与の効果. 膝関節炎の症状を有する53例55膝に対しLP-PRPを関節内投与. 治療前と治療後12週でのVASとKOOS各項目の変化を評価する. 平均値はすべての項目において有意に改善している. ADL：日常生活動作, QOL：生活の質

関節内投与では白血球（好中球）を含まないPRPが望ましいと考えられる.

筆者らは，加齢に伴う一次性OAのみならずスポーツ選手の軟骨損傷や前十字靱帯・半月板損傷術後など外傷後二次性OAもPRP療法の適応と考え治療を行っている. LP-PRP約4mlを関節内注射した後，上嚢を弾性包帯で圧迫し，半月板や軟骨損傷など患部の局在が明らかな場合にはその部位にPRPが移動するように肢位を工夫して約20分間の床上安静としている. 2週間隔で3回の治療を基本としているが，治療回数は重症度や経過に応じて適宜増減している. 2015～2017年に当院でPRP膝関節内投与を行った53例55膝（平均38.5歳）の治療前と治療後12週でのvisual analogue scale（VAS）およびKnee Injury and Osteoarthritis Outcome Score（KOOS）各項目の平均値は，すべてにおいて有意な改善を認め（図2），PRP総数134回（1膝平均2.4回）で感染や反応性炎症の発生はなかった. 患者立脚型評価での改善はPRPの抗炎症作用によるものと考えられるが，現時点で半月板や軟骨に対する組織修復効果を証明する臨床データの報告はなく，筆者らは現在MRI T2 mappingなどを用いた治療前後での質的評価も行っており，今後データの蓄積やさらなる検討が必要である. さらに，近年LR-PRPを脱水処理することで成長因子や抗炎症サイトカインをより高濃度に抽出可能な次世代PRPともいえるautologous protein solution（APS）を精製するデバイスも登場し（APS Kit：Zimmer Biomet社, Warsaw），膝関節炎に対する効果が期待されている.

❷難治性膝蓋腱炎に対するPRP療法

膝蓋腱炎はジャンパー膝ともいわれるオーバーユース

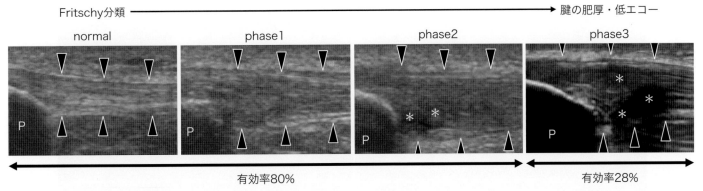

図4. 難治性膝蓋腱炎に対する LP-PRP の効果に及ぼす因子の検討. 膝蓋腱炎症状を有する 17 例 21 膝に対し, LP-PRP を局所投与. 治療前後の Victorian Institute of Sport Assessment (VISA)-P score の変化を評価する. 効果あり群, なし群に分け, 効果に影響し得る因子をロジスティック解析する. エコー所見が重症ほど効果に乏しい. オッズ比 15.0, $p=0.041^*$

に起因する腱付着部症で, しばしば難治性となる. 膝蓋腱炎に対する PRP 療法の有効性は多くの case series で示されてきており[11,12], ランダム化比較試験の報告は2編ある[13,14]. Dragoo ら[13]は LR-PRP を用いており, 針穿刺群との比較で 12 週までの短期では PRP 群で有意に機能スコアが高かったものの, 26 週の長期では両群に有意差がなかったと報告している. 一方, Vetrano ら[14]は LP-PRP を使用しており, 体外衝撃波との比較で 2 ヵ月の短期では両群に有意差はないものの, 6 ヵ月・12 ヵ月の長期では PRP 群で有意に機能スコアおよび疼痛スコアは改善したと報告している.

筆者らは, 難治性膝蓋腱炎症状を有するプロサッカー選手 5 例 (平均 27.6 歳) の治療経験を 2013 年に報告した[15]. 発症から PRP 療法までは平均 7.2 ヵ月で, 全員がステロイド注射や体外衝撃波などほかの保存的治療に抵抗性であり, 膝蓋腱炎によるスポーツ活動制限度を示す Roels 分類は全例 phase3 (スポーツ活動が制限されている状態) であった. 疼痛部位と画像所見での損傷部位から注射範囲を決定し, LP-PRP 約 2 ml を 30 G 針で 100〜200 μl ずつ範囲内の複数箇所に経皮注射した (図3). 治療間隔と回数は, 経過と重症度および選手背景に応じて 1〜2 週間隔で 1〜3 回とした. PRP 後 2 ヵ月での VAS 改善率は 65.9 %で, 全例 Roels 分類の phase も 1 もしくは 2 へと改善しスポーツ復帰が可能であった. また, 同様の方法で 2015 年 7 月以降に治療を行ったアスリート 17 例 21 膝 (平均 23 歳) において, Roels 分類の phase が改善したものを有効群 (10 例 11 膝), phase 改善がみられないものを無効群 (7 例 10 膝) として, ロジスティック回帰分析で治療効果に影響する因子の検討を行った[16]. PRP 初回施行時の超音波 (エコー) 所見で Fritschy 分類の phase2 までは有効率約 80 %であったのに対し,

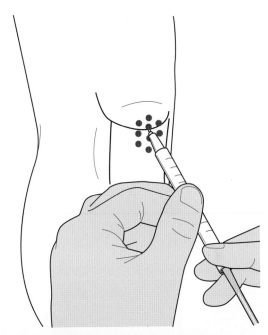

図3. 膝蓋腱炎に対する PRP 注射手技. 黒丸: 注射部位

変性が進行し腱内に明確な低エコーを呈する phase3 での有効率は 28 % (オッズ比 15.0, $p=0.041$) と, エコー所見は PRP 療法の予後予測因子となる可能性が示唆された (図4). 筆者らは通常 LP-PRP を用いているが, 変性が強く組織修復のターンオーバーが破綻していると考えられる症例に対しては, 蛋白同化作用のみならず白血球 (好中球) による蛋白異化作用による変性組織への効果など LR-PRP のほうが適している可能性があり, 今後 LP-PRP と LR-PRP の比較・検討を予定している.

❸肉ばなれに対する PRP 療法

肉ばなれはスポーツ外傷のなかでも発生頻度が高く,

I. 総 論 ◆ 4. 新しい治療機器・薬剤

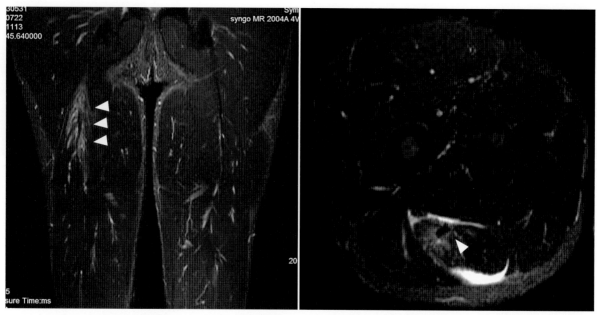

a. ハムストリング筋内腱損傷の MRI（左：冠状断像, 右：水平断像）. 矢頭：周囲の出血を伴う損傷したハムストリング筋内腱

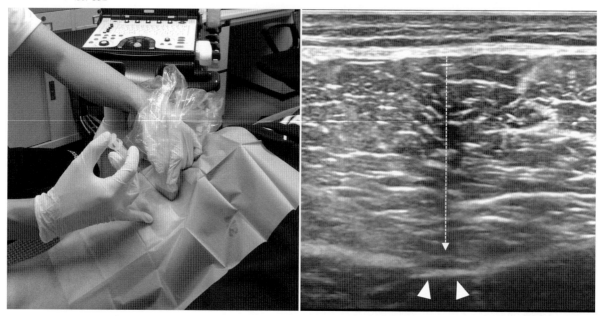

b. ハムストリング筋内腱へのエコーガイド下の PRP 注射手技. エコーの短軸像（右）を確認しながら損傷した筋内腱内および周囲（矢頭）に PRP を注射する（左）. 矢印：注射針（カテラン針）の刺入（挿入）方向

図5. ハムストリング筋内腱損傷に対する PRP 療法

重症例では2〜3ヵ月の長期離脱を余儀なくされることや復帰後の再受傷リスクが高いことなどがスポーツ現場で問題となる. 筋損傷に対するPRPの有効性は基礎研究でも確認されており[17,18], 早期復帰や再発予防を目的とした肉ばなれに対するPRP療法の臨床利用も増加傾向にある. 中でも, 特に発生頻度の高いハムストリング肉ばなれに関しては海外からエビデンスレベルの高い研究が複数報告されている. スポーツ復帰時期を比較したPRP注射群と対照群での無作為対照試験において, Hamidらの報告では対照群の平均42日に対してPRP群では26日と有意に早期復帰が可能であったと有効性を示している[19]のに対し, ReurinkららOの報告では両群ともに42日[20], Hamiltonらの報告ではPRP群で平均21日での復帰が可能であったものの対照群との間に有意差はなく[21], いずれも肉ばなれに対するPRPの有効性に関して否定的な見解を述べている. ただし, これらの報告はいずれも診断方法や重症度, 使用したPRPの内容, 注射方法や回数などの条件が異なっており, 単純な比較はできないことに留意したい. 有効性を判断するには, さらなるエビデンスの蓄積とともにこれらの各条件を整理し

たうえで適応と効果を慎重に検討することが求められる.

　ハムストリング肉ばなれのなかでも筋内腱損傷を伴うものは復帰までに長期間を要し再発率も高いことや，血流が豊富な筋腹と比較して（筋内）腱には血流が乏しいこと，筋腹へのPRP注射はtransforming growth factor（TGF）-βやbasic fibroblast growth factor（FGF）などの作用による筋の線維化が危惧されることなどの理由から，筆者らが対象としているのは筋内腱損傷を伴うもの（奥脇分類2度）に限っている．受傷後2日以内のMRI所見や圧痛部位をもとにエコーで損傷した筋内腱を同定し，カテラン針を用いてエコーガイド下に約4mlのLP-PRPを注入している（図5）．損傷が広範囲に及ぶ際には2ヵ所への注射や，重症度によっては1週間隔で2回注射を行うこともある．スポーツ復帰許可基準は圧痛・ストレッチ痛・筋収縮時痛の完全消失と等速性筋力の健側比90％以上の回復とし，MRI・エコー所見の経過も参考に判断している．2012〜2016年の5年間でプロサッカー選手20例（平均28.9歳，受傷側：右7例，左13例）に施行し，受傷から復帰までの期間は平均24.6日（95％CI：19.4〜29.8日）で全例受傷前のスポーツレベルに復帰した．20例中1例（5％）で復帰後早期に同一筋の再受傷を認めたが，注射部位の感染や反応性炎症などは認めなかった[22]．筆者らは，ハムストリング肉ばなれに対するPRP療法の目的として早期復帰よりも再発予防をより重要視しており，van der Horstらがサッカー選手におけるハムストリング肉ばなれ後の再受傷率を12〜33％と報告している[23]ことからすると低い再発率といえる．Zanonらは，PRPによる肉ばなれ再発率低下の要因として瘢痕化の抑制により良好な修復が期待できるためと述べている[24]．ハムストリング筋内腱損傷に対するPRP療法の成績はおおむね良好と考えるが，再発例に関する個別の要因やリハビリテーション内容なども加味する必要がある．

❹膝内側側副靱帯損傷に対するPRP療法

　アスリートの靱帯損傷のなかでも頻度の高い膝内側側副靱帯損傷に対するPRP療法の大規模な臨床研究の報告はほぼ皆無であり，1例報告や数例のcase seriesもしくは動物実験での報告がある程度である[25〜27]．

　筆者らは，初回受傷で不安定性を伴うⅡ度以上の症例や陳旧例で再受傷したacute on chronicのような症例に対してPRP療法を行っている．圧痛部位とMRIおよびエコー所見で損傷部位の確認と注射範囲を決定し，腱付着部症の際と同様にLP-PRP約2mlを30G針で100〜200μlずつ範囲内の複数箇所に経皮注射している．治療間隔と回数も同様に，経過と重症度および選手背景に応じて1〜2週間隔で1〜3回としている．疼痛の改善やスポーツ復帰までの期間の短縮や不安定性の改善が期待されているが現状ではそれを立証するデータは乏しく，不安定性や画像所見の定量的な評価法の確立とともに，今後より大規模な臨床研究が必要であると思われる．

Ⅲ．PRP療法の展望と課題

　先に述べたように，PRPは自己末梢血由来のヘテロな細胞集団であるため，蛋白同化作用と異化作用，抗炎症作用と炎症作用など反対の作用を有する物質が混在しており，精製法によりそのバランスは大きく異なる．一方，筋・腱・靱帯・関節内などの組織や急性外傷と慢性障害などの病態によって組織修復に必要な要素は異なると考えられ，使用するPRPによっては逆効果となる可能性も秘めている．近年，本邦でもPRP療法への関心は高まっているが，PRPは決して魔法の注射ではなく，適応を見極めたうえで適切な手技を選択することが求められる．組織や病態の詳細な把握のもとに，組織修復に必要な要素を重点的に補うようにPRPを精製して局所投与するというオーダーメイド治療がスポーツ外傷・障害に対するPRP療法の理想形と考えている．

　現状ではPRP療法の有効性エビデンスは確立されているとはいえず，国内外でのさらなる臨床データの蓄積が望まれるが，本邦では保険診療として認められていないことが国内でPRP療法の普及がすすまないことの一因となっていると考えられる．さらに，2014年11月より再生医療などの安全性の確保などに関する法律（再生医療新法）が施行され，PRP療法もこの法律の規制に組み込まれることとなり，治療を行う施設の登録と治療提供計画の届出および年1回の定期報告を厚生労働大臣に対して行う義務が生じている．本法では再生医療がリスクに応じて1〜3種に分類され，スポーツ外傷・障害領域では筋・腱・靱帯などへの投与は3種，関節内投与は2種に該当する．治療計画に関してはリスクの種別ごとに設置された厚生労働省とは別機関の認定再生医療等委員会での事前承認を得ることが求められており，書類作成や審査料などのコストが生じるが，PRP療法はその効果により恩恵を受けるスポーツ選手や愛好家のためにも今後さらに普及・発展させていくべき治療と考えており，海外のみならず国内でも質の高い，基礎研究や臨床データの蓄積と有効性の検証を継続することが必要である．

ま と め

　1）各種スポーツ外傷・傷害疾患に対するPRP療法の国内外の報告と筆者らの治療経験を概説した．

　2）おおむね有効性が示されているものの現状では課

Ⅰ．総　論 ◆ 4．新しい治療機器・薬剤

題も多く，エビデンスの確立のためには今後さらなる基礎研究および臨床データの蓄積が求められる．

文　献

1) Kushida S, Kakudo N, Morimoto N et al：Platelet and growth factor concentrations in activated platelet-rich plasma；a comparison of seven commercial separation systems. J Artif Organs **17**：186-192, 2014

2) DeLong JM, Russell RP, Mazzocca AD：Platelet-rich plasma；the PAW classification system. Arthroscopy **28**：998-1009, 2012

3) Dohan Ehrenfest DM, Andia I, Zumstein MA et al：Classification of platelet concentrates（platelet-rich plasma-PRP, platelet-rich fibrin-PRF）for topical and infiltrative use in orthopedic and sports medicine；current consensus, clinical implications and perspectives. Muscles Ligaments Tendons J **4**：3-9, 2014

4) Kobayashi Y, Saita Y, Nishio H et al：Leukocyte concentration and composition in platelet-rich plasma（PRP）influences the growth factor and protease concentrations. J Orthop Sci **21**：683-689, 2016

5) Cerza F, Carni S, Carcangiu A et al：Comparison between hyaluronic acid and platelet-rich plasma, intra-articular infiltration in the treatment of gonarthrosis. Am J Sports Med **40**：2822-2827, 2012

6) Patel S, Dhillon MS, Aggarwal S et al：Treatment with platelet-rich plasma is more effective than placebo for knee osteoarthritis；a prospective, double-blind, randomized trial. Am J Sports Med **41**：356-364, 2013

7) Knop E, Paula LE, Fuller R：Platelet-rich plasma for osteoarthritis treatment. Rev Bras Reumatol Engl Ed **56**：152-164, 2016

8) Zhu Y, Yuan M, Meng HY et al：Basic science and clinical application of platelet-rich plasma for cartilage defects and osteoarthritis；a review. Osteoarthritis Cartilage **21**：1627-1637, 2013

9) Filardo G, Kon E, Pereira Ruiz MT et al：Platelet-rich plasma intra-articular injections for cartilage degeneration and osteoarthritis；single-versus double-spinning approach. Knee Surg Sports Traumatol Arthrosc **20**：2082-2091, 2012

10) Cavallo C, Filardo G, Mariani E et al：Comparison of platelet-rich plasma formulations for cartilage healing；an *in vitro* study. J Bone Joint Surg **96-A**：423-429, 2014

11) Filardo G, Kon E, Della Villa S et al：Use of platelet-rich plasma for the treatment of refractory jumper knee. Int Orthop **34**：909-915, 2010

12) Gosens T, Den Oudsten BL, Fievez E et al：Pain and activity levels before and after platelet-rich plasma injection treatment of patellar tendinopathy；a prospective cohort study and the influence of previous treatments. Int Orthop **36**：1941-1946, 2012

13) Dragoo JL, Wasterlain AS, Braun HJ et al：Platelet-rich plasma as a treatment for patellar tendinopathy；a double-blind, randomized controlled trial. Am J Sports Med **42**：610-618, 2014

14) Vetrano M, Castorina A, Vulpiani MC et al：Platelet-rich plasma versus focused shock waves in the treatment of jumper knee in athletes. Am J Sports Med **41**：795-803, 2013

15) 齋田良知，池田　浩，高澤祐治ほか：難治性膝蓋腱炎に対する多血小板血漿による治療経験．日整会誌 **87**：S957，2013

16) 西尾啓史，齋田良知，小林洋平ほか：難治性膝蓋腱炎に対する多血小板血漿（PRP）療法の効果に影響を及ぼす因子の検討．JOSKAS **42**：600，2017

17) Gigante A, Del Torto M, Manzotti S et al：Platelet rich fibrin matrix effects on skeletal muscle lesions：an experimental study. J Biol Regul Homeost Agents **26**：475-484, 2012

18) Hammond JW, Hinton RY, Curl LA et al：Use of autologous platelet-rich plasma to treat muscle strain injuries. Am J Sports Med **37**：1135-1142, 2009

19) MS AH, Mohamed Ali MR, Yusof A et al：Platelet-rich plasma injections for the treatment of hamstring injuries：a randomized controlled trial. Am J Sports Med **42**：2410-2418, 2014

20) Reurink G, Goudswaard GJ, Moen MH et al：Platelet-rich plasma injections in acute muscle injury. N Engl J Med **370**：2546-2547, 2014

21) Hamilton B, Tol JL, Almusa E et al：Platelet-rich plasma does not enhance return to play in hamstring injuries；a randomised controlled trial. Br J Sports Med **49**：943-950, 2015

22) 小林洋平，齋田良知，西尾啓史ほか：プロサッカー選手のハムストリング肉ばなれに対する多血小板血漿（PRP）療法20例の治療経験．JOSKAS **42**：600，2017

23) van der Horst N, Backx F, Goedhart EA et al：Return to play after hamstring injuries in football（soccer）；a worldwide Delphi procedure regarding definition, medical criteria and decision-making. Br J Sports Med **51**：1583-1591, 2017.

24) Zanon G, Combi F, Combi A et al：Platelet-rich plasma in the treatment of acute hamstring injuries in professional football players. Joints **4**：17-23, 2016

25) Eirale C, Mauri E, Hamilton B：Use of platelet rich plasma in an isolated complete medial collateral ligament lesion in a professional football（soccer）player；a case report. Asian J Sports Med **4**：158-162, 2013

26) Yoshida M, Marumo K：An autologous leukocyte-reduced platelet-rich plasma therapy for chronic injury of the medial collateral ligament in the knee；a report of 3 successful cases. Clin J Sport Med［Epub ahead of print］

27) Yoshioka T, Kanamori A, Washio T et al：The effects of plasma rich in growth factors（PRGF-Endoret）on healing of medial collateral ligament of the knee. Knee Surg Sports Traumatol Arthrosc **21**：1763-1769, 2013

＊　　　　＊　　　　＊

難治性上腕骨外側上顆炎に対する体外衝撃波治療の経験

杉田直樹　立花陽明　坂口勝信　織田弘美**

はじめに

上腕骨外側上顆炎は40～50歳代にかけての発症が多く，治療は，理学療法や薬物療法，装具療法などの保存的治療が主であり，治療内容に関係なく90～95%で6ヵ月以内に改善が得られるといわれている[1]．一方，保存的治療に抵抗性の症例に対しては手術的治療が行われてきたが，近年，本邦でもこのような難治性上腕骨外側上顆炎に対し体外衝撃波治療（extracorporeal shockwave therapy：ESWT）が行われ，その有用性についての報告が散見される[2,3]．ESWTは，本邦では2012年4月から難治性足底腱膜炎に対し保険収載となったが，国際衝撃波治療学会によれば適応疾患は石灰沈着性肩腱板炎，上腕骨外側上顆炎，膝蓋腱炎，アキレス腱炎，足底腱膜炎などの難治性腱付着部障害で，当院では2013年8月からESWTを導入し治療を行ってきた．当院における難治性上腕骨外側上顆炎に対するESWTの治療経験について報告する．

I. 対象および方法

対象は，2013年8月～2017年6月の発症後6ヵ月以上経過し，保存的治療が無効であった21（男性8，女性13）例で，平均年齢51.4±8.9歳である．また，スポーツ競技者は21例中6例で全例レクリエーションレベルで，そのうち3例はスポーツ活動を継続しながら治療を行った（表1）．

使用機種はEpos Ultra（Dornier Medech社，Munich）［図1］で，無麻酔下に照射を行った．照射位置は圧痛点を参考にし，エコーガイド下に決定した．治療は3～12

表1. スポーツ種目

種目	症例数
テニス	3
ゴルフ	1
ソフトボール	1
太極拳	1

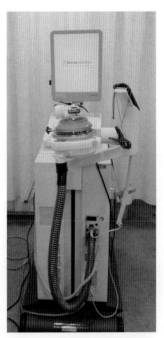

図1. 体外衝撃波発生装置

Key words

extracorporeal shockwave therapy, lateral epicondylitis, enthesopathy

*Clinical outcome of extracorporeal shockwave therapy for lateral epicondylitis
**N. Sugita：埼玉医科大学整形外科（Dept. of Orthop. Surg., Saitama Medical University, Saitama）；Y. Tachibana（教授）：同大学かわごえクリニックスポーツ医学；K. Sakaguchi（講師），H. Oda（教授）：同大学整形外科.
［利益相反：なし．］

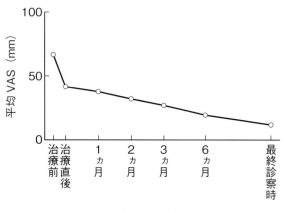

図2. 全体の治療経過

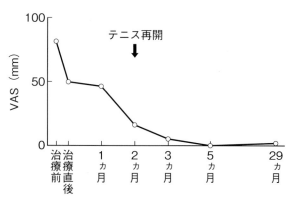

図3. 症例1. 51歳, 男. 治療経過

週の間隔で行い，出力レベルは照射エネルギー集束密度が0.03〜0.36 mJ/mm²の7段階可変式で疼痛に応じて調整し，照射は1回あたりの照射エネルギー総量が600 mJ/mm²あるいは照射回数が5,000発になるまで行った．治療評価にはvisual analogue scale（VAS）を用い，最終診察時のVASが治療前より50％以上改善した症例を治療効果ありと判定し，治療終了の目安とした．統計学的評価にはt検定を用い，有意水準5％未満のときに有意差ありとした．

II. 結　果

平均罹病期間は12（6〜24）ヵ月，平均治療回数は3.9（1〜9）回，平均経過観察期間は13（6〜29）ヵ月であった．また，平均最大出力レベルは4.5（2〜7）で，1回あたりの平均照射エネルギー総量は581.7（299〜600）mJ/mm²，平均照射回数は3,798（2,162〜5,000）発であった．

21例中19例（90.5％）に治療効果が得られ，VASは治療前平均65.9±19.9 mmが最終診察時は11.7±18.7 mmと有意に改善した（$p<0.05$）．無効の2例はステロイド局所注射の既往が3回以上あった．また，スポーツ競技者は6例中5例（83.3％）で治療効果が得られたが，無効例では治療中もスポーツ活動を継続していた．

治療経過は，治療直後から疼痛は軽快し，平均VASの改善率は治療後3ヵ月で51.7％の改善が得られた（図2）．また，複数回治療することでさらに疼痛が改善した．合併症として治療直後に一過性の疼痛の増悪を1例に認めたが，重大な有害事象はなかった．

III. 症例提示

症例1．51歳，男．
前医で右上腕骨外側上顆炎の診断で非ステロイド性抗炎症薬（NSAIDs）内服を行ったが，改善しないため当院を紹介され受診した．発症後6ヵ月でESWTを開始し，4週おきに計3回行った．平均最大出力レベルは5.3（5〜6）で，1回あたりの平均照射エネルギー総量は600 mJ/mm²，平均照射回数は2,639.7（2,368〜3,009）発であった．また，テニスは疼痛のため休止していた．VASは治療前81 mmであったが治療直後から効果がみられ，治療回数とともにさらに改善し，治療開始から5ヵ月でVASは0 mmとなった．テニスは治療後2ヵ月で再開し，その後完全復帰し再発はない（図3）．

症例2．64歳，男．
前医で右上腕骨外側上顆炎の診断でNSAIDs内服や理学療法を行ったが，改善しないため当院を受診した．発症後2年でESWTを開始し，5週おきに計3回行った．平均最大出力レベルは4で，1回あたりの平均照射エネルギー総量は600 mJ/mm²，平均照射回数は4,179.7（4,149〜4,215）発であった．また，ソフトボール（投手）は治療開始後も継続していた．VASは治療前42 mmであったが治療直後から効果がみられ，治療回数とともにさらに改善し，治療開始から6ヵ月でVASは0 mmとなり，その後再発はない（図4）．

症例3．58歳，女．
前医で右上腕骨外側上顆炎に対してNSAIDs内服やステロイド局所注射を3回行ったが，改善ないため当院を紹介され受診した．発症後1年4ヵ月でESWTを開始し12週おきに計3回行った．平均最大出力レベルは4で，1回あたりの平均照射エネルギー総量は600 mJ/mm²，平均照射回数は4,148.3（4,074〜4,189）発であった．また，太極拳は治療開始後も継続していた．VASは治療前62 mmであったが，治療を重ねてもVASの改善はなく，治療開始9ヵ月でVASは50 mmであった（図5）．

IV. 考　察

上腕骨外側上顆炎の病態に関しては諸説あるが，前腕伸筋腱付着部の変性や微小断裂による腱付着症とする

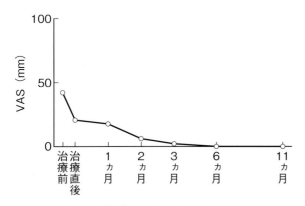

図4. 症例2. 64歳，男．治療経過

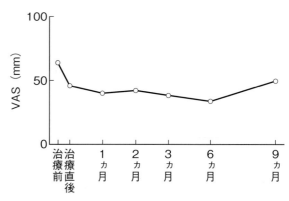

図5. 症例3. 58歳，女．治療経過

説が一般的である．Smidtら[4]は上腕骨外側上顆炎に対しステロイド局所注射あるいは理学療法を行い，治療後6週の有効率はステロイド局所注射92%，理学療法42%であったが，ステロイド局所注射は再発が多く52週での有効率はステロイド局所注射69%，理学療法91%であったと述べている．一方，腱付着部症に対するESWTの機序として，自由神経終末の変性[5]，substance Pやcalcitonin gene-related peptideなどの疼痛伝達物質の抑制[6]による早期の除痛作用によって治療直後から疼痛が緩和されるとともに，血管新生や腱の再生などによる組織修復機転の促進[7,8]によって長期的な除痛が得られると考えられている．また，上腕骨外側上顆炎に対するESWTの治療成績は治療後3ヵ月で56～65%[9,10]，1年で93%[10]と，ほかの保存的治療と比較しても同等以上に良好な治療成績が報告されている．当科でも有効率は90%で，これまでの報告と差はなく良好な治療成績が得られた．

出力レベルは，照射エネルギー集束密度 $0.2\ mJ/mm^2$ を境に高出力，低出力に分けられる[11]．上腕骨外側上顆炎に対するESWTの治療成績の報告は，低出力で3回照射[12]が多いが，照射エネルギー総量などの照射条件や治療間隔などが異なり，治療のプロトコルについて一定の見解は得られていない．また，Takahashiら[13]はラットを用いた実験を行い，複数回照射することで除痛効果がより継続すると述べている．本研究では，複数回照射するにつれて疼痛がさらに改善したが，複数回照射することによってESWTの作用が持続・促進する可能性がある．

スポーツ競技者に対する腱付着部症のESWTの治療効果に関して落合ら[3]は，レクリエーションレベルの上腕骨外側上顆炎28例に対しESWTを行い，約80%に改善がみられスポーツ復帰したと報告している．一方，Zwerverら[14]はアスリートの膝蓋腱炎に対してESWTを行いプラセボ群と有意差がなかったことから，ESWTの組織破壊作用とトレーニング継続によるメカニカルな負荷が合わさることで腱の修復過程を妨げるので，治療中はスポーツ活動を制限する必要があると述べている．本研究ではスポーツ競技者は全例でレクリエーションレベルであったが，有効率は83%で良好な治療成績が得られた．われわれは治療後にスポーツ活動の制限は行っていないが，治療効果が得られなかった1例は治療中もスポーツ活動を継続しており，症状の改善を妨げる一因になったと考えられた．

Melegatiら[15]は，足底腱膜炎に対するESWTの治療効果をステロイド局所注射の既往の有無によって検討し，既往のない群では疼痛が完全に消失したのはESWT後2ヵ月で31.6%，10ヵ月で39.5%であったのに対し，既往群ではそれぞれ11.5%と0%であったと報告している．本研究では，ステロイド局所注射を3回以上行った2例で治療効果が得られなかった．これは，ステロイド局所注射を頻回に行うことによって組織の変性と脆弱化をきたし，ESWTの組織修復を促進する効果が得られがたかった可能性が考えられる．

上腕骨外側上顆炎に対するESWTの合併症は，発赤や疼痛，皮下出血，腫脹など[16]があり，重篤なものは少なく安全な治療と考えられるが，ほかの疾患では上腕骨頭壊死[17]，踵骨骨折[18]などの報告がある．本研究では，合併症として治療直後に一過性の疼痛の増悪を1例に認めたが，重大な有害事象はなかった．

まとめ

1) 当科における難治性上腕骨外側上顆炎に対するESWTの治療成績について報告した．

2) 有効率は90.5%で良好な治療成績が得られた．

3) ESWTは，スポーツ競技者がトレーニングを続けながら行うことが可能であり，手術後の安静の必要性や重大な合併症もないことから手術的治療を行う前の選択肢になりうると考えられた．

文 献

1) 日本整形外科学会診療ガイドライン委員会，上腕骨外側上顆炎ガイドライン策定委員会（編）：上腕骨外側上顆診療ガイドライン，南江堂，東京，p43-44，2006

2) 杉田直樹，立花陽明，坂口勝信ほか：腱付着部障害に対する体外衝撃波治療の経験—特に治療経過について．JOSKAS **41**：542-543，2016

3) 落合信靖，和田祐一：筋・腱付着部症の治療—体外衝撃波療法．MB Orthop **27**（9）：49-55，2014

4) Smidt N, van der Windt DA, Assendelft WJ et al：Corticosteroid injection, physiotherapy, or a wait-and-see policy for lateral epicondylitis；a randomized controlled trial. Lancet **359**：657-662, 2002

5) Ohtori S, Inoue G, Mannoji C et al：Shock wave application to rat skin induces degeneration and reinnervation of sensory nerve fibres. Neurosci Lett **23**：57-60, 2001

6) Takahashi N, Wada Y, Otori S et al：Application of shock waves to rat skin decreases calcitonin gene-related peptide immunoreactivity in dorsal root ganglion neurons. Auton Neurosci **30**：81-84, 2003

7) Wang CJ, Wang FS, Yang KD et al：Shock wave therapy induces neovascularization at the tendon-bone junction；a study in rabbits. J Orthop Res **21**：984-989, 2003

8) Chen YJ, Wurtz T, Wang CJ et al：Extracorporeal shock waves promote healing of collagenase-induced Achilles tendinitis and increase TGF-beta1 and IGF-I expression. J Orthop Res **22**：854-861, 2004

9) Rompe JD, Decking J, Schoellner C et al：Repetitive low-energy shock wave treatment for chronic lateral epicondylitis in tennis players. Am J Sports Med **32**：734-743, 2004

10) Pettrone FA, McCall BR：Extracorporeal shock wave therapy without local anesthesia for chronic lateral epicondylitis. J Bone Joint Surg **87-A**：1297-1304, 2005

11) Rompe JD, Maffulli N：Shock wave therapy for chronic plantar fasciopathy. Br Med Bull **83**：355-378, 2007

12) Thiele S, Thiele R, Gerdesmeyer L：Lateral epicondylitis；this is still a main indication for extracorporeal shockwave therapy. Int J Surg **24**：165-170, 2015

13) Takahashi N, Otori S, Saisu S et al：Second application of low-energy shock wave has acumulative effect on free nerve endings. Clin Orthop **433**：315-319, 2006

14) Zwerver J, Hartgens F, Verhagen E et al：No effect of extracorporeal shockwave therapy on patellar tendinopathy in jumping athletes during the competitive season；a randomized clinical trial. Am J Sports Med **39**：1191-1199, 2011

15) Melegati G, Tornese D, Bandi M et al：The influence of local steroid injections, body weight and the length of symptoms in the treatment of painful subcalcaneal spurs with extracorporeal shock wave therapy. Clin Rehabil **16**：789-794, 2002

16) Haake M, Böddeker IR, Decker T et al：Side-effects of extracorporeal shock wave therapy（ESWT）in the treatment of tennis elbow. Arch Orthop Trauma Surg **122**：222-228, 2002

17) Liu HM, Liu XF, Yao JL et al：Humeral head osteonecrosis after extracorporeal shock-wave treatment for rotator cuff tendinopathy. J Bone Joint Surg **88-A**：1353-1356, 2006

18) Erduran M, Akseki D, Ulusal AE：A complication due to shock wave therapy resembling calcaneal stress fracture. Foot Ankle Int **34**：599-602, 2013

*　　　*　　　*

I. 総論　4. 新しい治療機器・薬剤

難治性ジャンパー膝に対する体外衝撃波治療*

西田雄亮　金森章浩　田中健太　梶原将也　西野衆文
山崎正志**

はじめに

ジャンパー膝（膝蓋腱炎）は繰り返すジャンプ動作で発症する代表的なオーバーユース障害であるが，保存的治療法抵抗例もしばしばみられる．近年，難治性ジャンパー膝に対して体外衝撃波治療（extracorporeal shockwave therapy：ESWT）が行われ，その有効性が報告されている[1,2]．一方で，従来の保存的治療と効果に差がなかったという報告もあり[3]，その有効性の詳細は明らかになっていない．

当院では2013年からアスリートのさまざまなスポーツ障害の治療にESWTを取り入れている．本稿では当院での難治性ジャンパー膝に対するESWTの治療前MRI所見とESWTによる除痛効果との関連を検証した研究の結果に文献的考察を加えて報告する．

I. 当院におけるジャンパー膝の治療

❶ 基本方針とESWTの位置づけ

ジャンパー膝の治療は保存的治療が基本である．運動強度・運動量を制限しつつ，大腿四頭筋のストレッチを中心とした運動療法や，物理療法，装具療法，薬物療法を組み合わせて行う．運動療法においてはeccentric exerciseの有効性が多数報告されており[4,5]，当院でも併用することを推奨している．薬物療法としては消炎鎮痛薬の内服のほか，膝蓋腱の膝蓋骨付着部で膝蓋下脂肪体との境界へヒアルロン酸注射を行う場合もある[6]．そして，これらの保存的治療により疼痛の改善が得られない症例，またはシーズン中のアスリートなど早期の除痛・

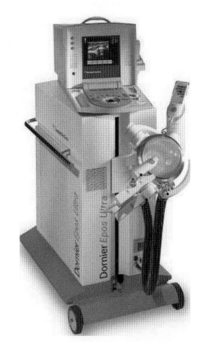

図1. Epos Ultra (Dornier Med Tech社，Munich)

競技復帰を必要とする症例に対してESWTを実施している．

❷ 当院におけるESWTの実際

治療には現在本邦での使用が認可されている2機種，Epos Ultra（Dornier MedTech社，Munich）およびDuolith SD1（Storz Medical社，Tägerwilen）を使用している（図1, 2）．照射出力はエネルギー収束密度（energy flux density：EFD）[mJ/mm^2]で表現され，

Key words

extracorporeal shock wave therapy, patella tendinitis, jumper's knee, athlete

*Extracorporeal shock wave therapy for the treatment of refractory patella tendinitis
　要旨はInternational Symposium on Ligaments & Tendons XVIにおいて発表した．
**Y. Nishida, A. Kanamori（講師），K. Tanaka, M. Kajiwara, T. Nishino（講師），M. Yamazaki（教授）：つくばスポーツ医学健康科学センター／筑波大学整形外科（Dept. of Orthop. Surg., Faculty of Medicine, University of Tsukuba, Tsukuba）．
［利益相反：なし．］

Epos Ultra では 0.03〜0.36 mJ/mm^2, Duolith SD1 では 0.01〜0.25 mJ/mm^2 に設定可能である．当院では患者の耐えられる限り最大出力とし，EFD 0.36 mJ/mm^2×3,500 回（＝total EFD 1,300 mJ/mm^2）とすることが多い．照射部位は圧痛の最強点とし，患者からのフィードバックも参考にしながら治療を行うため局所麻酔は使用せず[7]，担当医が直接患肢やハンドピースを保持して実施している．また本症では，膝蓋腱の膝蓋骨付着部において膝蓋骨下極後方にも病変が及んでいると考えられる症例が多く，病変部にも衝撃波が到達するよう，坐位・膝関節 90°屈曲位で側面から，または仰臥位・膝関節軽度屈曲位で下方から持ち上げるように押し当てて照射している（図3）．治療後は，重症度や競技シーズンとの兼ね合いもあるが，疼痛に応じて競技復帰および継続を許可している．また，疼痛の改善が得られない場合には，初回治療後 2 週で再度照射を実施している．

Ⅱ．治療前 MRI 所見と ESWT による除痛効果との関連

どのようなジャンパー膝の症例に対して ESWT がより有効なのかは明らかになっていない．本研究では，治療効果を事前に予測するための客観的指標を明らかにすることを目的とし，治療前 MRI 所見と ESWT による除痛効果との関連を検証した．

Ⅲ．対象および方法

対象は高校生から社会人のプロを含む日常的に競技スポーツを行っている選手で，3ヵ月以上の保存的治療で疼痛が改善しない難治性ジャンパー膝の 13（男性 11，女性 2）例 17 膝（平均年齢 19.4 歳）である．

MRI を治療前に撮像し，T2*強調矢状断像で①膝蓋腱の肥厚（もっとも肥厚した部分を計測し，8 mm 以上または遠位の 2 倍以上を肥厚ありと判定），②膝蓋腱内の信号変化（肥厚した断面の 50％以上と 50％未満に分類）を評価した（図4）．また，short T1 inversion recovery（STIR）または T2 強調脂肪抑制（Fat sat.）矢状断像で③膝蓋骨下極の髄内信号変化の有無，④膝蓋下脂肪体の信号変化（広範，限局，なしに分類）を評価した（図5）．

治療には Epos Ultra を使用し，照射エネルギーは全例 EFD 0.36 mJ/mm^2×3,500 回（＝total EFD 1,300 mJ/mm^2），照射部位は圧痛の最強点とした．局所麻酔は使用しなかった．治療後は疼痛に応じて競技復帰および継

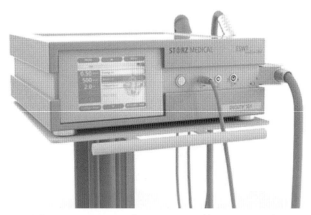

図2．Duolith SD1（Storz Medical 社，Tägerwilen）

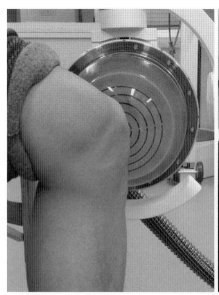

a．坐 位

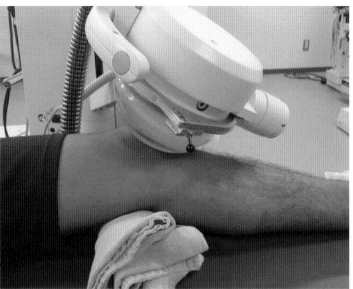

b．仰臥位

図3．実際の照射の様子

続を許可した．

疼痛軽減効果の評価にはvisual analogue scale（VAS）を用いて，治療前と治療後4週のVASから改善率（％）を算出した．統計学的処理においては，各MRI評価項目とVAS改善率の関係にはMann-Whitney U 検定または一元配置分散分析多重比較（Games-Howell法），腱の厚さ（mm）とVAS改善率についてはSpearman相関係数を用いて，それぞれ $p<0.05$ を有意差ありとした．

IV．結　果

対象において，治療後4週でのVAS改善率は平均 $40.9±36.5\%$ であった．① MRIで膝蓋腱の肥厚を認めたものは12膝で，肥厚している群でVAS改善率が有意に低かった（ $p=0.048$ ）．膝蓋腱の厚さは平均 $8.18±2.28$ mmで，腱の厚さとVAS改善率に有意な相関関係はなかった．② 腱内の50％以上の信号変化を8膝に認めたが，VAS改善率に有意差はなかった．③ 膝蓋骨下極の信号変化を7膝に認めたが，VAS改善率に有意差はなかった．④ 膝蓋下脂肪帯の限局した信号変化を8膝，広範な信号変化を3膝に認め，広範な信号変化を伴うものでVAS改善率が有意に低かった（ $p=0.027$ ）［図6，7］．

難治性ジャンパー膝の治療前MRIにおける膝蓋腱の肥厚および膝蓋下脂肪体の広範な信号変化がESWTの治療効果に関連している可能性が示唆された．

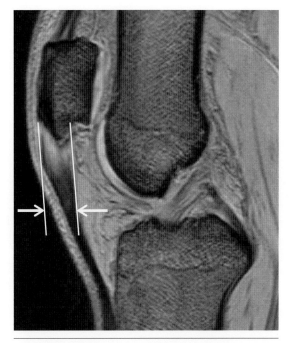

① 膝蓋腱の肥厚（もっとも肥厚した部分が8mm以上）もしくは遠位の2倍以上→肥厚あり
② 膝蓋腱内の信号変化（断面の50％未満か50％以上か）

図4．MRI所見（1）． T2*強調矢状断像

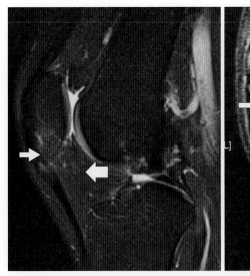
a．

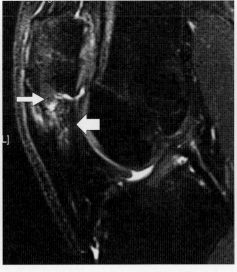
b．

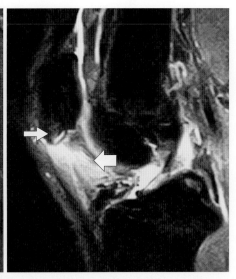
c．

③ 膝蓋骨下極の信号変化（細矢印）
　　なし（a）　　あり（b）　　あり（c）
④ 膝蓋下脂肪体の信号変化（太矢印）
　変化なし（a）　付着部に限局（b）　広範に波及（c）

図5．MRI所見（2）． STIRまたはT2 Fat sat. 矢状断像

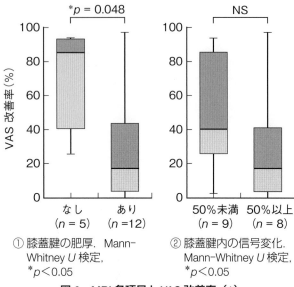

図6. MRI各項目とVAS改善率（1）

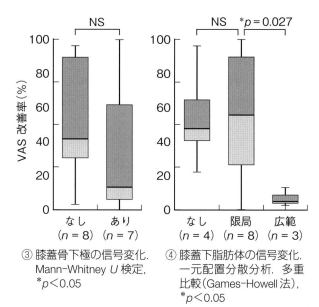

図7. MRI各項目とVAS改善率（2）

V. 考　察

　ESWTにより期待される臨床的効果は，局所の除痛効果および組織の修復促進効果である．除痛効果に関しては，衝撃波により局所の自由神経終末の変性が起こることが動物実験より明らかになっており[8]，治療後早期に効果が得られることも多い．組織の修復促進効果に関しては，衝撃波の刺激により血管新生が促進されることや[9]，腱細胞におけるコラーゲン生成が増加することが報告されている[10]．

　ジャンパー膝に対するESWTの治療成績に関しては，Wangら[1]は治療後2〜3年のVAS，Victorian Institute of Sport Assessment-Patella（VISA-P）が改善したと報告している．また，Furiaら[2]は治療後1, 3, 12カ月のVAS, VISA-Pが改善したと報告している．一方，Zwerverら[3]は競技期間中のアスリートを対象にしたランダム化比較試験（RCT）を行い，ESWT群と対照群で有意差がなかったと報告している．最近ではThijsら[11]がESWTとeccentric trainingの併用に関して，ESWT実施の有無で効果に差がなかったと述べている．これらの治療効果の違いに関しては複数のレビュー[12,13]も報告されているが，対象者の運動強度，治療前の疼痛の程度，治療プロトコル（使用機器，照射エネルギーや回数，後療法）などさまざまな要因が関係している可能性が述べられ，明確な答えは得られていない．

　佐藤ら[14]は，ジャンパー膝に対するESWTの治療成績にかかわる因子を検討し，膝蓋腱の肥厚が効果不良を示唆する結果を報告している．当院の研究でも膝蓋腱の肥厚している症例が効果不良であった．また，牧ら[15]は難治性足底腱膜炎のMRI所見とESWTの治療効果を検証し，腱内高信号像の存在が難治性の傾向を示すと報告している．本研究では全例に腱内の高信号変化がみられ，その割合によって治療効果に差はなかった．加えて，本研究では膝蓋下脂肪体の広範な信号変化が効果不良を示唆したが，筆者らが渉猟しえた限りでは過去に同様の報告例はなかった．

　衝撃波は水や空気中を直線的に伝わり，音響インピーダンスの異なる物との境界で大きなエネルギーを放出する特性がある．生体においては音響インピーダンスが水と同等の筋肉や脂肪組織を通過し，インピーダンスが異なる骨との境界で作用するため，ジャンパー膝などの腱付着部症の治療として有用であると考えられている．

　このような特性から，本研究のように膝蓋腱が肥厚している症例や膝蓋下脂肪体にも炎症が波及しているような症例では，病変全体にはエネルギーが行き届かず，効果が不十分であった可能性が考えられる．さらに，本研究で使用した機種は焦点範囲が4.9×26.0 mmと限られた"focused type"であり，これも広範囲の治療をむずかしくしていた可能性がある．

　本症を有するアスリートの多くは疼痛があってもプレーを継続しており，慢性化・重症化してから医療機関を受診するケースが散見される．病識に乏しいことも多く，長期の安静を必要とする治療は受け入れられがたいのが実情である．ESWTは合併症が少なく，競技を続けながら治療を行うこともできるため，プレー継続を強く望むアスリートには有用な治療手段であると考えられる．

　しかし本研究からは，治療前MRIでの膝蓋腱の肥厚および膝蓋下脂肪体の広範な信号変化が治療効果不良を示

唆する可能性が示された．このような症例でESWTを実施しても効果が得られにくい場合には，早期に手術などほかの治療方法を検討すること[16]も必要と考えられた．

ま　と　め

　1）当院における難治性ジャンパー膝に対する体外衝撃波治療に関して報告した．
　2）治療前MRIにおける膝蓋腱の肥厚および膝蓋下脂肪体の広範な信号変化と体外衝撃波治療による除痛効果との関連が示唆された．

文　献

1) Wang CJ, Ko JY, Chan YS et al：Extracorporeal shock-wave for chronic patellar tendinopathy. Am J Sports Med **35**：972-978, 2007
2) Furia JP, Rompe JD, Cacchio A et al：A single application of low-energy radial extracorporeal shock wave therapy is effective for the management of chronic patellar tendinopathy. Knee Surg Sports Traumatol Arthrosc **21**：346-350, 2013
3) Zwerver J, Hartgens F, Verhagen E et al：No effect of extracorporeal shockwave therapy on patellar tendinopathy in jumping athletes during the competitive season；a randomized clinical trial. Am J Sports Med **39**：1191-1199, 2011
4) Lorenzen J, Krämer R, Vogt PM et al：Systematic review about eccentric training in chronic patella tendinopathy. Sportverletz Sportschaden **4**：198-203, 2010
5) Visnes H, Bahr R：The evolution of eccentric training as treatment for patellar tendinopathy（jumper's knee）；a critical review of exercise programmes. Br J Sports Med **41**：217-223, 2007
6) 宗田　大，望月智之：ヒアルロン酸注射によるスポーツ障害の治療．整・災外 **59**：669-677, 2016
7) Rompe JD, Meurer A, Nafe B et al：Repetitive low-energy shock wave application without local anesthesia is more efficient than repetitive low-energy shock wave application with local anesthesia in the treatment of chronic plantar fasciitis. J Orthop Res **23**：931-941, 2005
8) Ohtori S, Inoue G, Mannoji C et al：Shock wave application to rat skin induces degeneration and reinnervation of sensory nerve fibers. Neurosci Lett **315**：57-60, 2001
9) Wang CJ, Wang FS, Yang KD et al：Shock wave therapy induces neovascularization at the tendon-bone junction. A study in rabbits. J Orthop Res **21**：984-989, 2003
10) Vetrano M, d'Alessandro F, Torrisi MR et al：Extracorporeal shock wave therapy promotes cell proliferation and collagen synthesis of primary cultured human tenocytes. Knee Surg Sports Traumatol Arthrosc **19**：2159-2168, 2011
11) Thijs KM, Zwerver J, Backx FJ et al：Effectiveness of shockwave treatment combined with eccentric training for patellar tendinopathy；a double-blinded randomized study. Clin J Sport Med **27**：89-96, 2017
12) Mani-Babu S, Morrissey D, Waugh C et al：The effectiveness of extracorporeal shock wave therapy in lower limb tendinopathy；a systematic review. Am J Sports Med **43**：752-761, 2015
13) Leal C, Ramon S, Furia J et al：Current concepts of shockwave therapy in chronic patellar tendinopathy. Int J Surg **24**（Pt B）：160-164, 2015
14) 佐藤謙次，高橋謙二，土屋明弘ほか：膝蓋腱炎に対する体外衝撃波治療の経験．JOSKAS **41**：582-583, 2016
15) 牧　昌弘，生駒和也，盛房周平：難治性足底腱膜炎に対する体外衝撃波治療の短期成績―MRIを用いた検討．運動療物理療 **23**：386-390, 2012
16) 西田雄亮，西野衆文，金森章浩ほか：腱部分切除術とラジオ波焼灼術を併用した膝蓋腱炎の1例．整スポ会誌 **33**：327-331, 2013

*　　　　*　　　　*

I. 総論 ◆ 4. 新しい治療機器・薬剤

難治性ランニング障害に対する体外衝撃波治療*

田中健太　金森章浩　梶原将也　西田雄亮　西野衆文
山崎正志**

[別冊整形外科 73：72～75, 2018]

はじめに

近年スポーツに起因する腱症，腱炎，疲労骨折などに体外衝撃波療法（ESWT）が応用されている．ESWT は 1980 年に Chaussy によって尿路結石破砕治療として報告され，泌尿器科領域で発達した[1]．1990 年代からは偽関節や腱付着部症に対する治療効果が報告され，近年ではその組織修復効果[2～5]や除痛効果[6～8]から難治性スポーツ障害の治療として用いられている．

ランニングに起因する障害は繰り返される軽微なストレスにより，腱・腱付着部や骨組織が傷害されるものが多く，重症化するまでは疼痛が軽度なことが多い．そのため，痛みを抱えながら競技を続行することがしばしばみられ，難治化しやすい．

本稿では当院で治療対象としている medial tibial stress syndrome（MTSS），Achilles 腱炎の治療経験とその他の疾患の経験に文献的考察を加えて報告する．

I. MTSS

❶ 対象

スポーツ活動に起因すると考えられる MTSS 7（男性 2，女性 5）例 9 肢（平均年齢 18.4 歳）であった．症例は競技を 3ヵ月以上中止し，理学療法や非ステロイド性抗炎症薬（NSAIDs）投与などの保存的治療を行っても疼痛が軽快しなかったものに限定した．

❷ 方法

衝撃波発生装置は Epos Ultra（Dornier MedTech 社，

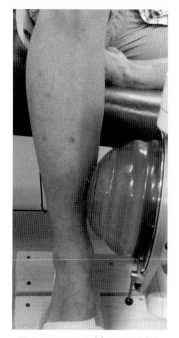

図 1．MTSS に対する照射法

Munich）を用いた（前掲論文「難治性ジャンパー膝に対する体外衝撃波治療」図 1 参照）．照射エネルギーは energy flux density positive＝0.36 mJ/mm^2 の高エネルギー照射とし，1 治療あたりの照射回数は 3,500 発とした．照射部位は圧痛の最強点とし，病変が広範囲にわたる場合には 1 回目の照射と 2 回目の照射で部位をずらして行った．患者に坐位をとらせて脛骨の内側から照射した．局所麻酔は使用しなかった（図 1）．

治療効果の判定にはランニング動作時の visual ana-

Key words

shock wave, medial tibial stress syndrome, achilles tendinopathy

*Experience with the use of extracorporeal shockwave therapy (ESWT) for the treatment of refractory lower leg injury caused by running activity
**K. Tanaka, A. Kanamori（講師），M. Kajiwara, Y. Nishida, T. Nishino（講師），M. Yamazaki（教授）：つくばスポーツ医学健康科学センター／筑波大学整形外科（Dept. of Orthop. Surg., Faculty of Medicine, University of Tsukuba, Tsukuba）．
［利益相反：なし．］

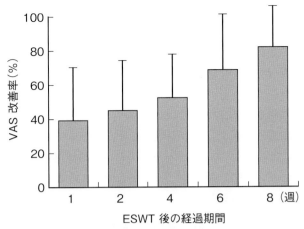

図2. MTSSに対するESWT後のVAS改善率

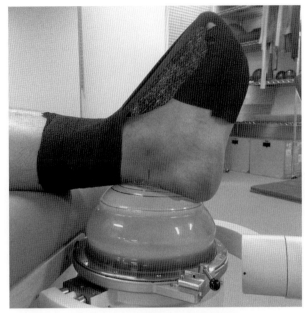

図3. Achilles腱炎に対する照射法

logue scale (VAS)を用いた．治療前，治療開始後1週，2週，4週，6週，8週の6点でVASを計測し，治療前に比べてVASがどの程度改善したかをVAS改善率（100－100×治療後VAS/治療前VAS）で評価した．

競技復帰については制限を設けず，疼痛が軽減したら自身の判断で競技を再開させた．

❸ 結　　果

VAS改善率は治療後1週平均（±標準偏差）［±SD］39.4±31.0％，2週45.2±29.1％，4週52.9±25.2％，8週82.4±23.8％であった．競技に影響する疼痛が軽快するまでの期間は平均3.3（0〜12）週であった．9例中7例（78％）において3ヵ月までに50％以上VASが改善した（図2）．

❹ 考　　察

MTSSに対するESWTの報告としてはMoenらが21例のアスリートに対してESWTを行い，対照群に対して有意に競技復帰までの期間が短かったと報告している[9]．また，Rompeらは47例のアスリートに対してESWTを行い，対照群に対して有意にnumerical rating scale（NRS）が改善したと報告している[10]．Rompeらによると，治療前に平均8.1±3.4であったNRSが治療後1ヵ月で5.8±0.9に，治療後4ヵ月で3.8±1.1に改善したとのことであり，自験例と同様に疼痛を半減させるには1ヵ月以上の期間を要している．自験例において治療後1週からVAS改善率50％以上であったのは4/9例であった．これらは，ESWTによる自由神経終末の変性が起こったものと考えられるが[6]，損傷した組織の修復にはより多くの時間を要するため，症例によっては期間を要する場合もあるとして復帰までの計画を立てる必要がある．

II．アキレス腱症

❶ 対　　象

スポーツ活動に起因すると考えられる，アキレス腱炎・アキレス腱周囲炎・アキレス腱付着部炎を含めて症例12（男性10，女性2）例12肢（平均年齢30±7.5歳）であった．

❷ 方　　法

照射エネルギー，回数はMTSSと同条件で行い，治療は2週間おき2回繰り返した．1回の照射で満足のいく疼痛改善効果が得られた場合は単回照射とした．照射部位の決定には圧痛点とMRI所見を参考にした．腱周囲の炎症や腱内の変性を示唆する画像所見と圧痛の最強点が一致する部位を選択した．画像と圧痛点が一致しない場合は圧痛を優先した．また，病変が腱に沿って広範囲にわたる場合には1回目の照射と2回目の照射で部位をずらして行った．患者の体位は仰臥位で後方から照射，照射中の腱の動きを最小限にするため足関節はテーピングで固定した．局所麻酔は使用しなかった（図3）．

VAS改善率は治療開始後1週，2週，4週で調査した．競技復帰については制限を設けず，疼痛が軽減したら自身の判断で競技を再開させるものとしたが，7/12例は競技を続けながら治療を行っていた．

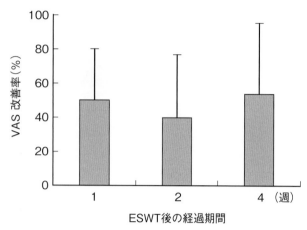

図4. Achilles腱症に対するESWT後のVAS改善率

❸ 結　果

治療後1週平均（±SD）49.8±29.9%，2週39.6±36.3%，4週53.8±41.3%であった．経過不良例は経過観察を続けたが，12例中11例において3ヵ月までに50%以上VASが改善した（図4）．

❹ 考　察

Achilles腱症に対するESWTの有効性は数多く報告されており，その1ヵ月から半年程度の成績はよいとされているが[2,11~13]，アスリートに限定した研究は少ない．自験例ではほとんどの症例で3ヵ月以内に疼痛が軽減し，競技復帰をはたしている．一方で，疼痛がまったく気にならないほどの改善は4/12例にとどまった．また，Rompeら[11]のランダム化比較試験（RCT）によると，アスリートではないが，6/34例がESWTの効果不十分で手術にいたったとのことであり，必ずしも完治をめざす治療とはいえない一面がある．

本研究において，治療後2週でのVAS改善率が低かったことについては，2回目の治療後に疼痛が改善した例が複数みられたためであった．この点については，疼痛の範囲が広範囲であり1回の照射では照射範囲が病変をカバーしきれていなかった可能性や組織の修復に2週間以上かかるという可能性が考えられた．競技を続行しながら治療していた選手において，治療直後に疼痛が軽減したことでかえって運動負荷を増した症例もあり，原因はさまざまであると考えられた．今後さらなる症例を重ねて検討していく必要があると考えている．

当センターではMTSS，Achilles腱症，付着部炎以外にもランニングに起因すると考えられる下肢の疾患にESWTを行っている．症例数は少ないが，それらの治療経験を紹介する．

Ⅲ．腸脛靱帯炎

対象は4（男性3，女性1）例4肢（平均25±9.6歳）であった．大腿骨外顆付近での疼痛が2例，腸脛靱帯脛骨付着部の疼痛が2例であった．照射エネルギー，回数はMTSSと同条件で行い，単回照射とした．照射部位の決定には圧痛点とMRI所見を参考にした．

4例中3例において治療後4週以内に競技復帰をはたしたが，1例は復帰できず，2例において疼痛が再発しESWTを繰り返した．

Ⅳ．疲労骨折

腓骨疲労骨折，坐骨結節疲労骨折にもESWTを行い，早期からの除痛効果や骨癒合促進効果を実感している．腓骨疲労骨折は新鮮例1例に照射し，治療後4週で骨癒合を確認した．坐骨結節疲労骨折では，明らかな転位のない症例で3ヵ月以上の保存的治療を行っても疼痛が軽快しなかった3例にESWTを行った．4週間隔で2回照射し，治療開始後8週までに3例とも疼痛が軽快した．

Ⅴ．考　察

本治療の特徴として保存的治療に抵抗する障害に対して手術を行わずに治療効果が期待できること，治療に起因する合併症の可能性がきわめて少ないこと，競技を続けながら治療を行うこともできることがあげられた．当院では長年痛みを抱えながらも競技を続けている選手や，手術やその他の治療に伴う長期間の離脱が困難な選手に対して適応があると考えられた．

しかし，照射位置の決め方や，照射エネルギー，頻度などは最適化されておらず，施設や患者によって標準的な基準がない状況である．また，治療前の効果予測や効果判定までにかけるべき期間も現状の研究結果ではアスリートの競技復帰計画を立てるには期間が長すぎるため，各疾患・競技ごとにより詳細に明らかにしていくべきである．

治療の標準化としての課題はあるものの，アスリートの手術的治療回避ならびに早期復帰に対しては有効な手段であり，さらなる治療精度の向上や適応拡大が期待される．

まとめ

1）一般的に保存的治療に抵抗性を示す種々の難治性ランニング障害に対してESWTは有効な治療法である．

2）早期の競技復帰をめざすために短期間で改善が見込める病態とそうでないものを分類する必要がある．

文　献

1) Shrivastava SK, Kailash SK : Shock wave treatment in medicine. J Biosci **30** : 269-275, 2005

2) Furia JP : High-energy extracorporeal shock wave therapy as a treatment for insertional Achilles tendinopathy. Am J Sports Med **34** : 733-740, 2006

3) Chen YJ, Kuo YR, Yang KD et al : Activation of extracellular signal-regulated kinase（ERK）and p38 kinase in shock wave-promoted bone formation of segmental defect in rats. Bone **34** : 466-477, 2004

4) Frairia R, Berta L : Biological effects of extracorporeal shock waves on fibroblasts ; a review. Muscles Ligaments Tendons J **1** : 138-147, 2011

5) Notarnicola A, Moretti B : The biological effects of extracorporeal shock wave therapy（eswt）on tendon tissue. Muscles Ligaments Tendons J **2** : 33-37, 2012

6) Ohtori S, Inoue G, Mannoji C et al : Shock wave application to rat skin induces degeneration and reinnervation of sensory nerve fibres. Neurosci Lett **315** : 57-60, 2001

7) Mariotto S, Cavalieri E, Amelio E et al : Extracorporeal shock waves ; from lithotripsy to anti-inflammatory action by NO production. Nitric Oxide **12** : 89-96, 2005

8) Hausner T, Pajer K, Halat G et al : Improved rate of peripheral nerve regeneration induced by extracorporeal shock wave treatment in the rat. Exp Neurol **236** : 363-370, 2012

9) Moen MH, Rayer S, Schipper M et al : Shockwave treatment for medial tibial stress syndrome in athletes ; a prospective controlled study. Br J Sports Med **46** : 253-257, 2012

10) Rompe JD, Cacchio A, Furia JP et al : Low-energy extracorporeal shock wave therapy as a treatment for medial tibial stress syndrome. Am J Sports Med **38** : 125-132, 2010

11) Rompe JD, Furia J, Maffulli N : Eccentric loading versus eccentric loading plus shock-wave treatment for midportion achilles tendinopathy ; a randomized controlled trial. Am J Sports Med **37** : 463-470, 2009

12) Rasmussen S, Christensen M, Mathiesen I et al : Shockwave therapy for chronic Achilles tendinopathy ; a double-blind, randomized clinical trial of efficacy. Acta Orthop **79** : 249-256, 2008

13) Furia JP : High-energy extracorporeal shock wave therapy as a treatment for chronic noninsertional Achilles tendinopathy. Am J Sports Med **36** : 502-508, 2008

＊　　　＊　　　＊

難治性第5中足骨基部骨折に対する体外衝撃波治療

梶原将也　金森章浩　田中健太　西田雄亮　西野衆文
山崎正志

はじめに

第5中足骨基部骨折（Jones骨折）は第5中足骨粗面よりも15～20 mm遠位の骨折であり，1902年にJonesがはじめて報告した[1,2]．アスリートに多く，遷延治癒や偽関節，再骨折などの経過をたどり，難治性となることが少なくない[3,4]．

難治例に対しては手術によるスクリュー固定と骨移植術がよく行われるが[5,6]，侵襲が大きいことが欠点である．しかし，近年，体外衝撃波治療（extracorporeal shock wave therapy：ESWT）の良好な成績が報告されている[7～10]．ESWTは手術的治療と比較して骨癒合率はかわらず合併症が少ないとの報告もあり[7～10]，難治性疲労骨折に対する新たな治療の選択肢の一つとなっている．

われわれは初期治療後12週で骨癒合が得られなかった難治性Jones骨折に対してESWTで治療を行った症例を5例経験したので，論文的考察を加えて報告する．

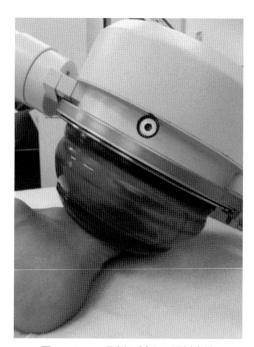

図1．Jones骨折に対する照射方法

I．対象および方法

❶ 対象

2014年11月～2015年11月にJones骨折を受傷し，他院で手術もしくは保存的治療を行ったが，受傷後12週で骨癒合しなかったアスリート5（男性3，女性2）例5足（平均年齢は19.8歳）である．競技種目はサッカー2例，バスケットボール2例，陸上競技（跳躍系）1例であった．初期治療は手術（スクリュー固定）が3例，保存的治療が2例であった．

❷ 方法

ESWT（Epos Ultra：Dornier MedTech社，Munich）は4週間に一度の頻度で，骨癒合傾向がみられるまで1～3回施行した．照射エネルギーは $0.36\ mJ/mm^2 \times 3,500$ 回（計1,300 mJ），照射部位は圧痛の最強点としたが，画像と超音波（エコー）によって部位を確認している（図1）．経過観察期間は平均11ヵ月であった．

II．結果

骨癒合は5例中5例で得られた．骨癒合までの平均期

Key words

shock wave, Jones fracture, non-union

*Extracorporeal shock wave therapy for refractory Jones fracture
**M. Kajiwara, A. Kanamori（講師），K. Tanaka, Y. Nishida, T. Nishino（講師），M. Yamazaki（教授）：つくばスポーツ医学健康科学センター／筑波大学整形外科（Dept. of Orthop. Surg., Faculty of Medicine, University of Tsukuba, Tsukuba）．

［利益相反：なし．］

表1. 各例の経過

年齢(歳)・性	競技種目	手術	LIPUS	照射回数	骨癒合(週)	競技復帰(週)
20・女	陸上幅跳び	なし	なし	2	9	12
20・男	バスケットボール[*1]	あり	あり	2	9	12
17・男	サッカー	あり	なし	1	8	12
20・女	バスケットボール[*2]	あり	あり	3	16	24
21・男	サッカー	なし	あり	2	14	19
平均				2	11.2	15.8

[*1] 再骨折例，[*2] レクリエーションレベルでの復帰例

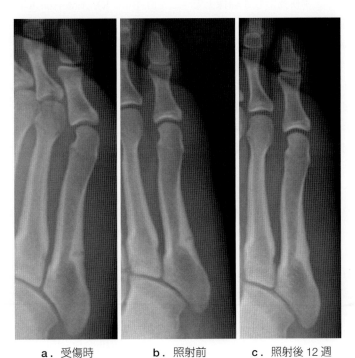

a．受傷時　　b．照射前　　c．照射後12週

図2．症例．20歳，女．X線像

間は11.2（7〜16）週であり，競技復帰は1回目の照射日から平均15.8（12〜24）週を要した（表1）．再骨折が1例にみられたが最終的には骨癒合して競技復帰できた．また，その他の1例では治療期間中に競技を引退したが，引退後に骨癒合し，レクリエーションレベルで競技は継続している．

III．症例提示

症　例．20歳，女．陸上幅跳び選手．

2015年6月，徐々に第5中足骨近位部の疼痛が増して練習ができなくなった．第5中足骨疲労骨折と他院で診断されたが，骨折線が外側皮質に限局していたため，保存的治療を選択した（図2a）．しかし，受傷後3ヵ月経過しても骨癒合せず，9月に当院を受診した．4週間隔でESWTを2回行い，初回照射から9週で骨癒合が得られ（図2b），12週で競技復帰した（図2c）．

IV．考　察

Jones骨折はアスリートでの報告が多く[5]，自験例でも全例アスリートであった．アスリートでは保存的治療よりも髄内スクリュー固定術の治療成績がよいとの報告もあるが[11]，骨折線が外側皮質に限局している場合は保存的治療が選択されることもある．どちらの治療を行っても遷延治癒や偽関節，再骨折などの難治例となることが少なくない[3,4]．

難治例に対しては他部位と同様に手術が選択され，偽関節部の新鮮化を行ってから骨移植やスクリュー固定を行う報告が多く[5]，アスリートにとって決して侵襲の少ない方法ではない．

ESWTは泌尿器科分野では約40年前からスタンダー

ドな治療法として利用されてきた．偶然腸骨に照射された際に骨形成反応がみられたことをきっかけに整形外科分野での応用が始まり，1991年にValchanouははじめてESWTを偽関節部に照射して良好な成績が得られたと報告した[10]．その後，基礎分野や臨床において偽関節部に対するESWT照射について，多くの報告がなされている[7,8,10]．

偽関節部へのESWT照射による骨癒合促進のメカニズムに関しては，偽関節部に微小骨折や微小出血を生じさせ骨芽細胞の産生や血管新生を促進して新生骨を誘導するという報告がされている[12]．本研究でもX線像上で照射後に明らかに骨癒合が促進している像がみられ，先行研究と同様の機序が働いたと考えられた．また，Furiaは偽関節に対する治療として，ESWTと手術的治療を比較した報告をした[9]．Jones骨折難治例43例に対して，ESWT23例，スクリュー固定術20例の治療成績を比較した結果，ESWTと手術的治療の骨癒合率はかわらず，合併症はESWTが1例に対して手術は11例であった．よって，Jones骨折難治例に対してESWTは安全で効果的な治療方法であると結論づけている．自験例でも5例中5例で骨癒合が得られているが合併症は1例もなかった．

また，1例は競技復帰後に再骨折を生じたが，その後骨癒合が得られ現在は競技復帰している．また，ほかの1例では治療期間中に競技を引退したが，引退後に骨癒合し，レクリエーションレベルで競技は継続している．ESWTは難治性Jones骨折に対して安全で有効な治療法であると考えるが，照射部位，照射回数や照射間隔に関してはさらなる検討が必要である．

ま　と　め

1）ESWTを難治性Jones骨折治療に用いて，5例中5例で骨癒合を得られた．

2）ESWTは難治性Jones骨折治療の有効な選択肢の一つとなる可能性がある．

*　　　　*　　　　*

文　献

1) Jones R : Fracture of the base of the fifth metatarsal bone by indirect violence. Ann Surg **35** : 697-702, 1902

2) Logan AJ, Dabke H, Finlay D et al : Fifth metatarsal base fractures ; a simple classification. Foot Ankle Surg **13** : 30-34, 2007

3) Larson CM, Almekinders LC, Taft TN et al : Intramedullary screw fixation of Jones fractures analysis of failure. Am J Sports Med **30** : 55-60, 2002

4) Zelko RR, Torg JS, Rachun A et al : Proximal diaphyseal fractures of the fifth metatarsal-treatment of the fractures and their complications in athletes. Am J Sports Med **7** : 95-101, 1979

5) Hunt KJ, Anderson RB : Treatment of Jones fracture nonunions and refractures in the elite athlete ; outcomes of intramedullary screw fixation with bone grafting. Am J Sports Med **39** : 1948-1954, 2011

6) Wright RW, Fischer DA, Shively RA et al : Refracture of proximal fifth metatarsal (Jones) fracture after intramedullary screw fixation in athletes. Am J Sports Med **28** : 732-736, 2000

7) Alkhawashki HM : Shock wave therapy of fracture nonunion. Injury **46** : 2248-2252, 2015

8) Schaden W, Mittermayr R, Haffner N et al : Extracorporeal shockwave therapy (ESWT)-first choice treatment of fracture non-unions? Int J Surg **24** (Pt B) : 179-183, 2015

9) Furia JP, Juliano PJ, Wade AM et al : Shock wave therapy compared with intramedullary screw fixation for nonunion of proximal fifth metatarsal metaphyseal-diaphyseal fractures. J Bone Joint Surg **92-A** : 846-854, 2010

10) Valchanou VD, Michailov P : High energy shock waves in the treatment of delayed and nonunion of fractures. Int Orthop **15** : 181-184, 1991

11) Mologne TS, Lundeen JM, Clapper MF et al : Early screw fixation versus casting in the treatment of acute jones fractures. Am J Sports Med **33** : 732-773, 2000

12) Wang CJ, Wang FS, Huang CC et al : Treatment for osteonecrosis of the femoral head ; comparison of extracorporeal shock waves with core decompression and bone-grafting. J Bone Joint Surg **87-A** : 2380-2387, 2005

Ⅱ．部位別各論

II. 部位別各論 ◆ 1. 脊 椎

スポーツにおける頚椎頚髄損傷
── ラグビーを中心に*

天 野 国 明　　坂 根 正 孝　　金 森 章 弘　　田 中 利 和　　大 西 信 三
山 﨑 正 志**

[別冊整形外科 73：80〜85, 2018]

はじめに

本邦における脊髄損傷の約7%がスポーツを受傷機転としており，その多くは頚髄に起こると報告されている[1]．学校体育活動における死亡・重障害事故報告のスポーツ事故報告によると，受傷競技は水泳，器械体操，柔道，ラグビーに多く報告されている．受傷機転別ではプールへの飛び込み28.2%，技が不完全24.6%，ヒトとの接触19.1%，投げられる・打たれるなど17.3%となっている[2]．スポーツにおける障害を予防するためにはその発生のメカニズムを明らかにし予防対策を行い実践することが重要である[3]．アメリカンフットボールでは頚椎損傷の受傷機転を解析し，頭頂部から相手にタックルをするスピアリングタックルを反則とすることで頚椎損傷発生数を減らすことに成功している[4]．その他，各競技団体などで受傷機転の解析から安全対策を講じられている．

また，ラグビーなどコリジョンスポーツ選手は頚椎の変性が進行しやすいとの報告[5]があり，変性がすすむと重大事故につながる可能性が示唆されている．頚椎外傷・障害・術後のコリジョンスポーツへの復帰の基準としてTorgらの報告[6]があり，われわれはこの基準に準じて，疼痛の改善，神経症状の回復，可動域（ROM）の回復，筋緊張の低減を全般的な指標とし復帰をめざし治療を行っている（表1）．実際には軽快増悪を繰り返しながら変動していくことが多く，診察室だけでの診察では不十分なことも多い．トレーニングルームやグラウンドで

のパフォーマンスも含めて評価するためメディカルトレーナーと連携が非常に重要である．われわれが実際に行っている頚椎外傷後のスポーツ復帰について報告する．

I. Burner/Stinger 症候群

多くは頚椎の側屈強制により上肢の頚部から肩・上肢のしびれや痛みを生じる[7]．側屈の際伸展側で症状を有する場合は腕神経叢の伸展損傷であり，屈側で症状を有する場合神経根のインピンジメントによる症状と報告されている．安静により疼痛改善の後，ROM訓練を開始する．体幹や肩甲帯の筋緊張亢進やバランス不良を合併している場合も多く，これらの柔軟性を改善させることも重要である．筋力およびROMの改善を確認し復帰としている．Torgの復帰基準では「神経学的所見・頚椎ROM制限が元に戻った3回目未満のBurner/Stinger症候群」は復帰可能とされている．症状が反復・遷延する場合頚椎椎間板ヘルニアや頚椎症性神経根症，腕神経叢引き抜き損傷を疑い精査が必要である．

症例1. 28歳，男．トップリーグ選手，バックス（センター）[図1]．

9ヵ月前よりラグビー中タックルなどコンタクト時に左上肢に上肢痛が出現し以後繰り返していた．MRIで左C6/C7椎間板ヘルニアを認めた．6ヵ月前より左上肢のしびれが悪化し，筋力が低下し，回復しないため左C6/C7椎間孔開放術＋椎間板切除術を行った．術後5ヵ月で試合に復帰し，術後3年でトップリーグから引退した．

▌Key words

rugby, cervical spine injury, return to play

*Cervical spine and spinal cord injury in sports；focusing on rugby
要旨は第41回日本整形外科スポーツ医学会において発表した．
**K. Amano（部長）：つくばセントラル病院整形外科（☎300-1211　牛久市柏田町1589-3；Dept. of Orthop. Surg., Tsukuba Central Hospital, Ushiku）；M. Sakane（部長）：筑波学園病院整形外科リハビリテーション科；A. Kanamori（講師）：筑波大学整形外科；T. Tanaka（副院長）：キッコーマン総合病院；S. Onishi（講師），M. Yamazaki（教授）：筑波大学整形外科．
[利益相反：なし.]

表1. Torg の復帰基準（文献6より引用改変）

a. 頸椎外傷

復帰可能
- 無症候の頸椎棘突起骨折
- 神経学的異常のない頸椎椎間板ヘルニア
- 神経学的所見・頸椎 ROM 制限が元に戻った3回目未満の Burner/Stinger 症候群
- 24時間以内に回復した1回目の一過性四肢麻痺

相対禁忌
- 24時間以上持続する Burner/Stinger 症候群
- 24時間以上持続する一過性四肢麻痺
- 神経学的所見・頸椎 ROM 制限が元に戻った3回目以上の Burner/Stinger 症候群
- 変形治癒なし・不安定性なし・ROM 制限なし・神経症状なし・疼痛なしの骨癒合が得られた C1-C2 骨折
- 変形治癒なし・不安定性なし・ROM 制限なし・神経症状なし・疼痛なしの骨癒合が得られた中下位頸椎骨折

絶対禁忌
- 3回以上の一過性四肢麻痺
- 一過性四肢麻痺後脊髄症状残存
- 一過性四肢麻痺後持続する神経脱落症状・頸椎 ROM 制限・頸部違和感
- 無症候性の後方開大（＞11°）
- 環軸椎不安定症（ADI 成人＞3.5 mm，子ども＞5 mm）
- 伸延損傷後
- 後方要素の損傷がある椎体骨折
- 後壁損傷のある椎体骨折
- 矢状面アライメント異常のある中下位頸椎骨折後
- 椎間関節変形のある脱臼骨折後

b. 頸椎術後

復帰可能
- ROM 制限なし・神経症状なし・疼痛なし，1椎間の前方もしくは後方固定術後

相対禁忌
- ROM 制限なし・神経症状なし・疼痛なし，2〜3椎間の前方もしくは後方固定術後

絶対禁忌
- 3椎間以上の前方もしくは後方固定術後
- 上位頸椎固定術後

c. 先天的・発育的要素

競技可能
- Klippel-Feil 症候群 type 2 で C3 以下の癒合椎で ROM 制限なし・神経症状なし・疼痛なし
- 症状のない脊柱管狭窄（Pavrov-Torg ratio 0.8 以下）

相対禁忌
- 一過性四肢麻痺の既往が1回の脊柱管狭窄（Pavrov-Torg ratio 0.8 以下）
- 一過性四肢麻痺の既往のある椎間板症
- 一過性四肢麻痺の既往があり MRI で脊髄変化のあるもの

絶対禁忌
- 歯突起形成異常
- 環椎後頭骨癒合
- Klippel-Feil 症候群 type 1
- Klippel-Feil 症候群 type 2 で上位頸椎癒合あり

Ⅱ．一過性四肢麻痺・頸髄損傷

　一過性四肢麻痺は衝突を契機に意識障害を伴わない四肢麻痺が出現する．受傷数分後より回復してくることが多く急性の中心性脊髄損傷・振盪と考えられている[8]．通常24時間以内に麻痺は消失する．症状残存の有無にかかわらず X 線像や MRI などで骨傷・脊髄圧迫病変および不安定性の有無を確認する必要がある．反復する場合は脊柱管狭窄が合併していることが多く，脊髄損傷のリスクが高まると報告されている．Torg らは頸部脊柱管前後径/椎体前後径＜0.8 でリスクが高まると報告[8]している．しかし，頸部脊柱管狭窄の脊髄損傷の相対リスクは高くなく，既往のない脊柱管狭窄の選手のコリジョンスポーツ参加を禁忌とするものではなく予防的除圧術の適応はないと報告されており[4,9]，Torg の基準でも「24時間以内に回復した1回目の一過性四肢麻痺」は復帰可能とされている．ただし，「一過性四肢麻痺の既往が1回の脊柱管狭窄」は相対禁忌,「3回以上の一過性四肢麻痺」

II. 部位別各論　1. 脊椎

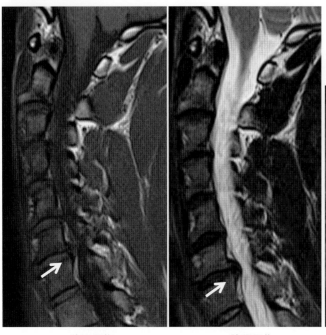

T1強調画像　　　T2強調画像　　b．術中所見．左C7神経根尾側より椎間板ヘルニアを切除する．
a．MRI．ヘルニアによる神経根の圧迫を認める（矢印）．

図1．症例1．28歳，男

は絶対禁忌としている．脊柱管狭窄症を合併している場合，頚椎椎弓拡大形成術を行い神経症状の回復，頚部周囲筋の回復，ROMの回復がみられれば競技復帰している例もある[10]．頚髄損傷は骨傷がなければ不全損傷のことが多い．麻痺の消失をまち徐々にトレーニングを再開する．脊髄症症状が残存すれば復帰は許可できない．

症例2．28歳，男．トップリーグ選手，フォワード（ロック）［図2］．

7年前にラグビーの練習中にタックルされ，頚から下を動かすことが一時的にできなくなったことがあった．数日で回復しラグビーも続けていた．3ヵ月前より両上下肢のしびれおよび右手内筋の筋力の低下が出現し増悪した．頚部脊柱管狭窄を認め脊髄症状が出現してきたため頚椎椎弓拡大形成術を行った．術後に脊髄症状は消失し5ヵ月で試合に復帰し，術後7年でトップリーグより引退した．

III. 頚椎損傷

変形治癒なし・不安定性なし・ROM制限なし・神経症状なし・疼痛なしの骨癒合が得られた中下位頚椎骨折であれば相対禁忌となり，矢状面アライメント異常のある中下位頚椎骨折後，無症候性の後方開大（>11°），環軸椎不安定症［環椎歯突起間距離（ADI）成人>3.5 mm，子ども>5 mm］，伸延損傷，後方要素の損傷がある椎体骨折，後壁損傷のある椎体骨折，矢状面アライメント異常のある中下位頚椎骨折後，椎間関節変形のある脱臼骨折後では重大な損傷のリスクが高いとされ絶対禁忌となる．

上位頚椎では変形治癒なし・不安定性なし・ROM制限なし・神経症状なし・疼痛なしの骨癒合が得られれば相対禁忌となっている．環椎椎弓骨折（Jefferson骨折）は，軸圧損傷で起こり神経症状を有することは少ない．飛び込みや相撲で多いと報告されている[11]．多くは保存的治療が可能であり骨癒合が得られ可動性が温存され，アライメント異常・関節不適合がなければ復帰可能である．歯突起骨折は，屈曲でも伸展でも起こるとされている．保存的治療で変形なく治癒が得られた場合や，歯突起スクリューなど関節可動性を温存した手術であれば復帰している例もある[12]．

症例3．24歳，男．トップリーグ選手，フォワード（プロップ）［図3］．

ラグビーの試合でタックルされ前のめりに転倒した．頭頂部より地面に落ち頚椎屈曲矯正された．環軸椎亜脱臼を認め保存的治療を行ったが，不安定性が残存したため環軸椎固定術を行った．手術後に引退した．

中下位頚椎の脱臼骨折は過屈曲・軸圧により起こることが多い．前述の絶対禁忌に当たらない損傷で頚髄損傷を合併していない場合は不安定性，アライメント異常がなければ復帰を検討できるが，多くは手術適応となる[10]．Torgの基準では1椎間までの固定であれば復帰可能であり，3椎間以上の固定では絶対禁忌とされている．

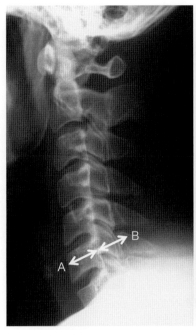
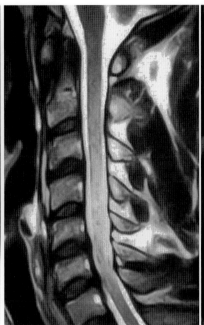
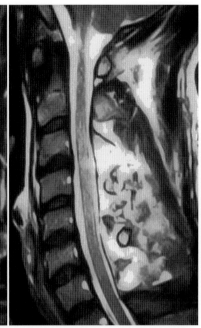

a．単純X線像．固有脊柱管前後径 15 mm, Pavrov-Torg ratio 0.75（正常 0.8＜B/A）と脊柱管狭窄を認める．

術前．C6/C7 で硬膜管は圧迫されている．

術後．脊柱管の拡大を確認する．

b．MRI T2 強調矢状断像

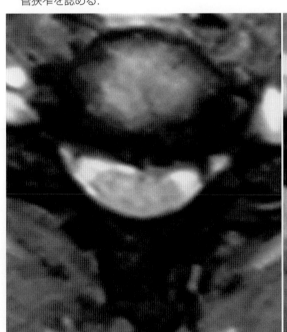
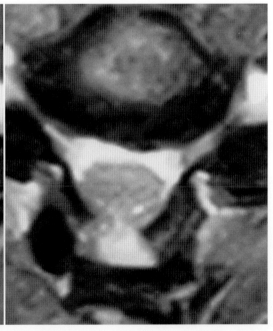

術前．C6/C7 で脊髄が扁平化している．　　　術後．C6/C7 で脊髄の除圧を確認する．

c．MRI T2 強調水平断像

図 2．症例 2．28 歳，男．画像所見

症例 4．24 歳，男．トップリーグ選手，フォワード（No. 8）［図 4］．

ラグビーの練習中コンタクトバッグにタックルした際頭から地面に衝突し受傷した．C4/C5 脱臼骨折，右下肢筋力低下，左体幹下肢感覚鈍麻を認めた．頸椎前方後方固定術を行いすみやかに筋力回復した．骨癒合が得られ術後 8 ヵ月で試合復帰した．術後 3 年でトップリーグから引退した．

IV．考　察

頸椎外傷は痛みやしびれだけでなく，四肢や体幹の運動麻痺や感覚障害も起こりうる．上位頸椎での障害が起

II. 部位別各論 ◆ 1. 脊 椎

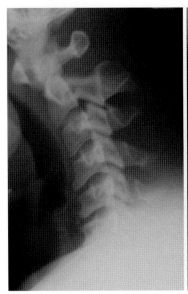
a. 屈曲位. ADI 6 mm

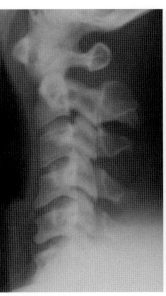
b. 中間位. ADI 4 mm

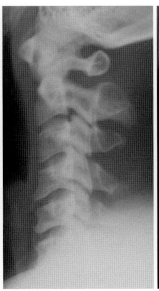
c. 伸展位. ADI 2 mmと4 mmの不安定性を認める.

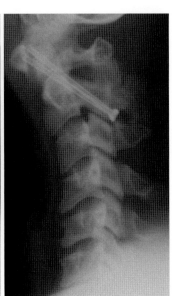
d. 術 後

図3. 症例3. 24歳, 男. 頸椎X線像

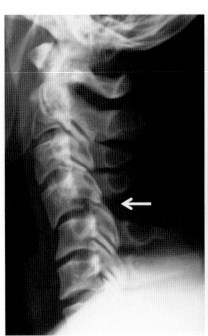
a. 受傷時. C4/C5 椎間関節の亜脱臼を認める.

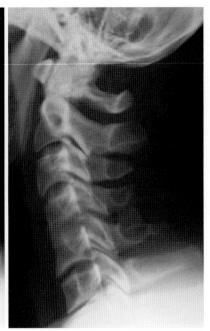
b. 術後6ヵ月. 骨癒合は得られアライメントも良好である.

図4. 症例4. 24歳, 男. X線像

こると生命にかかわることもある. 症状の遺残や続発する損傷のリスクがある場合, 競技時の問題だけでなく日常生活にまで影響を及ぼし, 引退後の長い人生にも多大な影響を与える可能性がある. スポーツ選手は競技復帰を第一に考えるが, 競技継続のリスク, 頸椎手術後の復帰の可能性・合併症, 引退勧告も含め, チームスタッフを含めてチームで情報を共有する必要がある[13]. したがって頸椎外傷後のスポーツ復帰は, 同じ外傷でも復帰までの経過は個人差があり細心の注意を払う必要があるため診察室だけでの評価では不十分なことが多い. アスレティックトレーナーと連携し個々の選手の情報を得て段階的にすすめていく必要がある.

ま と め

1）頚椎外傷後のスポーツ復帰に関しては Torg の基準に準じて行っている.

2）頚椎術後に競技を続けることで可動域の低下，隣接椎間の変性など危険性は残存する.

3）診断・治療方針・リハビリテーションのスケジュールの決定にもっとも重要なのは，現場での症状・パフォーマンスの経過であり，メディカルトレーナーと情報を共有することが重要である.

4）頚椎外傷・頚椎手術の晩期障害については不明な点も多く，長期の経過観察が必要と思われる.

文 献

1）古澤一成，徳弘昭博，元田英一ほか：脊髄損傷データベース．J Clin Rehab **19**：779-785，2010
2）学校安全 web；スポーツ庁委託事業スポーツ事故防止対策推進事業（平成 28 年度）参考資料.〈https://www.jpnsport.go.jp/anzen/home/tabid/102/Default.aspx〉［Accessed 2017 Oct 17］
3）金岡恒治：頚椎頚髄損傷予防の考え方．臨スポーツ医 **31**：216-220，2014
4）Torg JS, Quedenfeld TC, Burstein A et al：National football head and neck injury registry：report on cervi-

cal quadriplegia, 1971 to 1975. Am J Sports Med **7**：127-132, 1979
5）矢吹 武，田淵健一，宮川俊平ほか：スポーツによる頚椎外傷─ラグビー選手の頚椎変化 別冊整形外科 **2**：166-171，1982
6）Torg JS, Ramsey-Emrhein JA：Management guidelines for participation in collision activities with congenital, developmental, or postinjury lesions involving the cervical spine. Clin J Sport Med **7**：273-291 1997
7）下條仁士：バーナー症候群．臨スポーツ医 **15**：1015-1019，1998
8）Torg JS, Pavrov H, Genuario SE et al：Neurapraxia of the cervical spinal cord with transient quadriplegia. J Bone Joint Surg **68-A**：1354-1370, 1986
9）高尾恒彰，森下雄一郎，岡田誠司ほか：コンタクトスポーツによる頚髄損傷─脊柱管狭窄の関連．J Spine Res **5**：831-835，2014
10）坂根正孝：ラグビー選手の頚椎損傷─手術療法と競技復帰について．Sportsmedicine **121**：6-15，2010
11）長瀬 寅：スポーツ障害・外傷とリハビリテーション─相撲．J Clin Rehab **22**：164-168，2013
12）龍啓之助，福島一雅，徳橋泰明ほか：ラグビー選手に生じた軸椎歯突起骨折の治療経験．日整外スポーツ医会誌 **23**：270-275，2003
13）坂根正孝：スポーツ現場の頚椎外傷の実際と処置における留意点．Sportsmedicine **177**：7-20，2016

* * *

Ⅱ．部位別各論 ◆ 1．脊 椎

脊椎・脊髄損傷の診断・治療の最前線*

古矢丈雄　牧　　聡　國府田正雄　山崎正志　大鳥精司**

[別冊整形外科 73：86〜90，2018]

はじめに

　スポーツ活動時における脊椎・脊髄損傷は，啓蒙活動や予防策が講じられているものの，毎年一定数の患者が発生している．本稿ではスポーツ活動に関連した脊椎・脊髄損傷の最近の傾向について述べる．併せて，診断学の進歩について MRI 領域の話題を中心に紹介する．また，治療学における最近の動向について概説し，脊髄損傷に対するロボットスーツ Hybrid Assistive Limb（HAL：サイバーダイン社，つくば）の応用について紹介する．

Ⅰ．スポーツによる脊椎損傷および脊髄損傷

❶疫　　学

　新規脊髄損傷患者は年間約 18 万例[1]，本邦では年間約 5,000 例[2] と推定されている．脊椎損傷は，これよりもかなり多い数字となると考えられる．以前の疫学調査では脊髄損傷の発生割合は若年者と高齢者にピークをもつ二峰性を示していたが，昨今は高齢者の転倒や転落に伴う受傷の増加により一峰性となっている[3]．

　スポーツによる脊髄損傷について，最近のレビュー論文では全脊髄損傷例の 13% がスポーツに関連した脊髄損傷であったと報告されている[4]．本邦の調査ではスポーツを原因とする脊髄損傷は全脊髄損傷例の 5.4% であった[5]．米国の小児脊髄損傷をまとめたデータでは，全脊髄損傷患者の 15% がスポーツに関連した脊髄損傷であった[6]．小児では 14〜17 歳の男性の受傷が多く，男性のほうが女性よりも high-impact sports に参加してい

ることがその理由としてあげられた．競技ごとに受傷部位に特徴があり，アイスホッケー，スキー，飛び込み，アメリカンフットボール，柔道はほとんどが頚髄損傷であるのに対し，乗馬，スノーボード，パラグライダーは胸髄および腰仙髄損傷が半数を占めた[4,7]．

❷最近の傾向

　種目別では飛び込み，スキー，ラグビー，乗馬が上位を占める[4]．欧米ではサイクリングやマウンテンバイクなどの自転車や，モトクロスによる受傷が増加している．本邦の 2002 年の調査では 1990 年の調査と比較し，スキー，スノーボードの増加が目立っていた[8]．

❸予 防 策

　協議ルール改正を含めた活動環境の整備，安全な用具の開発，トレーナー・教育従事者・医師による啓蒙活動，安全に対する個々の選手の意識改革が重要である．競技団体や関連学会によるルールづくりや啓発活動が行われている．柔道では頭から突っ込むような投げ技は試合審判規定で禁止され，ラグビーではスクラム時に頚椎への負担を減らすようなルール改定が行われた．スキー，スノーボードにおけるヘルメット着用は頭部外傷および頚椎・頚髄損傷を減らすことに貢献している[9,10]．水泳飛び込み時の脊髄損傷に対する啓蒙活動は一定の効果をあげた[7,8]．

Ⅱ．診断学の進歩

　昨今の再生医療分野の発展に伴い，今後さまざまな新規治療の開発および臨床応用がすすむと考えられる．治

Key words

spinal cord injury, sports-related injury, imaging, rehabilitation

*Current topics of diagnosis and treatment for spinal cord injury
**T. Furuya, S. Maki：千葉大学大学院整形外科（Dept. of Orthop. Surg., Graduate School of Medicine, Chiba University Chiba）；M. Koda（准教授），M. Yamazaki（教授）：筑波大学整形外科；S. Ohtori（教授）：千葉大学大学院整形外科.
［利益相反：なし.］

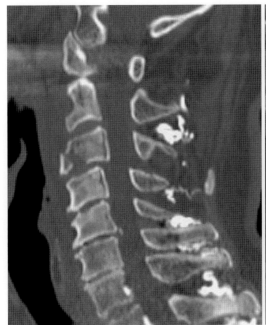
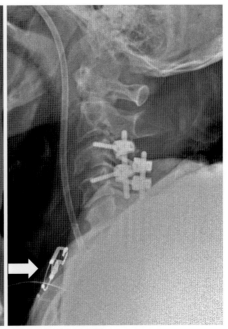

a. 術前再構築 CT 矢状断像．C3 椎体の tear drop 骨折と椎体の後方すべりを認める．

b. 術後 X 線側面像．高齢であり呼吸器合併症の可能性を危惧し後方法を選択した．術後肺炎を合併，気管切開を要した（矢印）．

図1．中下位頚椎損傷の Allen 分類 compression flexion（CF）損傷 stage 4（C3/C4）に対する後方固定術．73歳，男．画像所見．飲酒後階段で転倒受傷

療選択肢が複数ある場合，患者の病態に応じた治療法の選択が重要となる．特に急性期脊髄損傷においては患者の予後予測は治療選択にかかわる重要なポイントとなる．予後予測として新規バイオマーカーの探索と画像診断学の研究が行われている．

❶新規バイオマーカーの探索

これまでに脊髄損傷の重症度を反映するバイオマーカーとして glial fibrillary acidic protein（GFAP），neuron-specific enolase（NSE），S100β，neurofilament，myelin basic protein（MBP），phosphorylated neurofilament subunit（pNF-H）などが提唱された[11,12]．

❷画像診断学の進歩

脊椎損傷の画像診断においてはCTがX線にかわり骨傷の形態学的評価の中心的な検査となりつつある．CTが短時間で広範囲の撮像が可能となったことや，救急の現場において全身CTが多発外傷患者における画像検査のファーストラインとして推奨されるようになったことが背景にあると考えられる．

脊髄損傷に対するMRIでは，古典的な従来のT1，T2強調画像のMRIにかわる拡散テンソル画像（diffusion tensor imaging：DTI）などの定量評価が可能な新規撮像法に関心が寄せられている．DTIは生体組織内の水分子の拡散制限に着目したMRIの撮像手法であり，脊髄白質の軸索損傷や脱髄をとらえることができるといわれている．急性期脊髄損傷に対するDTIの臨床研究として，受傷後早期のDTIパラメータと初診時の上肢 American Spinal Injury Association（ASIA）motor score および ASIA impairment scale と相関があったとする報告や，受傷後早期のDTIパラメータが術後の脊髄空洞形成と相関があったとする報告がある[13,14]．しかし，レビュー論文では現在のところDTIが脊髄損傷の予後予測に有用であるかは不明であるとされており[15]，今後のさらなる研究がまたれる．

Ⅲ．脊椎・脊髄損傷治療の最近の話題

❶前方法から後方法へ

頚椎損傷の手術的治療においては，後方インストゥルメンテーションの発達により頚椎前方固定術よりも後方固定術が選択される機会が多くなった．特に高位頚髄損傷患者は呼吸状態の悪化から気管切開を要することも多く，後方固定で強固な固定を得ることができれば，呼吸管理の意味においてたいへん有意義となる（図1）．

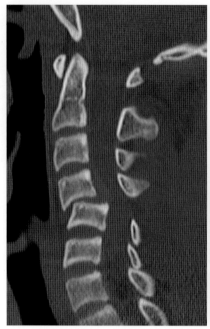 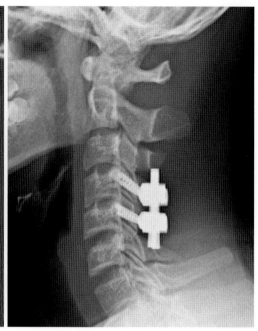

a. 術前再構築CT矢状断像. 中下位頚椎損傷のAllen分類 distractive flexion (DF) 損傷 stage 3. 神経症状は Frankel B である.

b. 術後X線側面像. 受傷当日に脱臼整復および後方固定術を施行した.

図2. 脱臼骨折に対する早期手術. 20歳, 男. 画像所見. 体操競技練習中に受傷

❷ステロイド大量療法

急性脊髄損傷の治療として本邦で現在，唯一保険適用されている薬剤はメチルプレドニゾロンである．しかしながら，主にその副作用から使用を推奨しないとする報告があり[16]，以後，本邦でも使用する施設は減少していた．最近報告されたシステマティックレビュー論文では，受傷8時間以内の患者ではステロイド治療は運動麻痺回復に small positive benefit を付加するので，治療選択肢として考慮されるべきと結論づけられている[17]．ちなみに脊髄損傷に対するステロイド療法は，米国食品医薬品局 (Food and Drug Administration：FDA) では承認されていない．

❸早期手術の是非

脱臼骨折に対しては可能な限り早期の整復が推奨されている（図2）．Newton らはラグビーによる脊髄損傷完全麻痺32例において，脱臼骨折の整復時期と神経機能回復との関係を検討し，4時間以内の整復を推奨した[18]．

しかしながら，損傷脊髄に対する早期除圧手術についてはまだ意見が分かれている．最近のレビュー論文においても，早期除圧手術の有用性は損傷高位，評価時期，評価項目に依存すると述べられており，明確な結論は得られていない[19]．本邦では現在，早期手術の有用性をみるランダム化比較試験が行われている[20]．

❹再生医療

本稿では詳細は割愛するが，世界中でさまざまな治療開発がなされている．新規薬物療法や幹細胞を用いた再生医療が一般臨床現場に届く日も遠くないと考えられる．

Ⅳ. 新しいリハビリテーション —— HAL治療

❶HALとは

HALは，ヒトの動作意思に対応した生体電位信号を用いて，ヒトの運動機能を補助する装着型ロボットスーツである（図3a）．ヒトが体を動かそうとする際，その運動意思は微弱なイオン電流として，脳，脊髄，運動神経，筋肉へと伝達され，最終的に筋骨格系が動くことになる．その際，微弱な生体電位信号が皮膚表面で検出される．HALは，この微弱な生体電位情報や当該ロボット内部に組み込まれたセンサ情報を処理し，運動意思に応じてリアルタイムに必要なモータートルクを生成させ動作補助を行う．

❷HALの脊髄損傷患者のリハビリテーションへの応用

ドイツの Aach らのグループは慢性脊髄損傷患者に対しHAL治療を試み[21]，慢性脊髄損傷患者に対するHALによる歩行能力改善効果を報告した[22,23]．

脊椎・脊髄損傷の診断・治療の最前線

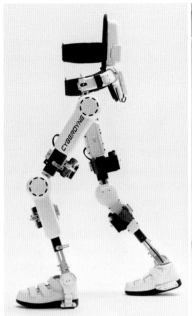
a. ロボットスーツ HAL

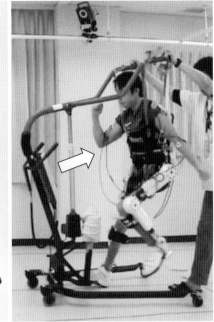
b. 脊髄完全損傷例への上肢駆動 HAL 治療．上肢に電極を貼付している（矢印）．

図3．ロボットスーツ HAL を用いたリハビリテーション

歩行における対側上下肢の協調性，リズミカルな運動を利用して，脊髄損傷慢性期下肢完全麻痺患者に対し，上肢駆動の HAL による歩行訓練が試みられている（図3b）．慢性期脊髄損傷患者4例に施行したところ，4例中2例で筋電図上の振幅増大を，3例で痙性の軽減を認め，2例で麻痺が改善した[24]．

まとめ

1）麻痺で苦しむ患者を救うために最大限の適切な治療を提供しつつ，診断学や治療学に関する革新的な研究を推し進めることはわれわれ研究者・臨床医の責務である．

2）同時に，個々の症例を詳細に考察し，各スポーツ，競技レベル，年齢に応じた予防策を提唱することもわれわれに課せられた重要な任務である．

文 献

1) Lee BB, Cripps RA, Fitzharris M et al：The global map for traumatic spinal cord injury epidemiology；update 2011, global incidence rate. Spinal Cord **52**：110-116, 2014
2) 柴崎啓一：全国脊髄損傷登録統計 2002年1月～12月．日脊髄障害医会誌 **18**：271-274，2005
3) Katoh S, Enishi T, Sato N et al：High incidence of acute traumatic spinal cord injury in a rural population in Japan in 2011 and 2012；an epidemiological study. Spinal Cord **52**：264-267, 2014
4) Chan CW, Eng JJ, Tator CH et al：Epidemiology of sport-related spinal cord injuries；a systematic review. J Spinal Cord Med **39**：255-264, 2016
5) Katoh S, Shingu H, Ikata T et al：Sports-related spinal cord injury in Japan from nationwide spinal cord injury registry between 1990 to 1992. Spinal Cord **34**：416-421, 1996
6) Nadarajah V, Jauregui JJ, Perfetti D et al：What are the trends and demographics in sports-related pediatric spinal cord injuries? Phys Sportsmed **46**：8-13, 2018
7) 河野　修，植田尊善：スポーツによる脊椎・脊髄損傷．MB Orthop **19**（**9**）：53-58，2006
8) 加藤真介，佐藤　紀，江西哲也：超高齢社会を迎えた日本の外傷性脊髄損傷の疫学．脊椎脊髄 **29**：284-289, 2016
9) Cusimano MD, Kwok J：The effectiveness of helmet wear in skiers and snowboarders；a systematic review. Br J Sports Med **44**：781-786, 2010
10) Russell K, Christie J, Hagel BE：The effect of helmets on the risk of head and neck injuries among skiers and snowboarders：a meta-analysis. Canadian Med Associ J **182**：333-340, 2010
11) Hayakawa K, Okazaki R, Ishii K et al：Phosphorylated neurofilament subunit NF-H as a biomarker for evaluating the severity of spinal cord injury patients；a pilot study. Spinal Cord **50**：493-496, 2012
12) Ahadi R, Khodagholi F, Daneshi A：Diagnostic value of serum levels of GFAP, pNF-H, and NSE compared with clinical findings in severity assessment of human traumatic spinal cord injury. Spine **40**：E823-E830, 2015
13) Endo T, Suzuki S, Utsunomiya A et al：Prediction of neurological recovery using apparent diffusion coefficient in cases of incomplete spinal cord injury. Neuro-

surgery **68** : 329-335, 2011

14) Vedantam A, Eckardt G, Wang MC et al : Clinical correlates of high cervical fractional anisotropy in acute cervical spinal cord injury. World Neurosurg **83** : 824-828, 2013

15) Kurpad S, Martin AR, Tetreault LA et al : Impact of baseline magnetic resonance imaging on neurologic, functional, and safety outcomes in patients with acute traumatic spinal cord injury. Global Spine J **7** [Suppl 3] : S151-S174, 2017

16) Hurlbert RJ, Hadley MN, Walters BC et al : Pharmacological therapy for acute spinal cord injury. Neurosurgery **72** [Suppl 2] : 93-105, 2013

17) Fehlings MG, Wilson JR, Harrop JS et al : Efficacy and safety of methylprednisolone sodium succinate in acute spinal cord injury ; a systematic review. Global Spine J **7** [Suppl 3] : S116-S137, 2017

18) Newton D, England M, Doll H et al : The case for early treatment of dislocations of the cervical spine with cord involvement sustained playing rugby. J Bone Joint Surg **93-B** : 1646-1652, 2011

19) Wilson JR, Tetreault LA, Kwon BK et al : Timing of decompression in patients with acute spinal cord injury ; a systematic review. Global Spine J **7** [Suppl 3] : S95-S115, 2017

20) Chikuda H, Ohtsu H, Ogata T et al : Optimal treatment for spinal cord injury associated with cervical canal stenosis (OSCIS) ; a study protocol for a randomized controlled trial comparing early versus delayed surgery. Trials **14** : 245, 2013

21) Aach M, Cruciger O, Sczesny-Kaiser M et al : Voluntary driven exoskeleton as a new tool for rehabilitation in chronic spinal cord injury ; a pilot study. Spine J **14** : 2847-2853, 2014

22) Jansen O, Grasmüecke D, Meindl RC et al : Hybrid assistive limb exoskeleton HAL in the rehabilitation of chronic SCI ; proof of concept, the results of 21 patients. World Neurosurg **110** : e73-e78, 2018

23) Grasmücke D, Zieriacks A, Jansen O et al : Against the odds ; what to expect in rehabilitation of chronic spinal cord injury with a neurologically controlled Hybrid Assistive Limb exoskeleton ; a subgroup analysis of 55 patients according to age and lesion level. Neurosurg Focus **42** : E15, 2017

24) Shimizu Y, Kadone H, Kubota S et al : Voluntary ambulation by upper limb-triggered HAL in patients with complete quadri/paraplegia due to chronic spinal cord injury. Front Neurosci **11** : 649, 2017

* * *

大学ラグビー選手の頚椎椎間板変性

大下優介　中島崇之　中西亮介　西中直也　神崎浩二
三邉武幸

はじめに

2015年のワールドカップでの歴史的大勝利から一躍人気のスポーツとなったラグビーは子どもも含め競技人口が増えている．しかし，コンタクトスポーツであるため重症となる怪我の発生が危惧される．特に脊椎・脊髄の障害はスポーツ引退後の人生にも影響する重大な問題となりうる．その原因としての椎間板変性の評価は重要であるが，ラグビー選手における頚椎椎間板の病態を研究した報告は多くはない．関東ラグビーフットボール協会対抗戦Aグループ所属チームの大学生のメディカルチェック(MC)で，われわれは頚椎の単純X線像とMRI撮影を行った．それらを用いて頚椎椎間板変性のポジション別の評価を行い，選手の頚椎頚髄損傷に対する対策を若干の文献的考察を加え行ったので報告する．

I．対象および方法

MC時に部員65［フォワード(FW) 32，バックス(BK) 33］例の身長・体重・競技歴・ポジションを調査し画像検査を行った．椎間板の変性をMRI T2強調矢状断像をPfirrmann分類に従って評価し，椎間板の高さは単純X線像を用いて計測した．それぞれの変性の程度をポジション別に検討した．統計学的検討はMicrosoft Excel 2016を用いて行い，危険率($p<0.05$)で有意差ありと判断した．

II．結　果

平均年齢は19.2 (18〜21) 歳，平均ラグビー経験歴は8.6 (3〜16) 年であった．平均身長は175 (156〜189)

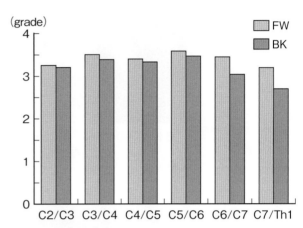

図1．椎間板の変性． FWとBKの比較ではC6/C7，C7/Th1の下位での変性に差がある．

cm，平均体重は84.7 (60〜117) kgであった．FWの平均身長は177 (166〜189) cm，平均体重は95.2 (79〜117) kgであり，BKは172 (156〜186) cm，74.6 (60〜90) kgであった椎間板変性のgradeは，FWでは平均3.4であり，BKでは3.2 ($p<0.05$) であった．よりコンタクトプレーが多いFWの変性がすすんでいる状態であった．さらに高位別に比較すると下位頚椎であるC6/C7とC7/Th1で有意差 ($p<0.05$) があった (図1)．一方，椎間板の高さはFWとBKに有意差はなかった．調査時に歯突起骨 (os odontoideum)，前縦靱帯骨化 (ossification of the anterior longitudinal ligament：OALL)，後縦靱帯骨化 (ossification of the posterior longitudinal ligament：OPLL)，頚肋，癒合椎などを認めるものや，MRIで髄内輝度変化を認めるものや脊髄空洞症はなかった (図2, 3)．

Key words

rugby, cervical disc, disc degeneration

---

*Cervical disc degeneration in college rugby player
**Y. Oshita (講師), T. Nakajima (講師), R. Nakanishi (講師), N. Nishinaka (准教授), K. Kanzaki (准教授), T. Sanbe (教授)：昭和大学スポーツ運動科学研究所 (Showa University Research Institute for Sport and Exercise Sciences, Yokohama).
［利益相反：なし．］

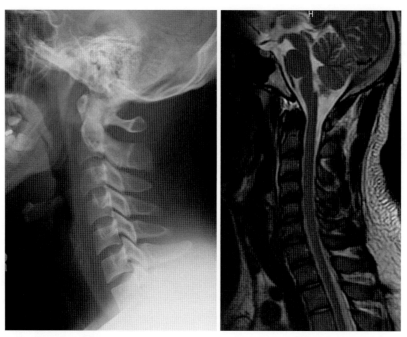

図2. FWの代表例. ラグビー歴8年, ポジションPR. 椎間板の変性はすすんでいるが, 椎間高は保たれている.

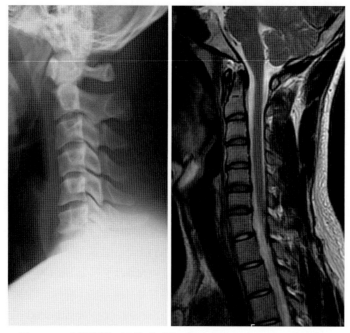

図3. BKの代表例. ラグビー歴5年, ポジションSO. 椎間板の変性は経度である. 下部頸椎の経度の骨棘があるが, 椎間高は保たれている.

III. 考 察

コンタクトスポーツであるラグビーではMC時には単純X線像では脊柱管狭窄, 頸椎不安定性, 先天奇形, 脊柱弯曲の所見に注意を要する[1].

本スポーツはポジション特異性が高く, 1チーム15人で戦うが8人のFWと7人のBKで構成される (図4). FWのなかで①と③はプロップ (PR), ②はフッカー (HO) と呼ばれるポジションであり, 8人ずつで組み合うスクラムの最前列であり, 頸部にもストレスが特に多くかかると推察される. FWの8人は密集でボールをもちながら押し合うプレーがあり, 同様に最前列ほどでは

ないが試合中に何度か頚部にストレスがかかる．BKの7人のなかで⑨はスクラムハーフ（SH）と呼ばれ，密集からパスを出すことが多くコンタクトプレーは比較的少ない．⑩はスタンドオフ（SO），⑫，⑬はセンター（CTB）と呼ばれ，相手選手をタックルしてとめるため頚部へのストレスがかかるプレーが頻回にあり，ときおり体格のより大きいFWをもタックルで対応する．⑪と⑭はウイング（WTB），⑮はフルバック（FB）と呼ばれ，走力のある助走のあるスピードに乗った選手をタックルするため同様に頚部へのストレスは強い．いずれの選手にもタックルは必要であり，それによる変性は避けられないと考えられる．全選手に必要なタックルでも頚部の怪我やプレー後に頚部痛を訴えることがあるが，相手選手の走る方向と自分のどちらの肩で当たるかによって頚部へのストレスは異なる．相手の走行方向に頭を入れるタックルは膝や大腿が頭部を直撃し頭部外傷を生じる危険性が高いだけでなく，相手が前方に倒れたときに頚部にねじれの力が加わり，その状態で相手の下敷きになれば頚椎頚髄の損傷の危険性がある[2]ために，行わないように指導されている．FWはBKよりも椎間板高が低値[3]というものもあるが，本報告では有意差はなかった．その原因は不明であるが，症例が増えれば差が出てくる可能性があると考えられる．一方では近代ラグビーにおいて過去にはめずらしかった走力のあるPR・FWと見間違えるほど大きなBKなど，徐々にそのポジション特性に収まらないマルチな才能をもった選手が育成されている．大きな体ゆえに以前はFWを主に行っていたBK選手や，足が速いので以前のチームではBKであったFW選手などがこれからも輩出されてくると考えられるため，今後では差が出にくくなる可能性もありうる．しかしながら，FWのなかでも最前列で相手と組み合うHOのポジションは別のポジションに比べて頚椎の変性のすすんでいる[4]との報告もある．これはラグビーではタックルなどのコンタクトプレーは全選手にあるが，FWの8人はスクラム，モール，ラックといったより頚部にストレスのかかるプレーがBKよりも多くあることによる力学的負荷が変性に影響したものと考えられた．また経時的な観察においてもラグビーの最前列のHOとPRの選手は経時的に退行性変化が発生し，スクラムの圧力によって発生すると考察している[5]報告もある．

本邦において，50歳以下の一般成人の26%がgrade 4以上の変性をきたしている報告[6]があるが，本報告では約半数がgrade 4の変性であり，競技による影響が想定された．MCではスポーツ休止などを指示すべき病態を確認しているが，脳震盪などの頭部障害はガイドライン

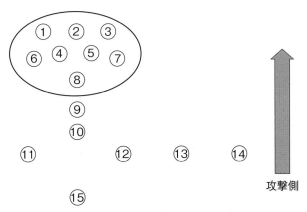

図4．ラグビーのポジション別特性（楕円で囲っているのがFW）．FWのなかでも①〜③はスクラムの最前線であり，頚部のストレスが一番強いと考えられる．④〜⑧は密集でのプレーが多く，頚部へのストレスが多い．⑨はパスを出すことが多くコンタクトプレーが比較的少ない．

がつくられているが，頚椎においては明確な指標となるエビデンスはない．ラグビーによる頚椎障害は頚椎の屈曲障害が多い[7]とする報告がある一方，単純な伸展障害や屈曲障害でなく，軸圧がかかり下位頚椎は過屈曲で中〜上位頚椎は過伸展し派生するとの報告もある[8]．椎体のレベル別などの詳細な検討がスポーツ障害の予知や予防のために求められている．また頚椎が過屈曲などにならないために，タックルやスクラムの姿勢の指導，危険プレーに対するルールの改正などの予防策が重要であり，日本ラグビー協会では指導者講習などを行い怪我の予防に努めている[9]．怪我を防ぐためには椎間板の変性だけでなく頚部周囲の筋力も重要な要素である．これはマウスガードを装着することにより頚部の筋力が強化するとの報告[10]があるが，頚椎や頚髄の怪我の回避につながるか否かまでの考察はできておらず，今後の課題の一つである．また変性が強いことが必ずしも重大な結果につながるわけではないため，競技レベルにあわせて競技指導者と密に連携を取り適切なアドバイスを行うべきである．

まとめ

1）コンタクトスポーツであるラグビーの頚椎の椎間板変性は一般成人よりすすんでおり，BKよりFWでより顕著であった．

2）頚部の障害の予防のためスポーツ指導，ルール改正，筋力強化などの予防策がとられている．

3）変性のみが障害の原因でないため，スポーツの指導者などと密に連携を取りながら対応することが肝要である．

文 献

1) 松本守雄, 千葉一裕, 戸山芳昭：コンタクトスポーツで問題となる頭頸部の異常メディカルチェックで留意すべき頸部の異常—画像所見を中心に. 脊椎脊髄 **17**：1151-1155, 2004

2) 山田陸雄, 赤間高雄, 古谷正博ほか：タックルによる頭頸部外傷発生の予防対策. 脊椎脊髄 **17**：1137-1144, 2004

3) 江夏 剛, 田島直也, 作 良彦ほか：ラグビー競技者における頸椎の X 線学的検討. 整外と災外 **48**：162-164, 1999

4) Berge J, Marque B, Vital JM et al：Age-related changes in the cervical spines of front-line rugby players. Am J Sports Med **27**：422-429, 1999

5) O'Brien CP："Rugby neck"；cervical degeneration in two front row rugby union players. Clin J Sport Med **6**：56-59, 1996

6) Teraguchi M, Yoshimura N, Hashizume H et al：Preva-lence and distribution of intervertebral disc degenera-tion over the entire sine in a population-based cohort；the Wakayama Spine Study. Osteoarthritis Cartilage **22**：104-110, 2014

7) 矢吹 武：スポーツによる頸椎外傷—ラグビー選手の頸椎変化. 別冊整形外科 **2**：168-171, 1982

8) Kuster D, Gibson A, Abbound R et al：Mechanisms of cervical spine injury in rugby union；a systematic review of the literature. Br J Sports Med **46**：550-554, 2012

9) 坂根正孝：ラグビーにおける外傷・障害—予防・強化・治療・復帰—頸椎・頸髄の外傷・障害. 臨スポーツ医 **34**：158-161, 2017

10) 滝上陽登, 浦辺幸夫, 前田慶明ほか：マウスガード装着が頸部筋力および頸部筋活動に与える影響. 理療科 **32**：467-471, 2017

＊　　　＊　　　＊

スノーボード競技における脊椎外傷の特徴・治療・予防

野澤　聡　　増田剛宏　　石丸大地　　若原和彦　　岩井智守男
伏見一成　　秋山治彦

はじめに

スノーボードは1990年以降急速に普及し2016年には，参加人口は260万人にのぼる人気の高いウインタースポーツである[1]．一方でスノーボード外傷も増加したことで，当科においてもスキー場の多い奥美濃地域への医師派遣を行い，診療のみならず膨大な患者データをもとに各種外傷の特徴をまとめ報告してきた[2〜16]．同時に，手術を要する多くの脊椎外傷例を当大学救命救急センターで受け入れ治療を行ってきた．本稿では，特に脊椎外傷に焦点を当てデータを抽出し，その特徴・治療について述べる．またプロテクター装着による予防の可能性についても検討する．

I. 対象および方法

当科からの過去の報告を参考に，スノーボード外傷全体に対する脊椎外傷の割合について抽出した．また2005〜2012年に当科関連病院（鷲見病院）を受診したスノーボードによる受傷患者8,723例につき脊椎の骨折型を分類し，技術レベル・受傷したジャンプ台の種類・プロテクター装着の有無についてもアンケート調査した．脊椎骨折群とそれ以外の外傷群間でSPSS（IBM社，Chicago）を用いて単変量および多変量解析を行った[3]．

また，1997〜2016年にスノーボードによる脊椎外傷で当院へ搬送され手術的治療を行った患者35例について，年齢・性別・受傷原因・受傷高位・骨折型（AO分類[17]）・術式・術前後の麻痺（Frankel分類[18]）を調査した．

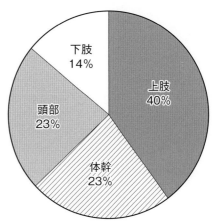

図1．スノーボード外傷部位別の割合
（文献7より引用改変）

II. 結　果

当科関連病院（鷲見病院）でのスノーボード外傷6,837例に対する調査では，上肢40%，体幹23%，頭部23%，下肢14%の割合で分布していた（図1）[7]．さらに5,561例を対象に外傷別の頻度を調べたところ，高頻度順に橈骨遠位端骨折（17.5%），頭部外傷（頭部挫傷・脳振盪）[8.4%]，鎖骨骨折（7.1%），上腕骨骨折（5.7%），肩関節脱臼（5.1%），脊椎骨折（3.4%），肘関節脱臼（3.2%），肩鎖関節脱臼（2.2%）があげられている（表1）[5]．脊椎骨折は6番目の高頻度外傷に位置し，まれな外傷ではないことがわかる．

2005〜2012年の調査によると，スノーボード外傷

Key words

snowboarding, spinal fracture, spinal cord injury

*Characteristics and treatment of spinal injury in snowboarding
**S. Nozawa：岐阜大学整形外科（Dept. of Orthop. Surg., School of Medicine, Gifu University, Gifu）；T. Masuda（部長）：木沢記念病院整形外科；D. Ishimaru（医長）：郡上市民病院整形；K. Wakahara（医長）：揖斐厚生病院整形外科；C. Iwai, K. Fushimi（准教授），H. Akiyama（教授）：岐阜大学整形外科．
［利益相反：なし．］

表1. スノーボード外傷における高頻度外傷（文献5より引用改変）

内　訳	(%)
橈骨遠位端骨折	17.5
頭部外傷	8.4
鎖骨骨折	7.1
上腕骨骨折	5.7
肩関節脱臼	5.1
脊椎骨折	3.4
肘関節脱臼	3.2
肩鎖関節脱臼	2.2

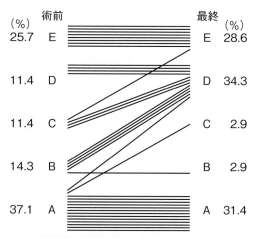

図2. 手術例における麻痺（Frankel分類）の変化

表2. スノーボード外傷における脊椎骨折型の分布（文献3より引用改変）

	症例数（%） [n＝431]
cervical spine	
vertebral fractures	
type A（compression）	3（0.7）
type B（distraction）	0（0）
type C（rotation）	2（0.5）
isolated spinous process fractures	2（0.5）
thoracic spine	
vertebral fractures	
type A（compression）	72（16.7）
type B（distraction）	24（5.6）
type C（rotation）	1（0.2）
isolated transverse process fractures	0（0）
isolated spinous process fractures	1（0.2）
lumbar spine	
vertebral fractures	
type A（compression）	108（25.1）
type B（distraction）	8（1.9）
type C（rotation）	3（0.7）
isolated transverse process fractures	1（0.2）
isolated spinous process fractures	143（33.2）
sacrum fractures	20（4.6）
coccyx fractures	30（7）
multiple part fractures	13（3）

8,723例中431例（4.9％）が脊椎骨折であった．表1のデータより1.5ポイントの上昇がみられる．もっとも頻度の高い骨折は腰痛の横突起骨折（143例，33.2％）であり，腰椎圧迫骨折が108例（25.1％），胸椎圧迫骨折が72例（16.7％）と続いている．頸椎骨折は7例（1.7％）のみであった（表2)[3]．

また脊椎骨折群（S群）とその他の外傷群（C群）との比較においては，S群のほうが有意に年齢が高く（S群26.3±5.0歳，C群25.5±6.0歳［$p<0.05$］），スキーレベルもS群において中級者が有意に多かった（S群55.0％，C群48.8％［$p<0.05$］）．

多変量ロジスティック解析により①年齢［20〜29歳：オッズ比（OR）1.94，95％ CI 1.17〜3.22；30〜39歳：OR 2.50，95％ CI 1.44〜4.32］，②テレインパークでの滑走（ハーフパイプ・ボックス・キッカー・レールでの滑走：OR 2.32，95％ CI 1.66〜3.24），③ジャンプ後の着地

表3. 当科で手術を行ったスノーボードによる脊椎外傷一覧

症例	年齢(歳)・性	原因	術後経過観察期間(月)	受傷高位	骨折型	術式	麻痺(Frankel分類) 初診	麻痺(Frankel分類) 最終
1	19・男	転倒	50	C2/C3	脱臼骨折	後方固定	E	E
2	22・男	ジャンプ失敗	62	C5	破裂骨折	後方固定	B	D
3	21・男	ジャンプ失敗	82	C5	破裂骨折	後方＋前方固定（一期的）	D	D
4	17・男	ジャンプ失敗	40	C5/C6	脱臼骨折	後方固定	C	D
5	26・男	衝突	15	C5	破裂骨折	後方固定	C	D
6	25・男	ジャンプ失敗	27	C5	破裂骨折	後方固定	B	D
7	32・男	ジャンプ失敗	96	Th8/Th9	脱臼骨折	後方のみ	A	A
8	25・男	ジャンプ失敗	16	Th10/Th11	脱臼骨折	後方固定	A	A
9	33・女	ジャンプ失敗	84	Th11/Th12	脱臼骨折	後方＋前方固定（二期的）	A	A
10	29・男	ジャンプ失敗	13	Th11/Th12	脱臼骨折	後方固定	A	A
11	32・男	ジャンプ失敗	39	Th11/Th12	脱臼骨折	後方固定	A	A
12	26・男	ジャンプ失敗	49	Th11/Th12	脱臼骨折	後方固定	A	A
13	29・男	ジャンプ失敗	75	Th11/Th12	脱臼骨折	後方＋前方固定（二期的）	A	A
14	27・男	ジャンプ失敗	86	Th11/Th12	脱臼骨折	後方固定	A	A
15	24・男	ジャンプ失敗	99	Th11/Th12	脱臼骨折	後方＋前方固定（二期的）	B	D
16	34・男	ジャンプ失敗	47	Th12	破裂骨折	後方＋前方固定（二期的）	D	D
17	24・男	ジャンプ失敗	37	Th12	破裂骨折	後方＋前方固定（二期的）	E	E
18	23・男	ジャンプ失敗	35	Th12	脱臼骨折	後方固定	A	A
19	28・男	ジャンプ失敗	12	Th12	破裂骨折	後方固定	E	E
20	22・男	ジャンプ失敗	5	Th12/L1	脱臼骨折	後方固定	A	C
21	22・男	転倒	50	Th12/L1	脱臼骨折	後方固定	D	D
22	26・男	ジャンプ失敗	74	Th12/L1	脱臼骨折	後方＋前方固定（二期的）	A	D
23	22・男	ジャンプ失敗	86	Th12/L1	脱臼骨折	後方＋前方固定（二期的）	B	D
24	33・女	ジャンプ失敗	19	Th12/L1	脱臼骨折	後方＋前方固定（二期的）	A	A
25	28・女	ジャンプ失敗	59	Th12/L1	脱臼骨折	後方＋前方固定（二期的）	E	E
26	29・女	転倒	39	L1	破裂骨折	前方固定	E	E
27	22・男	ジャンプ失敗	16	L1	破裂骨折	後方固定	C	D
28	24・男	ジャンプ失敗	60	L1	破裂骨折	後方＋前方固定（二期的）	B	B
29	30・男	ジャンプ失敗	37	L1	破裂骨折	後方＋前方固定（二期的）	D	D
30	29・男	ジャンプ失敗	35	L1	Chance骨折	後方固定	E	E
31	32・男	ジャンプ失敗	36	L1/L2	脱臼骨折	後方＋前方固定（二期的）	E	E
32	34・男	ジャンプ失敗	35	L1/L2	脱臼骨折	後方固定	A	A
33	29・男	ジャンプ失敗	24	L2	破裂骨折	後方＋前方固定（二期的）	C	E
34	32・男	ジャンプ失敗	26	L2	脱臼骨折	後方固定	E	E
35	40・男	ジャンプ失敗	24	L3	破裂骨折	後方＋前方固定（二期的）	E	E

失敗（OR 2.74，95% CI 2.04〜3.67）が脊椎骨折の危険因子であった．一方で④上級者（OR 0.51，95% CI 0.35〜0.77），⑤男性（OR 0.61，95% CI 0.48〜0.77）は低リスクとなった．

　当院で手術を行った脊椎外傷の術後平均観察期間は45.4ヵ月で，主な受傷部位は胸腰椎移行部（27例，77.1%）であり，残りの7例は頚髄損傷で，1例はL3破裂骨折であった．約50%がFrankel分類AまたはBであった．全例後方固定された．14例は前方固定が追加された（表3）．10例（28.6%）は術後にFrankel分類で1段階以上の改善が得られた．入院時完全麻痺を呈してい

た症例は，不全麻痺を呈していた症例に比し麻痺の改善は劣っていた（図2）．

III. 症例提示

　症例6．25歳，男．

　スノーボードによるジャンプ失敗により受傷した（図3a）．C5破裂骨折により術前はFrankel分類Bであった．椎弓根スクリューを用いた後方固定術の際に靱帯性整復（ligamentotaxis）による椎体後壁の可及的整復を行い腸骨移植も併用した（図3b）．術後約2年で骨癒合は得られておりFrankel分類Dまで改善した（図3c, d）．

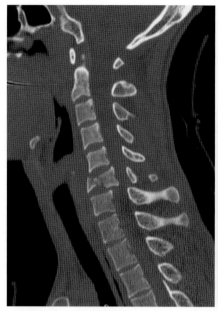

a. 受傷時 CT　　　　　　b. 術後 X 線側面像

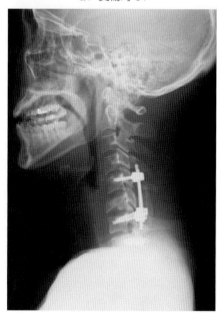　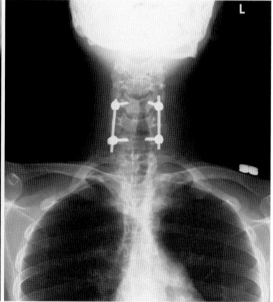

c. 術後 2 年 X 線側面像　　　　d. 術後 2 年 X 線正面像

図3. 症例6. 25歳, 男. C5 破裂骨折. 搬送時 Frankel 分類 B

症例35. 40歳, 男.

ジャンプをした際, 着地に失敗し受傷（図4a）. L3 破裂骨折と診断した. 下肢は運動・感覚ともに問題はなく Frankel 分類 E であった. 腰痛が著しく, 骨折椎の不安定性が強いため後方固定術を施行後（図4b）, 二期的に expandable cage を用いた前方支柱再建術を行った. 術後2年で骨癒合は得られ経過良好であった（図4c, d）.

Ⅳ. プロテクター装着の有効性について

ヘルメット, バックボーンガード, ヒップパッドの有効性について調査した. 脊椎骨折群431例とその他外傷群8,292例で上記プロテクターの装着率について比較・検討した. ヘルメット, バックボーンガードの装着率は2群間で有意差がなかった. 一方ヒップパッドについては, 脊椎骨折群の装着率が有意に高いという結果となった[3]（表4）. 一般外傷についてはヒップパッドがリスクを軽減することがわかっているが[5,15], 脊椎骨折に関しては予防効果に限界があることを示唆していた.

Ⅴ. 考　察

スノーボードの危険性が指摘されてから久しいが, 当施設においても毎年スノーボード外傷による脊椎手術必要例が複数例搬送されてくる. Terazi らはスノーボード外傷のうち4.7%が脊椎外傷で0.3%が脊髄損傷であった

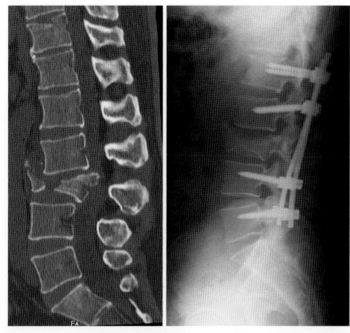
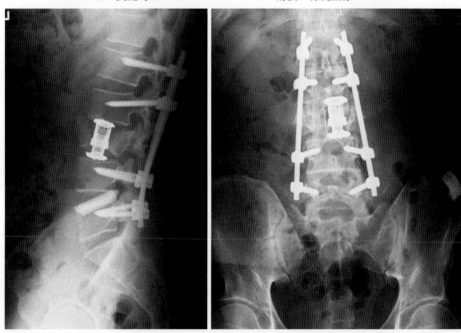

a. 受傷時CT　　b. 術後X線側面像
c. 術後2年X線側面像　　d. 術後2年X線正面像
図4. 症例35. 40歳, 男. L3破裂骨折. 搬送時Frankel分類E

としている[19]. これはスキー外傷の4倍に相当するとのことで, スノーボードに潜む危険性については今後も周知していくことが必要であろう.

脊髄損傷に関してFrankel分類Aとなった場合, 麻痺回復はほとんど望めないとされているが[20], 本研究では最終観察時にFrankel分類Cに回復した例（症例20）, 最終観察時にFrankel分類Dまで戻った例（症例22）がみられた. なぜ回復できたのかという疑問については, いずれもTh12/L1レベルの脊髄円錐に近いレベルであったこと, 各々22歳, 26歳と年齢が若かったことが幸いした可能性はある.

破裂骨折に関して二期的に前方支柱再建術を行うかについては議論が多い. 後方のみでは矯正損失が高頻度で生じたという報告[21]がある一方, 術後2年経過した時点で著しい矯正損失もインプラント破損もないとする報告[22]もあり, コンセンサスを得るのはむずかしい. また術式が多様化しているのもその一因であろう. われわれは術後の矯正損失やインプラント破損を危惧しload sharing classification[23]で7点以上を前方支柱再建の適応としているが, 今後インプラント性能の向上や術式に

Ⅱ. 部位別各論 ◆ 1. 脊 椎

表4. 脊椎外傷に関しては「プロテクターは有効とはいえない」（文献3より引用改変）

プロテクター名	脊椎外傷群 (n＝431)		その他外傷群 (n＝8,292)		p 値
	n	%	n	%	
ヘルメット					
装着あり	28	6.5	428	5.2	NS
装着なし	400	92.8	7,791	94	NS
不　明	3	0.7	73	0.9	NS
バックボーンガード					
装着あり	29	6.7	595	7.2	NS
装着なし	399	92.6	7,624	91.9	NS
不　明	3	0.7	73	0.9	NS
ヒップパッド					
装着あり	193	44.8	3,178	38.3	＜0.05
装着なし	235	54.5	5,041	60.8	＜0.05
不　明	3	0.7	73	0.9	NS

Pearson χ^2検定，NS：not significant

応じて十分検討していく必要がある．

　プロテクターは，本研究では脊椎外傷の予防に奏効していないことがわかった．無効というよりも，受傷時の高エネルギーを吸収し切れていないためであり，その点も十分啓発していく必要がある．

ま と め

　1）スノーボードによる脊椎外傷の傾向について調査した．

　2）本外傷の特徴は活動性の高い若者の受傷が多いことであり，本外傷は患者の活動性を将来にわたり著しく低下させうるものである．

　3）プロテクターでの予防には限界があり，無理な滑走やジャンプのリスクを十分啓発し，脊椎外傷を予防していくことが重要である．

文　献

1) 日本生産性本部：レジャー白書2017—余暇の現状と産業・市場の動向，日本生産性本部，東京，2017
2) Dohjima T, Sumi Y, Ohno T et al：The dangers of snowboarding；a 9-year prospective comparison of snowboarding and skiing injuries. Acta Orthop Scand **72**：657-660, 2001
3) Ishimaru D, Matsumoto K, Ogawa H et al：Characteristics and risk factors of spinal fractures in recreational snowboarders attending an emergency department in Japan. Clin J Sport Med **26**：405-410, 2016
4) Ishimaru D, Ogawa H, Sumi H et al：Lower extremity injuries in snowboarding. J Trauma **70**：E48-E52, 2011
5) Ishimaru D, Ogawa H, Wakahara K et al：Hip pads reduce the overall risk of injuries in recreational snowboarders. Br J Sports Med **46**：1055-1058, 2012
6) Masuda T, Miyamoto K, Wakahara K et al：Clinical outcomes of surgical treatments for traumatic spinal injuries due to snowboarding. Asian Spine J **9**：90-98, 2015
7) Matsumoto K, Miyamoto K, Sumi H et al：Upper extremity injuries in snowboarding and skiing；a comparative study. Clin J Sport Med **12**：354-359, 2002
8) Matsumoto K, Sumi H, Sumi Y et al：An analysis of hip dislocations among snowboarders and skiers；a 10-year prospective study from 1992 to 2002. J Trauma **55**：946-948, 2003
9) Matsumoto K, Sumi H, Sumi Y et al：Wrist fractures from snowboarding；a prospective study for 3 seasons from 1998 to 2001. Clin J Sport Med **14**：64-71, 2004
10) Ogawa H, Sumi H, Sumi Y et al：Skill level-specific differences in snowboarding-related injuries. Am J Sports Med **38**：532-537, 2010
11) Ogawa H, Sumi H, Sumi Y et al：Pelvic fractures resulting from snowboarding. Am J Sports Med **38**：538-542, 2010
12) Ogawa H, Sumi H, Sumi Y et al：Glenohumeral dislocations in snowboarding and skiing. Injury **42**：1241-1247, 2011
13) Wakahara K, Matsumoto K, Sumi H et al：Traumatic spinal cord injuries from snowboarding. Am J Sports Med **34**：1670-1674, 2006
14) Yamauchi K, Wakahara K, Fukuta M et al：Characteristics of upper extremity injuries sustained by falling during snowboarding；a study of 1918 cases. Am J Sports Med **38**：1468-1474, 2010
15) 若原和彦，石丸大地：スノーボード外傷のリスクを低減させるプロテクターの検討．日整外スポーツ医会誌**34**：259-262, 2014
16) 若原和彦，鷲見靖彦，松本　和ほか：冬季競技と外傷・障害—スノーボード競技における外傷の特徴と予防—岐

阜県奥美濃地方の報告から. 臨スポーツ医 **32**：1054-1059, 2015

17）Magerl F, Aebi M, Gertzbein SD et al：A comprehensive classification of thoracic and lumbar injuries. Eur Spine J **3**：184-201, 1994

18）Frankel HL, Hancock DO, Hyslop G et al：The value of postural reduction in the initial management of closed injuries of the spine with paraplegia and tetraplegia. I. Paraplegia **7**：179-192, 1969

19）Tarazi F, Dvorak MF, Wing PC：Spinal injuries in skiers and snowboarders. Am J Sports Med **27**：177-180, 1999

20）Cengiz SL, Kalkan E, Bayir A et al：Timing of thoracolumbar spine stabilization in trauma patients；impact on neurological outcome and clinical course；a real prospective（rct）randomized controlled study. Arch Orthop Trauma Surg **128**：959-966, 2008

21）Tezeren G, Kuru I：Posterior fixation of thoracolumbar burst fracture；short-segment pedicle fixation versus long-segment instrumentation. J Spinal Disord Tech **18**：485-488, 2005

22）Kanna RM, Shetty AP, Rajasekaran S：Posterior fixation including the fractured vertebra for severe unstable thoracolumbar fractures. Spine J **15**：256-264, 2015

23）McCormack T, Karaikovic E, Gaines RW：The load sharing classification of spine fractures. Spine **19**：1741-1744, 1976

*　　*　　*

Ⅱ. 部位別各論 ◆ 1. 脊 椎

腰椎分離症治療の update[*]

辰村正紀　蒲田久典　石本　立　奥脇　駿　平林　匠
山﨑正志[**]

[別冊整形外科 73：102～107, 2018]

はじめに

腰椎分離症は発育期の運動選手に好発する椎弓峡部の疲労骨折である．運動時に腰痛を伴うこともあるが，まったく痛みを伴わないため受診にいたらず，初診時にはすでに偽関節化しているという症例も散見される．受診にいたらない例も存在するため発生頻度には報告によりばらつきがあり，メタ解析による発生率は一般人口の3～7％，運動選手の7～21％とされている[1]．

診断に関しては単純 X 線像を画像検査の主体としていた時代には，分離部に大きな gap が生じてから発見されるため早期の診断が困難であったと考えられる．現在のように MRI 撮像による骨髄浮腫を見出すようになってからは，骨折線が離開する前の骨髄浮腫のみの病態である分離前期でも診断が可能となり，早期より治療介入が可能となってきた．

治療法は保存的治療を原則とする．報告により細部は異なるが，運動禁止を含む安静およびコルセット着用が標準的な治療となる．癒合率という点からみれば，ほかの部位の疲労骨折と比較すると保存的治療における治療成績は良好とはいえず，偽関節化する症例は少なくない．ひとたび偽関節化した分離部を癒合させるためには観血的な治療が必要である．

本研究では当院における保存的治療の成績ならびに偽関節例に対して施行した smiley face rod 法[2]による分離部修復の治療成績を報告する．

Ⅰ. 対象および方法

❶ 対　　象

2014 年 4 月～2016 年 3 月の 3 年間に当院を受診した腰椎分離症と診断された高校生以下の 268 例のうち，初診時に MRI で骨髄浮腫があり新鮮分離を有しており，癒合もしくは偽関節が確認できるまで保存的治療を完遂した90 例を対象とした．終末期分離のみの症例は除外し，新鮮分離を有している症例でも終末期分離は解析対象から除外した．12 例は再発（うち 2 例は再々発）したため，解析対象となったのは延べ 104 例 138 ヵ所であった．

❷ 解析項目

受診した時点の分離部の状態の解析として性別，年齢，高位，病期を評価した．病期の評価は当院の先行研究[3]と同様に CT 水平断像と矢状断像を用いて行った．

❸ 保存的治療成績

保存的治療として骨癒合が得られる新鮮分離に対しては全例にコルセット着用と運動休止を指示した．分離部周囲の骨髄浮腫を確認するために MRI を毎月撮像した．骨髄浮腫が消失した時点で CT を撮像し，分離部の骨性架橋の有無を確認して癒合判定を行った．高位別ならびに病期別に分離部の治癒率を算出した．来院中断もしくは転医により癒合判定にいたらなかった症例は除外した．

❹ 手術的治療成績

同時期に受診し保存的治療を行ったが，癒合が得られ

▌Key words

lumbar spondylolysis, conservative therapy, smiley face rod fixation, semi-hard brace, fusion rate

[*]Update of treatment for lumbar spondylolysis
[**]M. Tatsumura（講師），H. Gamada, R. Ishimoto, S. Okuwaki, T. Hirabayashi：筑波大学附属病院水戸地域医療教育センター/茨城厚生連総合病院水戸協同病院整形外科（Dept. of Orthop. Surg., and Sports Medicine, Tsukuba University Hospital Mito Clinical Education and Training Center/Mito Kyodo General Hospital, Mito）；M. Yamazaki（教授）：筑波大学整形外科.
［利益相反：なし.］

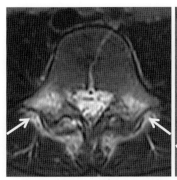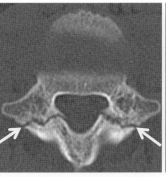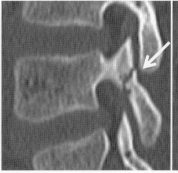

a. 初診時 MRI. 両側の椎弓根周囲に骨髄浮腫がある（矢印）.
b. 初診時 CT 横断像. 両側とも進行期である（矢印）.
　　　　右側　　　　　　　　左側
c. 初診時 CT 矢状断像. 両側とも 2 期である（矢印）.

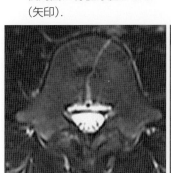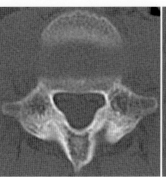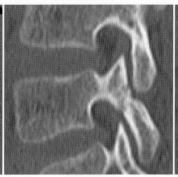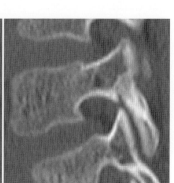

d. 治療後 13 週 MRI. 正常化している.
　横断像　　　　　矢状断像右側　　　矢状断像左側
e. 治療後 13 週 CT. 骨癒合を確認する.

図 1. 症例 1. 10 歳, 男. 罹患高位 L4. 保存的治療の癒合例

なかった症例, もしくは初診時から終末期であった症例のうち, 保存的治療では十分な疼痛コントロールが得られなかった症例に対し smiley face rod 法による分離修復術を行った. 術後 6 ヵ月以上観察しえた症例の術前後の visual analogue scale（VAS）および骨癒合を CT で判定し癒合率を算出した.

II. 結　果

❶ 初診時解析

性別は男性 88 例, 女性 16 例であった. 平均年齢 14.3（8〜18）歳であった.

高位は L3：10 例 13 ヵ所, L4：22 例 39 ヵ所, L5：70 例 86 ヵ所であった. 複数高位に新鮮分離を認めた症例は 4 例 10 ヵ所であった.

病期は水平断分類で分離前期 26 例 26 ヵ所, 初期 65 例 75 ヵ所, 進行期 31 例 37 ヵ所. 矢状断分類で 0 期 11 例 11 ヵ所, 1a 期 30 例 32 ヵ所, 1b 期 25 例 26 ヵ所, 1c 期 30 例 37 ヵ所, 2 期 25 例 32 ヵ所であった.

❷ 保存的治療成績

全体の癒合成績に関しては症例単位では 104 例中 78 例が癒合（癒合率 75.0％）, 分離単位では 140 ヵ所中 105 ヵ所が癒合（癒合率 75.0％）であった. また高位別癒合成績は L3 が 13 ヵ所中 11 ヵ所（癒合率 84.6％）, L4 が 39 ヵ所中 32 ヵ所（癒合率 82.1％）, L5 が 86 ヵ所中 60 ヵ所（癒合率 69.8％）と頭側よりも尾側で癒合率が低下した. さらに病期別癒合成績は水平断分類で分離前期が 26 ヵ所中 24 ヵ所（癒合率 92.3％）, 初期が 75 ヵ所中 62 ヵ所（癒合率 82.7％）, 進行期が 37 ヵ所中 17 ヵ所（癒合率 45.9％）であった. また矢状断分類で 0 期が 11 ヵ所中 9 ヵ所（癒合率 81.8％）, 1a 期が 32 ヵ所中 30 ヵ所（癒合率 93.8％）, 1b 期が 26 ヵ所中 22 ヵ所（癒合率 84.6％）, 1c 期が 37 ヵ所中 28 ヵ所（癒合率 75.7％）, 2 期が 32 ヵ所中 13 ヵ所（癒合率 40.6％）と進行すると癒合率が下がる傾向であった.

❸ 手術的治療成績

手術は 10（男 3, 女 7）例, 平均年齢は 15.3 歳であった. 術後 6 ヵ月以上経過観察し, 最終観察時に癒合を確認できたのは 9 例であった. また術前の平均 VAS は 74 mm で, 術後は 5.6 mm と改善していた.

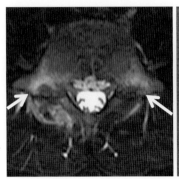
a. 初診時MRI. L5両側の椎弓根周囲に骨髄浮腫がある（矢印）.

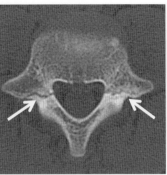
b. 初診時CT横断像. 右初期, 左分離前期である（矢印）.

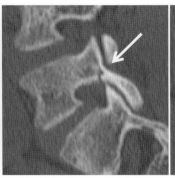
右側　　　　　　　　　左側
c. 初診時CT矢状断像. 右1c期, 左1b期である（矢印）.

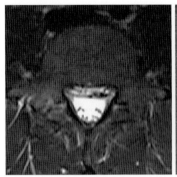
d. 治療後9週MRI. 正常化している.

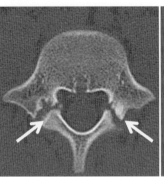
横断像

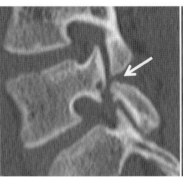
右側矢状断像

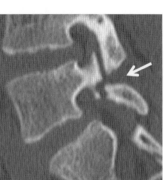
左側矢状断像

e. 治療後9週CT. 分離部は偽関節であることが確認できる（矢印）.

図2. 症例2. 12歳, 男. 罹患高位L5. 保存的治療の偽関節例

III. 症例提示

❶癒合例

症例1. 10歳, 男. 小学4年生. 空手.

初診の10日前から練習中に腰痛が生じ受診となった. MRIでL4の両側の椎弓根周囲に骨髄浮腫があり（図1a）, CTでは横断像で両側とも進行期（図1b）, 矢状断像で両側とも2期（図1c）であった. 半硬性コルセットを装着し運動を禁止とするプロトコルどおりの保存的治療を行った. 治療開始後13週でMRIで正常化（図1d）, CTで骨癒合を確認し（図1e）, 競技に復帰した.

❷偽関節例

症例2. 12歳, 男. 小学6年生. 柔道.

初診の1ヵ月前から腰痛があり, 練習中に痛みが持続し受診となった. MRIでL5の両側の椎弓根周囲に骨髄浮腫を認め（図2a）, CTでは横断像で右初期・左分離前期（図2b）, 矢状断像で右1c期・左1b期（図2c）であった. 半硬性コルセットを装着し運動を禁止とするプロトコルどおりの保存的治療を行った. 治療開始後16週でMRIは正常化したが（図2d）, CTで分離部は偽関節であることを確認した（図2e）.

❸手術例

症例3. 16歳, 女, 高校1年生. ソフトボール.

初診の2年前から腰痛があり, 痛みが悪化してプレーに支障をきたしたため受診となった. 初診時の時点でMRIではL5の両側の椎弓根周囲に骨髄浮腫はなく（図3a）, CTでは横断像で両側とも末期（図3b）, 矢状断像で両側とも3期（図3c）であった. 理学療法, 軟性コルセット装着, 投薬などを行ったが, 痛みが持続するため初診後1年1ヵ月でsmiley face rod法による分離部修復術を行った（図3d）. 手術後は半硬性コルセットを装着し, 術後3ヵ月からコルセットをはずして運動を開始した. 術後5ヵ月から制限なく運動を許可した. 腰痛VASも術前70から術後10に改善し, 自覚的なパフォーマンス低下はなく競技に復帰した. 術後1年の時点でもCTで癒合していた（図3e）.

IV. 考察

腰椎分離症は症状が軽いため受診にいたらないことや自主的な運動中止による自然治癒などがあることも予想され, 罹患患者の全体像が把握することは非常に困難であると考えられる. 本研究は当院を受診したという限定ではあるが, 定めたプロトコルにおける治療を完遂でき

腰椎分離症治療のupdate

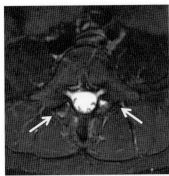
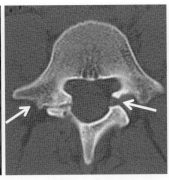
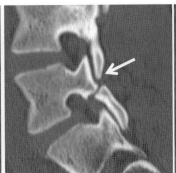

a. 初診時MRI. L5両側の椎弓根周囲に骨髄浮腫を認めない（矢印）.

b. 初診時CT横断像. 両側とも末期である（矢印）.

右側　　　　　左側
c. 初診時CT矢状断像. 両側とも3期である（矢印）.

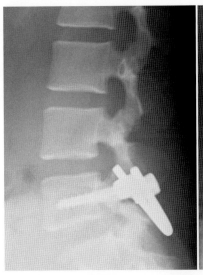
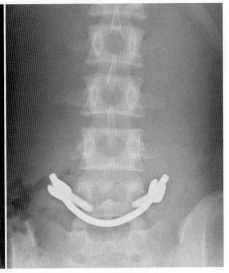

側面像　　　　　正面像
d. 術後X線像. Smiley face rod法による分離部修復術を行う.

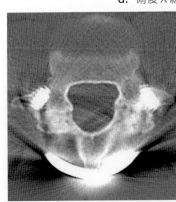
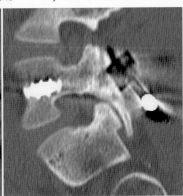
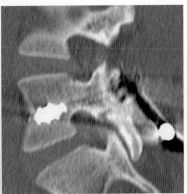

横断像　　　右側矢状断像　　　左側矢状断像
e. 術後1年CT. 癒合が確認できる（矢印）.

図3　症例3. 16歳, 女. 罹患高位L5. 手術例

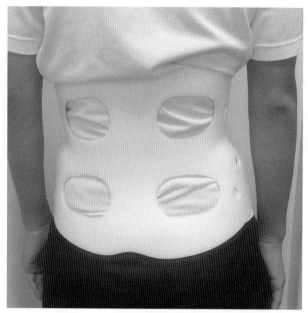

図4. 半硬性コルセット. 当院では腰部固定装具として, 後面は伸展制限を目的とした硬性, 前面は通気性のある軟性でつくられた半硬性コルセットを使用している.

た症例が100例以上となった.

当院における骨髄浮腫を伴う新鮮分離症に対する保存的治療は, 体育を含めた運動禁止を行う. 使用する装具に関して, 後面は伸展制限を目的とした硬性, 前面は通気性のある軟性でつくられた半硬性コルセット(図4)を採寸し, 完成後は夜間以外に使用して腰部の安静に努める. 理学療法による体幹等尺性運動および柔軟運動を導入して, 毎月MRIを撮像し骨髄浮腫が消失してから, CTで分離部の骨性架橋を確認し伸展を含めた運動を開始するという方法に統一している.

本研究における保存的治療による癒合率は, 病期が進行するほど治療成績がわるくなるという報告[4]や, CTで骨折線がみえないがMRIで骨髄浮腫がある分離前期は多くの場合で治癒が得られるという報告[5], L3, L4, L5の順で癒合率が劣るという報告[6]に矛盾しない結果であった.

ただし上記以外にも癒合に影響する因子として, 両側性[7], 低年齢[8], 潜在性二分脊椎[9], 分離部対側に偽関節[10]などは骨癒合率が低下すると報告されており, 多くの因子が骨癒合に影響を与えていると考えられた.

分離部の偽関節は腰痛を生じることがある. 偽関節となり痛みが持続する場合は, 分離部に存在する滑膜を切除して偽関節部を癒合させることが必要といえる. また偽関節化した分離が存在すると下関節突起に椎体の動きが伝わらないため, 尾側の椎間関節が椎体間の動きを制動する後方要素としての働きは損なわれると考えられ

た. そのため前方要素の負担が増加し, 罹患椎体尾側の椎間板変性を引き起こす可能性が高いことが知られている[11]. さらに椎体間のすべりを生じて椎間孔狭窄による神経根症状を呈するまで進行することもあり, 腰椎分離症からすべりへの進行はメタ解析で43%から74%とされている[1]. 分離部修復による分離部の癒合により正常な後方要素が再建されれば, 椎間板変性および分離すべりへの進行を抑制できると考えられる.

椎体間固定を伴わない分離の修復法としてはBuck法[12], hook-rod法[13], Scott法[14]などが存在する. Scott法は横突起までの展開が侵襲的であるため, Buck法およびhook-rod法は, 分離部椎弓の形状により固定が困難になる局面が術中に出現する可能性があるため本研究では分離部修復法としてsmiley face rod法を選択した. 本研究の結果よりsmiley face rod法で分離部の修復により骨癒合を得ることができ, 疼痛に対しても有効であったと判断した.

まとめ

1) 当院における腰椎分離症に対する保存的治療ならびに手術的治療の成績を示した.

2) 偽関節化した分離症に対する分離部修復は有効な治療法であると考えられた.

文献

1) Crawford CH Ⅲ, Ledonio CG, Bess RS et al : Current evidence regarding the etiology, prevalence, natural history, and prognosis of pediatric lumbar spondylolysis ; a report from the scoliosis research society evidence-based medicine committee. Spine Deform 3 : 12-29, 2015
2) Yamashita K, Higashino K, Sakai T et al : The reduction and direct repair of isthmic spondylolisthesis using the smiley face rod method in adolescent athlete ; technical note. J Med Invest 64 : 168-172, 2017
3) 蒲田久典, 辰村正紀, 内田卓郎ほか: 初期・進行期腰椎分離症の病期分類からみた癒合率—水平断分類と矢状断分類の特徴. 日整外スポーツ医会誌 37 : 299-302, 2017
4) 神谷光広, 花村俊太朗, 若尾典充ほか: 成長期腰椎分離症の保存加療における矢状断CTの有用性. J Spine Res 6 : 176-179, 2015
5) 蒲田久典, 辰村正紀, 柴尾洋介ほか: 青少年の腰椎分離症における分離前期症例の検討. J Spine Res 9, 2018 (in press)
6) Goda Y, Sakai T, Sakamaki T et al : Analysis of MRI signal changes in the adjacent pedicle of adolescent patients with fresh lumbar spondylolysis. Eur Spine J 23 : 1892-1895, 2014
7) 吉田 徹, 見松健太郎, 林 典雄ほか: 脊椎分離症に対する対処法の基本原則. 整・災外 48 : 625-635, 2005
8) 吉田 徹: 成長期腰椎分離症の診断と治療. 日腰痛会誌 9 : 15-22, 2003

9) 石本　立, 辰村正紀, 小川　健ほか：腰椎分離症に対し保存療法を施行した症例の検討—潜在性二分脊椎併発の有無と片側・両側分離が癒合率, 癒合期間に及ぼす影響. 関東整災誌 **48**：76-81, 2017

10) 辰村正紀, 蒲田久典, 芋生祥之ほか：片側終末期分離症の対側に発生した腰椎分離症における新鮮分離部の癒合率. 日臨スポーツ医会誌 **25**：367-373, 2017

11) McCunniff PT, Yoo H, Yu C et al：Spondylolysis and end plate arthrosis at L5-S1；a cadaveric study. Orthopedics **40**：E59-E64, 2017

12) Buck JE：Direct repair of the defect in spondylolisthesis；preliminary report. J Bone Joint Surg **52-B**：432-437, 1970

13) Morscher E, Gerber B, Fasel J：Surgical treatment of spondylolisthesis by bone grafting and direct stabilization of spondylolysis by means of a hook screw. Arch Orthop Trauma Surg **103**：175-178, 1984

14) Johnson GV, Thompson AG：The Scott wiring technique for direct repair of lumbar spondylolysis. J Bone Joint Surg **74-B**：426-430, 1992

＊　　　＊　　　＊

成長期腰椎分離症のCT矢状断像による診断・治療

神谷光広　花村俊太朗　若尾典充　平澤敦彦　出家正隆

はじめに

腰椎分離症は成長期に発症する疲労骨折と考えられており、一般人には5〜10%程度、高いスポーツ活動を行うグループでは10〜20%の頻度で発生する[1]。腰椎分離症では10歳代に腰痛のためにたびたびスポーツ活動などが障害される一方で、その成人期の腰痛頻度は一般と同程度と長期の経過は決してわるくないことも報告されている[2]。疲労骨折の骨癒合のためには、スポーツ活動性の高い成長期にスポーツ活動を停止させるため、心身発育への影響も懸念される。できる限り早期での診断と、適切な判断により、スポーツ活動停止期間を短縮させることが治療上の重要な課題でもある。

腰椎分離症の早期診断には発症部位である関節突起間部周囲の骨ストレス反応をMRIで検知することが有用である（図1）[3,4]。一方、関節突起間部の骨ストレス反応による疲労骨折を診断し、病期を分類して治療方針を決定し、骨癒合を判断するにはCTがゴールドスタンダー

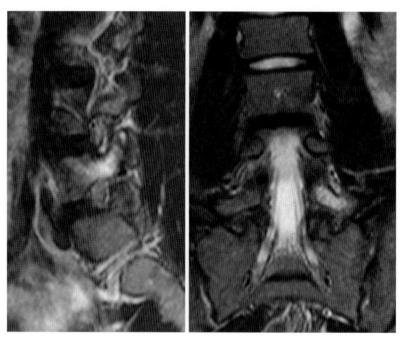

a. 傍矢状断像　　　b. 冠状断像
図1. MRI STIR像. 左L5横突起から椎弓根の高輝度変化を認める.

Key words

spondylolysis, sagittal CT, stress fracture

*Usefulness of sagittal CT image in diagnosis and treatment of lumbar spondylolysis
**M. Kamiya（准教授）：愛知医科大学整形外科（Dept. of Orthop. Surg., Aichi Medical University, Nagakute）；S. Hanamura：あさひ病院整形外科；N. Wakao（講師），A. Hirasawa, M. Deie（主任教授）：愛知医科大学整形外科.
［利益相反：なし.］

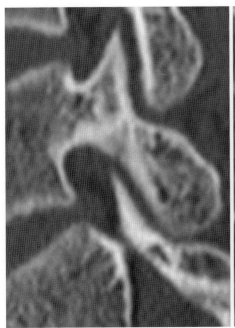 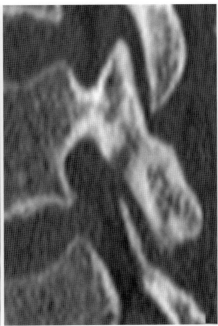 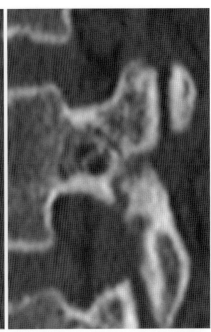

a. Grade 1. 腹側骨皮質の骨折線と骨吸収像   b. Grade 2. 背側骨皮質の連続性あり   c. Grade 3. 背側骨皮質の連続性なし

図2. CT矢状断像分類（文献9より転載）

ドとされている[5]. しかし, CTは放射線曝露を受けるため, 特に放射線感受性の高い成長期では最小限のCTで適切な診断と骨癒合の評価をすることが肝要である. 従来腰椎分離症の病期分類ではCT横断像の形態から初期, 進行期, 終末期と分類されてきた. CT横断像は, 椎間関節突起間部に沿って, 骨折線に直交するように連続スライスするため, 骨折線が腹側皮質骨のみの発症初期では診断が困難である[6]. また, CT横断像病期による骨癒合率は初期62～94％, 進行期0～64％, 終末期0％の骨癒合と報告されており, 骨折線の形態によって判断するため, 進行期の判断については検者により分類の違いが大きいと考えられる. Sairyoらは進行期をMRI T2画像の高輝度変化の有無でさらに2群に分けて高輝度あり60～64％, 高輝度なし0～27％としており[7,8], MRIを組み合わせて骨癒合治療方針を決定することが必要としている. 一方, 現在の整形外科臨床において, 一般の骨折の評価では容易に再構築されるようになったmulti-planar reconstruction（MPR）CT（冠状断像, 矢状断像）や3D画像が用いられるようになっている. 腰椎分離症においても腹側骨皮質から背側皮質に向かって骨折線が進行するため, 進行方向に平行スライスしたCT矢状断像は骨折線の進行程度を判断しやすく, 骨折線の進行程度により骨折部の力学的な安定性を推察して, スポーツ活動復帰へのトレーニング内容, トレーニング強度を決定することにも有用と考えられる.

I. 当科関連施設での調査

われわれはCT矢状断像で腹側か背側に向かって進行する骨折線の進行程度をgrade 1からgrade 3とするCT矢状断像分類（図2）と従来のCT横断像分類との読影者間の信頼性を比較・検討した. その結果, CT横断像を参照にしたCT矢状断像分類がFleiss κ係数0.582と, 読影者間信頼性がもっとも高かった[9].

また, われわれは2000～2011年に当科関連施設を腰痛のために受診した18歳以下腰椎分離症の症例をCT矢状断像によって後ろ向きに調査した. 急性期腰椎分離症の診断で骨癒合を目的とした治療を行った症例が126例あった. そのうち3ヵ月後のCT矢状断像で評価しえた63（男性56, 女性7）例, 100分離であった. 平均年齢は13.1歳, 両側分離37例（74分離）, 片側分離26例であった. これらの症例をgrade 1, 2の不全分離とgrade 3の完全分離に病期分類し, 2群の骨癒合率を比較した.

その結果, 不全分離では, 両側分離で70.5％, 片側分離で96％と良好に骨癒合したのに対して, 完全分離では両側, 片側あわせても16.7％と骨癒合率は低かった. MRI T2強調画像で高輝度であった分離側だけを対象とすると, 不全分離で69例中54例（78.3％）が骨癒合したのに対し, 完全分離では15例中2例（13.3％）しか骨癒合しなかった[10].

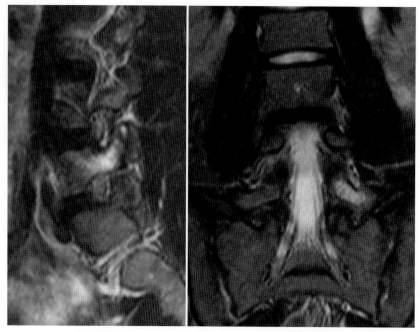

矢状断像　　　　　　　　　　冠状断像

a．初回 MRI STIR 像

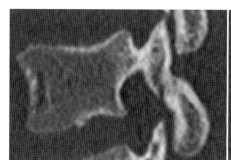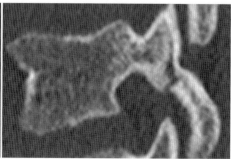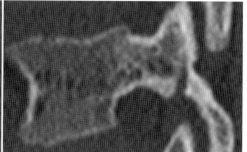

b．初回 CT 矢状断連続スライス像．CT 矢状断分類　grade 2

図 3．症例．14 歳，男．左 L5 分離症（文献 11 より転載）

II．診　療

われわれは上記結果から，次のような診断・治療方針で診療を行っている．

成長期に腰痛を主訴に受診し，MRI 脂肪抑制画像 [short-TI inversion recovery（STIR）像] により関節突起間部から椎弓根〜横突起基部の高輝度を呈し，急性期腰椎分離症（疲労骨折）と診断した症例に全例 CT を撮影し，CT 矢状断像による分類から grade 1，grade 2 の症例には骨癒合を目的とした治療を提案する．骨癒合のための治療方法はスポーツ活動を含めた運動をすべて停止し，伸展制限を目的とし背側部分を硬性とした半硬性コルセットを就寝時以外着用する．運動停止期間は MRI STIR 像で椎弓根部の高輝度像が消退するまでとする．CT による骨癒合評価は 3 ヵ月後に行い，骨癒合不十分で骨癒合治療を継続するときはさらに 3 ヵ月後 CT を撮影している（図 3）．CT 矢状断像分類の grade 3 では 3 ヵ月で骨癒合率は 10％台であることから骨癒合のためにさらに長期の運動停止期間を要するであろうことを説明する．成長期のスポーツ活動では長期の運動停止を望まないことが多いため，骨癒合を目的とせず，骨盤下肢筋タイトネスの改善，体幹筋強化のためのアスレティックリハビリテーションを積極的に行って腰痛の改善を図り，スポーツに復帰する．

一方，成長期の腰椎分離症には骨癒合の有無によらず，腰痛を繰り返したり，日常生活での非特異的腰痛が残存する症例も散見される．今後は腰椎分離症のみならず，成長期の腰痛の病態診断とアスレティックリハビリテーションの効果を検証する必要がある．

まとめ

1）腰椎分離症は MRI STIR 像で骨ストレス反応を探

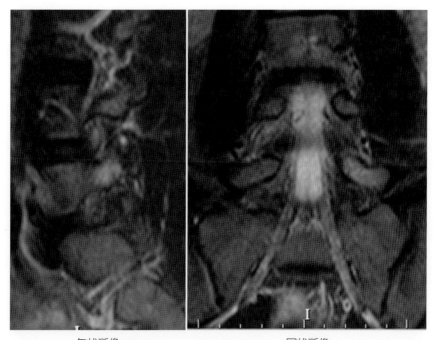

矢状断像　　　　　　　　　　　冠状断像
c．2ヵ月後STIR像．高輝度変化は低下している．

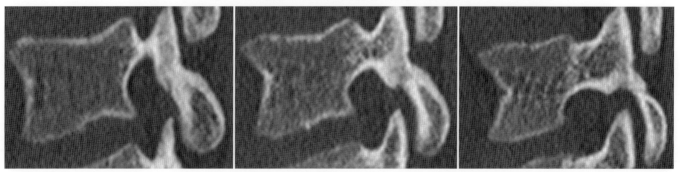

d．3ヵ月後CT矢状断連続スライス像．骨癒合と判断する．
図3（つづき）

知し，CT矢状断像で病期分類を行う．

2）CT矢状断像grade 1, grade 2では，骨癒合治療を推奨し，骨折部が不安定となるCT矢状断像grade 3（完全分離）は，MRI STIR像高輝度の消退に合わせて骨盤下肢の柔軟性を高める運動療法を指導しながら，腰痛に合わせて徐々にスポーツに復帰させることが望ましいと考えられた．

文　献

1) Sakai T, Sairyo K, Suzue N et al：Incidence and etiology of lumbar spondylolysis；review of the literature. J Orthop Sci 15：281-288, 2010
2) 小林良充：成長期腰椎分離症（腰椎疲労骨折）への早期診断と対応―成長期スポーツ選手の腰椎分離症に対する診断と治療．日臨スポーツ医会誌 16：322-330, 2008
3) 大場俊二：成長期腰椎分離症（腰椎疲労骨折）への早期診断と対応―腰椎分離症発生防止への取り組み―早期受診，早期診断のために．日臨スポーツ医会誌 16：339-348, 2008
4) 大場俊二：青少年の腰痛にMRI検査を―腰椎疲労骨折の実態．九州山口スポーツ医研会誌 16：28-34, 2004
5) Ledonio CG, Burton DC, Crawford CH Ⅲ et al：Current evidence regarding diagnostic imaging methods for pediatric lumbar spondylolysis；a report from the Scoliosis Research Society evidence-based medicine committee. Spine Deformity 5：97-101, 2017
6) Terai T, Sairyo K, Goel VK et al：Spondylolysis originates in the ventral aspect of the pars interarticularis；a clinical and biomechanical study. J Bone Joint Surg 91-B：1123-1127, 2010
7) Sairyo K, Sakai T, Yasui N：Conservative treatment of lumbar spondylolysis in childhood and adolescence；the radiological signs which predict healing. J Bone Joint Surg 91-B：206-209, 2009
8) Sairyo K, Sakai T, Yasui N et al：Conservative treatment for pediatric lumbar spondylolysis to achieve bone healing using a hard brace；what type and how long？；clinical article. J Neurosurg Spine 16：610-614,

Ⅱ. 部位別各論 ◆ 1. 脊　椎

2012
9) 神谷光広，花村俊太朗，前田健博ほか：成長期腰椎疲労骨折 CT 分類の信頼性—矢状断 CT 分類と横断 CT 分類の読影信頼性の比較．臨整外 **51**：71-75，2016
10) 神谷光広，花村俊太朗，若尾典充ほか：成長期腰椎分離

症の保存加療における矢状断 CT の有用性．J Spine Res **6**：176-179，2015
11) 神谷光広：外傷性疾患—スポーツ障害を含む．整形外科 **67**：1393-1402，2016

＊　　　＊　　　＊

胸鎖関節・肩鎖関節・肩関節脱臼に対するスポーツ復帰に向けた予防と治療

森　大祐　　馬谷直樹　　水野泰行　　船越　登　　山下文治
小林雅彦

はじめに

　肩鎖関節，肩関節脱臼はスポーツ外傷として比較的遭遇する疾患であり，胸鎖関節脱臼はめずらしいが，見逃してはいけない疾患である．これらの3脱臼は診断の後に，保存的治療を行うか手術的治療を行うかの判断を間違えなければ，良好な治療結果を収められることが多い．しかし，スポーツ選手で，目標が受傷前のレベルでのスポーツ復帰である場合，再発予防への取り組みは重要となる．その場合には，保存的治療と手術的治療の長所，短所を医師は十分に把握し，患者やその家族へのわかりやすい説明をすることは必須である．
　本稿では，胸鎖関節脱臼，肩鎖関節，肩関節脱臼の診断から，受傷前レベルへ復帰かつ再発予防の取り組みについて当院の取り組みを紹介する．

I. 胸鎖関節脱臼

　胸鎖関節脱臼は，肩関節周囲のすべての脱臼のなかで頻度は3%にすぎず，非常にまれな疾患である．タイプとしては前方脱臼と後方脱臼に大別される．受傷機序としては，直達外力あるいは介達外力がある．スポーツ外傷では，直接胸鎖関節外側の鎖骨部への外力や肩後外側部への外力が，鎖骨内側を後方に転位する方向に及ぼすことで，後方脱臼が生じる．前方脱臼の場合は，転倒などにより肩関節が後方に牽引された際に多く起こる．患部の腫脹，圧痛があれば疑う．前方脱臼の場合には，患者は胸骨外側の痛みを伴う腫瘤を訴える．しかし，ここ

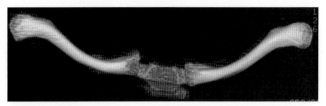

図1. 胸鎖関節3D-CT．左胸鎖関節が前方脱臼している．

で鎖骨内側の骨折の可能性も念頭におく必要がある．後方脱臼の場合には，視診では鎖骨上窩の陥凹がみられることが多い．咽頭の違和感や飲み込みにくいと訴える患者も少なくなく，その場合には後方脱臼を疑い，早急に医療機関を受診させる．

❶ 診　断

　X線像，CTにより可能である．前方脱臼，後方脱臼ともに単純X線前後像では胸骨と鎖骨内側部の位置関係を識別するのはむずかしく，Rockwood撮影（両側40°仰臥位撮影）でその診断が容易になる．しかし，亜脱臼の場合には捻挫との鑑別がむずかしく，CT検査，特に3D-CT（図1）は転位の程度を把握するのが容易で，確定診断に用いられることが多い．

❷ 治療と予防

　前方脱臼の場合は，徒手整復を静脈麻酔，ないしは全身麻酔下で，患者を仰臥位にして両肩甲骨間に砂袋や枕などを入れて胸椎伸展位にさせ，患側肩を90°外転の肢

Key words

sternoclavicular joint dislocation, acromioclavicular joint dislocation, shoulder dislocation, return to sport

*Prevention and treatment for return to sport after sternoclavicular joint dislocation, acromioclavicular joint dislocation, and shoulder dislocation
　要旨は第43回日本肩関節学会において発表した．
**D. Mori, N. Umatani, Y. Mizuno, N. Funakoshi（副院長）, F. Yamashita（理事長）, M. Kobayashi（院長）：京都下鴨病院整形外科（〒606-0866　京都市左京区下鴨東森ケ前町17；Dept. of Orthop. Surg., Kyoto Shimogamo Hospital, Kyoto）．
［利益相反：なし］

Ⅱ．部位別各論 ◆ 2．肩

表1．当院の胸鎖関節脱臼患者の背景および治療

症例	年齢（歳）・性	受傷から治療期間（日）	脱臼タイプ	治　療
1	17・男	1	後方	徒手整復
2	17・男	7	後方	K-wire 固定
3	14・男	1	後方	K-wire 固定
4	14・男	7	後方	K-wire 固定
5	12・女	10	前方	K-wire 固定

K-wire 固定：Kirschner 鋼線による固定

位で鎖骨内側を押し込む．整復後は，約6週間のスリング固定をして肩甲骨を内旋，外転位に保持し，胸鎖関節への負荷を軽減させる．再脱臼の報告は21〜100％と報告者により異なるが，再発率は高い．しかし，亜脱臼や関節不安定が残存しても，機能障害が残らない場合が多い．それゆえ筆者らは，まず患者には「急性前方胸鎖関節脱臼では，亜脱臼位の場合にはスリング固定，脱臼の場合には整復を試みる．胸鎖関節の突出を自覚することもあるが，無症候でスポーツに大きな支障をきたさないことが多い．それゆえに，手術的治療を急性期に必ずしも必要とはしない．しかし，少数ではあるが，症候性の胸鎖関節の不安定感（痛み，浮いた感じ）を自覚し続けた場合には，手術的治療が必要となる場合がある」と説明している．症例5（表1）はもともと不安定感を自覚していて，器械体操の際に脱臼が生じた．

一方，後方脱臼の整復は，前方脱臼同様に麻酔下で，患側上肢を水平伸展させて，助手に鎖骨近位端を経皮的に鉗子で把持させて整復を試みる．ほかの整復法として，患側肩関節を内転位として尾側に牽引をして試みる．Tepolt らは，平均年齢15.2歳，胸鎖関節後方脱臼か鎖骨内側軟骨損傷を伴う患者140例をメタ解析した結果，徒手整復のみが35％，手術的治療のみが30％，徒手整復を試みて手術的治療にいたった症例が47％であったと報告している．さらに，受傷から48時間以内に整復をした場合には55.8％が成功しているが，受傷から48時間以降に徒手整復を試みた場合には30.8％しか成功しなかったと述べている．手術的治療，保存的治療ともに90％以上の患者が再発がなく，受傷以前のレベルに機能回復をしていることから，受傷から48時間以内の徒手整復がもっとも効果的な治療であると結論づけている[1]．

当院での2008〜2017年の胸鎖関節脱臼の患者の整復状況を示す（表1）．対象は5（男性4，女性1）例，平均年齢14.8（12〜17）歳であった．1例は手術室で徒手整復が成功した．4例は徒手整復がうまくいかずに，手術的治療で整復を行った．術後6ヵ月では全例スポーツ復帰をはたし，機能障害はなかった．手術的治療の4例の

うち3例は当院への紹介であり，受傷から当院受診まで数日が経過していた．受傷からの日数が経過していたことは，徒手整復が困難であった要因の一つと考えられる．手術的治療の3例では，早期に治療していた場合には徒手整復が可能であったことが考えられた．

手術的治療は，切開による整復かつ関節包や靱帯の縫合のみ，整復かつ追加処置として縫合糸アンカーの使用や Kirschner 鋼線による一時的固定が報告されている．陳旧例（受傷から1ヵ月以降）では自家腱や同種腱，ないしは生体材料を使用した再建術が報告されている．当院では，Kirschner 鋼線による一時的固定を行ってきたが，鋼線の転位を危惧し，鎖骨側は鋼線を曲げて，鋼線固定中は装具固定で肩関節の運動を禁止した．当院では，Kirschner 鋼線に関する合併症はなかった．急性かつ陳旧性の手術的治療は，ゴールドスタンダードな治療がまだないのが現状である．

Ⅱ．肩鎖関節脱臼

肩鎖関節脱臼は，ほとんどが直達外力で起こる．スポーツ現場では，肩鎖関節の腫脹・変形・圧痛などでおおむね診断はつく．スポーツ現場で，肩鎖関節部の著明な突出がみられる場合には肩鎖関節完全脱臼を疑う．受傷直後では疼痛を伴うことが多く，三角巾固定で医療機関に受診をうながす．

❶ 診　断

Rockwood type 分類が汎用される．肩鎖関節のタイプ分類を正確に把握するために，単純X線像を，両側肩鎖関節を含む前後像と Zanca 撮影（X線管球を尾側に15°傾け撮影），肩鎖関節の後方転位を確認するための腋窩撮影を含めて行う．Rockwood type 分類はさまざまな成書，文献に記載されているが，上記X線像に基づいた診断を述べる[2]．

Rockwood type Ⅰ：X線像では両側比較してほぼ正常である．

Rockwood type Ⅱ：X線像では健側に比して肩鎖関節

は広がりがみられる．烏口鎖骨靱帯間隙は健側に比して増加するが25％までである．

Rockwood type Ⅲ：X線像では健側に比して肩鎖関節は広がりがみられる．烏口鎖骨靱帯間隙は健側に比して25～100％増加する．

Rockwood type Ⅳ：X線像では健側に比して肩鎖関節は広がりがみられることも，ほぼ正常のこともある．後方へ変位が腋窩撮影で確認でき，烏口鎖骨靱帯間隙は健側に比して増加するが健側に近いことも多い．僧帽筋内に鎖骨遠位端が転位している．

Rockwood type Ⅴ：烏口鎖骨靱帯間隙は健側に比して100～300％増加する．

Rockwood type Ⅳは type Ⅲと判別しにくい場合が多い．当院では３D-CTを含むCT撮影も受診日に行っている．臨床的には type Ⅲでは肩鎖関節は徒手的には整復可能なこともあるが，type Ⅳは僧帽筋に鎖骨遠位端が迷入しているため徒手整復は困難なことが多い．

❷タイプ別の治療方針

a．Rockwood type Ⅰ と Ⅱ

保存的治療の適応であることはコンセンサスが得られている．Type Ⅱの場合には，関節円板が損傷していることが多い．Type Ⅰ と type Ⅱでは疼痛軽快するまでは三角巾固定（目安としては，type Ⅰでは１週間と type Ⅱで２週間）としている．運動療法としては，症状に応じて他動運動を開始し，疼痛が消失次第，等張性かつ等尺性運動を開始している．スポーツ復帰の時期に関しては，靱帯修復のためにコンタクトスポーツやオーバーヘッドスポーツは２～３ヵ月は控えるべきであると推奨している[2]．一方，星加らは12例の type Ⅰ，31例の type Ⅱを各々オーバーヘッドスポーツ群とコンタクトスポーツ群（type Ⅰ：２例対10例，type Ⅱ：７例対24例）に分けて積極的保存的治療を行った結果，オーバーヘッドスポーツ群では type Ⅰが平均9.0週，type Ⅱで平均7.4週，コンタクトスポーツ群では type Ⅰが平均5.7週，type Ⅱが平均6.2週でスポーツ復帰をはたし，手術にいたる症例はなかったと報告している[3]．当施設では，疼痛消失，肩甲上腕リズムが獲得でき次第，スポーツ復帰を許可している．しかし，受傷から３ヵ月の間は靱帯修復の過程にあることからコンタクトスポーツではパッドやテーピングを装着してのプレーを推奨している．当施設でも，type Ⅰや type Ⅱの症例が type Ⅲに悪化した症例はみられなかった．

b．Rockwood Type Ⅳ と Ⅴ

Type Ⅳ と Ⅴでは，保存的治療を行った結果，愁訴の残る頻度が高いことから手術的治療が推奨される．当施設でも，愁訴が残らずにスポーツ復帰をめざす場合には手術をすすめている．

c．Rockwood Type Ⅲ

Type Ⅲに対する治療方針はいまだコンセンサスは得られていない．保存的治療で機能障害が残らないことが多いが，筆者らはコンタクトスポーツ競技では肩鎖関節周囲への愁訴が残り，テーピングやパッドをあてて競技を行う選手もみてきた．星加らは，type Ⅲ 13例をオーバーヘッドスポーツ群とコンタクトスポーツ群を４例と９例に分け，積極的保存的治療を行った結果，オーバーヘッドスポーツ群では平均9.3週，コンタクトスポーツ群では平均7.5週でスポーツ復帰をはたし，手術にいたる症例はなかったと報告している．Type Ⅲの症例に対して手術的治療と保存的治療を行った比較研究では，２群間で治療成績に有意差がない報告がいくつも散見する．筋力に関しては２群間で有意差がないという報告もあれば，ベンチプレスの肢位（外転・伸展位）では健側と比して低下し，愁訴が残る症例があったという報告がある．The International Society of Arthroscopy, Knee Surgery and Orthopaedic Sports Medicine（ISAKOS）は，type Ⅲに関してまずは３～６週の保存的治療を推奨し，保存的治療に抵抗する場合は手術も考慮すべきであると唱えている[4]．Petri らは，type Ⅲでは保存的治療を行い，手術にいたっても成功を収めることから，まず保存的治療を行うことは妥当な治療戦略であると述べている．また彼らは，受傷から30日以降から保存的治療を開始しても満足のいく成績は満たせないことも結論づけている[5]．以上より，われわれは type Ⅲの症例のスポーツ復帰をはたすためには，以下のような治療戦略を初診時に患者に述べている．

① おおむね保存的治療でスポーツ復帰は可能であるために，保存的治療を行うべきである．

② 疼痛が受傷から数週以内で軽減傾向にない場合には，保存的治療が奏効しない場合もありうる．疼痛が残存する理由として，受傷をきっかけとした関節唇損傷などを合併していることがあるからである．

③ スポーツ復帰において，競技では大きな支障はないが，ベンチプレスを行う際や水平内転位では肩鎖関節部の愁訴が残ることがある．

④ 手術的治療はおおむね良好であるが，復帰には時間を要する．

以上を説明し，受傷から１ヵ月間は刻々と変化する症状を観察するようにしている．保存的治療の場合には，type Ⅰや type Ⅱと同様な治療を行っている．手術的治療を施行する場合には，後述する解剖学的烏口鎖骨靱帯再建術を施行している．

Ⅱ. 部位別各論 ◆ 2. 肩

❸手術的治療

これまで種々の術式が報告されてきた. 主には, Phemister 変法や Neviaser 変法などのピン固定, Boswarth Screw 固定, 烏口肩峰靱帯移行術, フックプレート固定術, Dewar 法などがあげられる. しかし, 再脱臼やインプラント関連の合併症が高い頻度で起こることから, いまだゴールドスタンダードな治療はないのが現状である. 近年では, 世界的に解剖学的烏口鎖骨靱帯再建術が人気のある手術になりつつある. しかし, 使用インプラントを含む術式の違いなどから報告者により成績がまちまちであり, いまだゴールドスタンダードな術式としてのコンセンサスは得られていない.

筆者らは, 1998 年から施行してきた, 金属製ボタンと人工靱帯を用いた解剖学的烏口鎖骨靱帯再建術後の経過観察期間が 10 年以上の臨床かつ画像成績を報告した[6]. スポーツ選手に限っては, 対象は 14 例 (15 肩) であった. スポーツの内訳はスノーボード, ラグビー, アメリカンフットボール, 陸上競技, ソフトボール, スキーが各々 2 例, レスリング, 柔道が各々 1 例であった. 15 肩の最終経過観察時の Constant スコアは平均 98.2 点であったが, 烏口鎖骨間距離が健側より 87.2% であった症例の Constant スコアは 88 点であり, 運動時の痛みが症状として残っていた. 受傷から手術まで 34 日であったことが整復不良であった原因の一つと考えられる. 最終経過観察時に 13 例はレクリエーションレベルのスポーツ愛好家になっており, スポーツ活動に問題を訴えていなかった. 1 例はプロフェッショナルスポーツ (ラグビー) を 10 年以上継続しており, 肩鎖関節の整復は良好であった (図 2).

Triantafyllopoulous らは, プロフェッショナルアスリートの type Ⅴの肩鎖関節脱臼に対する烏口鎖骨靱帯の再建術の成績を報告し, 受傷前レベルへの可能な限りの早期復帰には, 烏口鎖骨靱帯かつ肩鎖靱帯肩鎖関節の確実な固定が必要と結論づけている[7]. 彼らの報告や自験例の結果から, 早期スポーツ復帰かつ愁訴が残らずにスポーツ活動を継続させるには, 手術時に肩鎖関節を構成する烏口鎖骨靱帯, 肩鎖靱帯, 三角筋僧帽筋筋膜の修復がスポーツ復帰かつ再発予防に必要と考えられた.

Ⅲ. 肩関節脱臼

肩関節脱臼は, 直達や介達外力により肩関節の疼痛と肩峰の陥凹があれば診断は可能である. スポーツ現場で脱臼を整復する場合には, 挙上位整復法か Stimson 法がすすめられる. 疼痛が強いために, Kocher 法や Hippocrates 法は困難な場合が多い. 初回脱臼と反復性肩関節脱臼ではその後の予防が異なるために, 二つに分けて述べる.

❶初回脱臼の予防

初回脱臼整復後の脱臼予防として, Itoi らの報告の後に外旋位固定が推奨されるようになってきたが[8], その後の追試により, 内旋位固定と再脱臼率に有意差がない報告も散見されるようになってきた[9]. これは, 選手のコンプライアンスも問題と考えられる. 若年者の, 特に 10 歳代のスポーツ選手の再脱臼率は外旋位固定でも内旋位固定でも高いことが報告されている[9]. 選手のコンプライアンスもあり, 有効な治療であると言い切れなくなってきた. 初回脱臼でも近年は年齢から予防のために手術を推奨する報告者もいる[10,11]. 以上より, 初回脱臼整復後は以下の方針で予防対策に取り組んでいる.

① 肩関節外旋位固定は有用であるが, 固定は入浴以外常時で 3 週間は必要である. それが困難である場合には, 内旋位で固定を最低 3 週間すべきである.

② 固定後は可能な限り, Bankart 損傷の確認のために, MRI ないしは MRA を受けることをすすめる.

③ 若年者 (10 歳代) に Bankart 損傷や humeral avulsion of the glenohumeral ligament (HAGL 損傷) がみられる場合で, コンタクトスポーツの復帰かつ高いレベルでのスポーツの継続を希望する場合には手術をすすめる.

④ さまざまな社会背景 (チーム事情, 公式戦までの期間, 学生の学年) を考慮して, 手術が困難である, ないしは手術を望まない場合は, 肩関節固定期間を約 4〜6 週間にして, 肩関節をやや拘縮気味にしたほうが肩不安定感の残存が少なくなる可能性があることを説明している.

❷反復性肩脱臼の予防

反復性肩関節脱臼においては, 外旋位固定, 内旋位固定も疼痛軽減のためには効果があるが, 靱帯修復には効果は低い. 弛緩した靱帯への効果の高い治療はないのが現状であるが, 保存的治療では, 以下の二つの治療を試みる価値がある. 一つは, 肩周囲筋を中心とした機能訓練である. 装具療法は, 近年脱臼予防装具が開発され, 選手間でも認識されるようになってきた. 皆川は, 秋田県の高校運動部員に脱臼整復後の希望する治療を調査した結果, 脱臼予防装具が高かったことを報告している[12]. 二つの治療を組み合わせることで, 肩関節不安定感は残存していても競技に取り組むことは可能である. 手術的治療は保存的治療より再脱臼率を下げ, スポーツ復帰に向けた治療として有効であることはコンセンサスが得られている. しかし, 術式により, 再脱臼率は異な

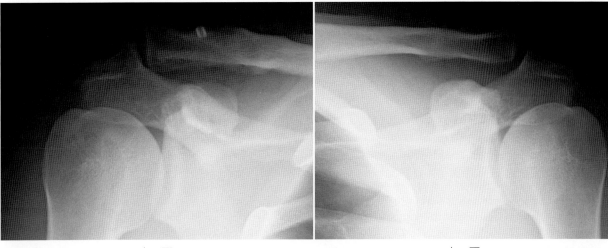

a. 単純X線前後像

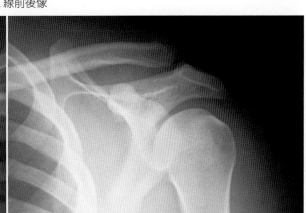

b. 5 kgによる単純X線ストレス撮影像

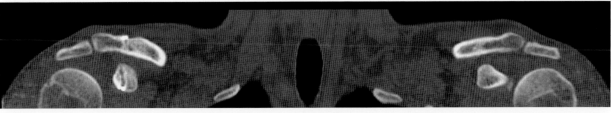

c. CT冠状断像

図2. プロフェッショナルラグビー選手. 解剖学的烏口鎖骨靱帯再建術後145ヵ月画像所見

る. オープン, 関節鏡の違いがあるが, Bankart法かBristow法の術式が主流になってきている. 再脱臼率においてはBristow法に分があるが[11], 選手の背景（スポーツレベル, コンタクトスポーツであるか, 再手術であるか）をふまえて手術を考慮すべきである.

まとめ

1）胸鎖関節, 肩鎖関節, 肩関節脱臼に対する当院の予防・治療方針を紹介した. 一施設で三つの脱臼に関する, 高いエビデンスを得ることは至難なことであると考えられた.

2）保存的治療と手術的治療の臨床データを集積し続けることが, スポーツ選手へのテーラーメイド医療を確立することにつながると考えられた.

文献

1) Tepolt F, Carry PM, Heyn PC et al：Posterior sternoclavicular joint in the adolescent population；a meta-analysis. Am J Sports Med 42：2517-2524, 2014
2) Li X, Ma R, Bedi A, Dines DM et al：Management of acromioclavicular joint injuries. J Bone Joint Surg 96-A：73-84, 2014
3) 星加昭太, 菅谷啓之, 高橋憲正ほか：スポーツ競技者の

肩鎖関節脱臼に対する保存療法—スポーツ復帰に着目して. 肩関節 **38**：422-425, 2014

4) Beitzel K, Mazzocca AD, Bak K et al：ISAKOS upper extremity committee consensus statement on the need for diversification of the Rockwood classification for acromioclavicular joint injuries. Arthroscopy **30**：271-278, 2014

5) Petri M, Warth RJ, Greenspoon JA et al：Clinical results after conservative management for grade Ⅲ acromioclavicular joint injuries；does eventual surgery affect overall outcomes? Arthroscopy **32**：740-746, 2016

6) Mori D, Yamashita F, Kizaki K et al：Anatomic coracoclavicular ligament reconstructions in the treatment of acute acromioclavicular joint dislocations；minimum ten-year follow-up. JBJS Open Access **2**：E0007, 2017

7) Triantafyllopoulos IK, Lampropoulou-Adamidou K, Schizas NP et al：Surgical treatment of acute type Ⅴ acromioclavicular joint dislocations in professional athletes；an anatomic anatomic ligament reconstruction with synthetic implant augmentation. J Shoulder Elbow Surg **26**：E369-E375, 2017

8) Itoi E, Hatakeyama Y, Itoigawa Y et al：Is protecting the healing ligament beneficial after immobilization in external rotation for an initial shoulder dislocation? Am J Sports Med **41**：1126-1132, 2013

9) Whelan DB, Kletke SN, Schemitsch G et：Immobilization in external rotation versus internal rotation after primary anterior shoulder dislocation；a meta-analysis of randomized controlled trials Am J Sports Med **44**：521-532, 2016

10) Longo UG, Loppini M, Rizzello G et al：Management of primary acute anterior shoulder dislocation；systematic review and quantitative synthesis of the literature. Arthroscopy **30**：506-522, 2014

11) 鈴木一秀：肩関節前方不安定症の診断と治療. MB Orthop **30**（4）：9-17, 2017

12) 皆川洋至：反復性肩関節脱臼に対する保存療法. 実践反復性肩関節脱臼—鏡視下バンカート法のABC, 菅谷啓之（編）, 金原出版, 東京, p60-63, 2010

＊　　　＊　　　＊

II. 部位別各論 ◆ 2. 肩

野球選手の肩関節超音波画像所見
──posterosuperior impingement（PSI）の有無と後方関節窩・関節唇の形態*

鈴 木 　 昌　　筒 井 廣 明　　西 中 直 也**

［別冊整形外科 73：119〜124, 2018］

は じ め に

Posterosuperior impingement（PSI）[1]は投球動作の late cocking phase における外転外旋位（abduction and external rotation：ABER 位）で上腕骨頭と後上方関節窩・関節唇が衝突し，その間で腱板が挟まれる現象であり，internal impingement[2]とも呼ばれている．成人野球選手における PSI の報告は以前より多数なされているが，関節鏡所見[2]や MR arthrography（MRA）による報告[3]がほとんどである．いずれも有用な検査ではあるが，関節内圧は非生理的であり，健側との比較は侵襲の大きさを考慮すると現実的ではない．また動態観察は関節鏡視下には可能であるが，MRA では困難である．

現在，運動器に対する超音波（ultrasonography：US）検査は，MRI を凌駕する分解能を有している．生理的な関節内圧下での動態撮影が可能で，健側との比較が容易であり，PSI の描出も可能と考えられる．しかしながら US を用いた報告はわれわれが渉猟しえた限り一つのみであり[4]，さらに野球選手を対象とした報告は見当たらない．

われわれは野球選手における PSI の有無と，それに関与すると考えられる後方関節窩・関節唇の形態について US を用いて調査し，結果を MRA と比較・検討した．

I. 対象および方法

投球側の MRA と両肩の US 検査を施行した，肩痛の既往または症状を有する野球選手 5（大学野球選手 2，プロ野球選手 3）例を対象とした．年齢 25.6±5.1（標準偏差：SD）歳，平均身長 177.6±7.0（SD）cm，体重 76.5±12.5（SD）kg，競技歴 17.2±6.2（SD）年であった．

US 検査は M-Turbo（SonoSite 社，Bothell）［リニアプローブ使用，周波数 10 MHz］を用い，US 使用歴 7 年で肩関節の描出に十分な経験を積んでいる整形外科医 1 名が行った．

評価項目は，まず下垂位において腱板長軸像・短軸像を描出し，腱板・骨頭病変の有無を評価した．次に後方短軸像を描出し，後方〜後上方の関節窩・関節唇の形態を評価した．さらに，Beltran らも報告しているように ABER 位での後方操作から大結節・腱板と後方関節窩・関節唇が描出可能であることから[5]，その肢位において，肩関節内外旋の動態撮影を後方より行い，最大外旋位での PSI の有無を調査した（図 3 参照）．すべて非投球側と比較し評価した．

得られた結果を MRA（冠状断像・矢状断像・水平断像・ABER 位）と比較・検討した．

II. 結 果

腱板長軸像では，5 例に腱板関節包側の不全断裂像を認め，これは MRA でも同様であった．また，4 例に大結節後方の腱板停止部，骨頭軟骨との境界付近（いわゆる bare area から腱板の footprint 内側）に骨頭の陥凹や不整像を認め，これは MRA では骨頭病変（骨嚢胞性病変や骨挫傷病変）として描出されていた（図 1）．

後方短軸像では，5 例すべてに非投球側（図 2b）と比べ投球側の後方関節窩・関節唇が突出する像を呈していた．これは MRA においていわゆる slant appearance[6]

▌Key words

throwing disorder, posterosuperior（internal）impingement, baseball player, ultrasonography

*Ultrasonographic evaluation of posterosuperior impingement and morphology of posterosuperior glenoid rim and labrum in baseball players
**M. Suzuki：昭和大学藤が丘病院整形外科（Dept. of Orthop. Surg., Showa University Fujigaoka Hospital, Yokohama）；H. Tsutsui（客員教授）：昭和大学整形外科；N. Nishinaka（准教授）：昭和大学スポーツ運動科学研究所.
［利益相反：なし.］

II. 部位別各論 ◆ 2. 肩

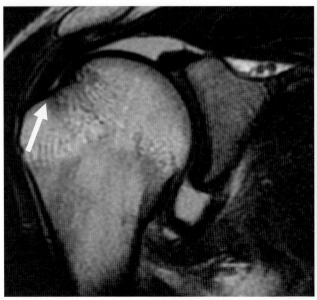

a. MRA T2 強調画像 b. MRA T2 強調脂肪抑制像

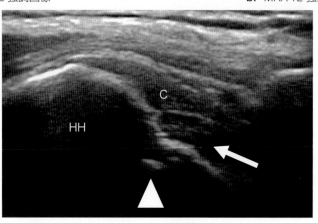

c. US 腱板長軸像

図1. 腱板・骨頭病変の代表例（投球側）. a〜cともに腱板関節包側の不全断裂像を認める（矢印）. cでは骨頭に陥凹像を認め（矢頭），これはbで骨頭の囊胞性病変として描出されている（矢頭）.

（後方関節窩の欠損と後方関節唇の肥大）を描出していた（図2a, c）.

ABER位像では，5例すべてに非投球側（図3a）と比べ投球側で腱板と関節唇が接触し，接触部は低エコー像を呈していた．MRA像においても腱板関節包側の不全断裂と関節唇損傷の所見があり，PSIがUS像で描出されていると考えられた（図3b, c, d）．全例投球に必要な機能訓練を中心とした保存的治療を行ったが，2例は症状が消退せず手術となった．手術例のABER位像では，腱板と関節唇の接触・接触部の低エコー像に加え，関節唇が圧排されてたわみ，関節唇の一部が後方関節窩に乗り上げる像も確認された（図4c, d）．関節鏡視像においても同様の所見があった（図4a, b）．

III. 考 察

PSIの成因に関して，Jobeは前方関節包の弛緩により投球動作のcocking phaseにおいて上腕骨軸の肩甲骨軸に対するhyperangulationが生じるため[7]と考察し，その一方でBurkhartらは，後下方関節包の拘縮によるglenohumeral internal rotation deficit（GIRD）の発生が外転外旋時に上腕骨頭の後上方への移動を引き起こし，その際の剪断力で損傷が生じる[8]と考察しており，一定の見解が得られていない．

PSIの画像評価は，鏡視所見による関節内病変部の接触の確認[2]やMRAによる報告がなされている．MRIよりMRAのほうが腱板関節包側断裂や関節唇損傷の描出に優れ[9]，診断精度は92.9％とする報告もある[10]．さらにMRAにおける外転外旋位での評価が特にthrowing athleteに対しては有用[11]とされている．しかし，MRAでは関節内に造影剤を注入する侵襲性があり，また静止肢位での検査であるため動態撮影は不可能である．USは非侵襲性で動態撮影が可能であり，PSIが描出可能で

野球選手の肩関節超音波画像所見——posterosuperior impingement（PSI）の有無と後方関節窩・関節唇の形態

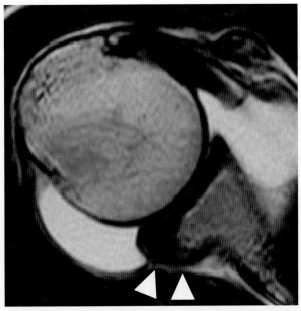

a. MRA T2 強調水平断像

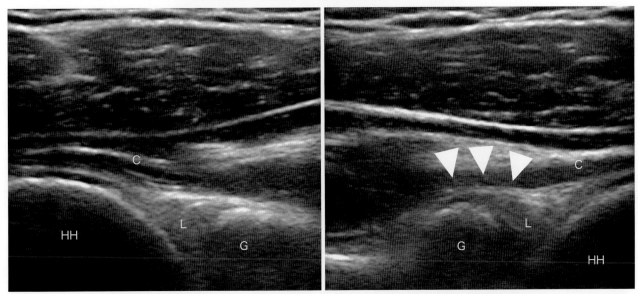

b. US 非投球側後方短軸像　　　　　　　　　　　c. US 投球側後方短軸像

図 2. 後方関節窩・関節唇の形態変化の代表例. c では後方関節窩・関節唇の突出像（矢頭）を認める. これは a で slant appearance（矢頭）として描出されている. G：関節窩　L：関節唇　HH：上腕骨頭

あるならば，外来診療時にその有無を調査し，診断・治療方針の決定に要する時間を大幅に短縮できるため非常に有用と考え，われわれは調査を行った．

Do らは PSI による外転・外旋時の肩関節後方の疼痛を有する成人の 3 例（平均年齢 48.0 歳）に MRI と US を施行し，PSI により生じると考えられる 3 病変（後方〜後上方の関節唇病変，腱板の不全断裂，骨頭側の骨軟骨病変）の有無と，ABER 位におけるこれら 3 病変の接触の有無）について検討した．US は MRI より腱板関節包側の不全断裂の描出に優れており，さらに ABER 位の動態撮影において，後上方骨頭の骨軟骨病変と関節唇との接触が描出可能であり，PSI の描出にも US が有用であると結論付けた[4]．

しかし Do らの報告では健側との比較，鏡視所見や MRA との比較・検討はなされていない．本研究では，US 検査で両側を ABER 位も含めて比較し，さらに ABER 位も最大外旋位まで肢位をとって比較することでより詳細な評価を行い，結果を ABER 位も含む MRA と比較したことに意義があると考えられた．PSI は良好に描出され，US は PSI の描出に有用であった．

Paley らは，投球動作の cocking から acceleration phase において肩後方の疼痛を有するプロ選手 41 例の関

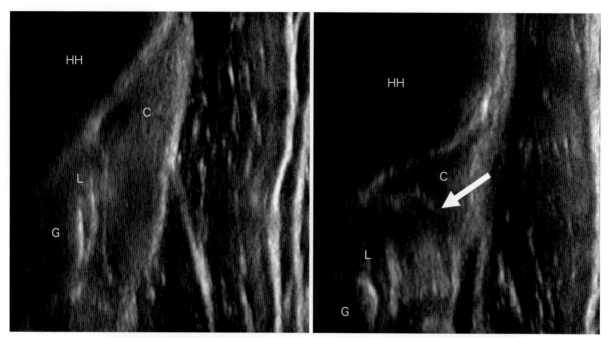

a. US 非投球側 ABER 位像　　　　b. US 投球側 ABER 位像

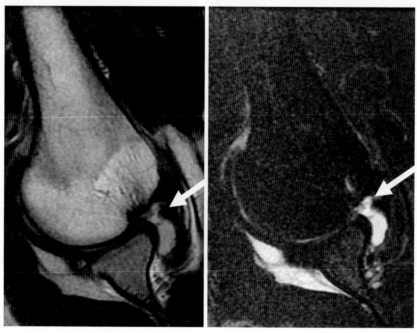

c. MRA T2 強調 ABER 位像　　　　d. MRA T2 脂肪抑制 ABER 位像

図3. **PSI の代表例**. a では投球側の腱板と関節唇が接触し，接触部は低エコーを呈している（矢印）. c・d では腱板関節包側の不全断裂と後上方関節唇損傷を認める（矢印）. G：関節窩　L：関節唇　C：腱板　HH：上腕骨頭

節鏡所見を報告し，約90％に腱板や後方関節唇の毛羽立ちといったPSIによる所見を確認している[12]. 石井らは，無症状もしくはプレーに支障がない程度の肩痛がときどき出現する大学硬式野球選手48例を対象に両肩のMRIを施行し，投球側の肩甲骨関節窩後方の形態変化を31例（65％）に認め，大学生の年代でも潜在性に多くの選手が病変を有していると指摘した[13]. また泉らは平均年齢19歳の投球障害肩患者26例のMRA所見において，slant appearance を24例（92％）に認めたと報告している[6]. 本研究は症例数が少ないものの，諸家の報告と同様に高率な異常所見を認めた.

これらの形態変化が繰り返す投球動作への適応として起こっているのか，症候性の投球障害肩のリスクとなっているのかは一定の見解が得られていない. しかし，PSIを起こしうる不良な身体機能・投球フォームのまま投球を継続することで，腱板病変や関節唇損傷が進行

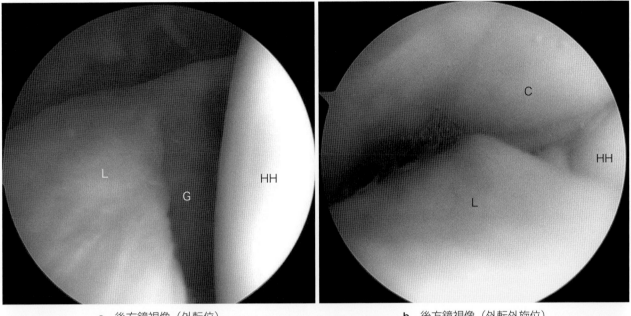

a. 後方鏡視像（外転位）　　　　　　　　　b. 後方鏡視像（外転外旋位）

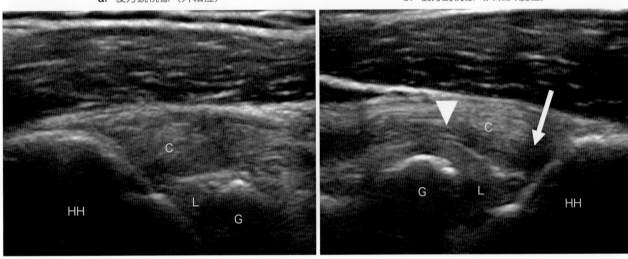

c. US 非投球側 ABER 位像　　　　　　　　d. US 投球側 ABER 位像

図4　手術例の US 像と関節鏡視像．d では c と比べ関節唇が圧排され関節窩後方に乗り上げており（矢頭），腱板との接触部は低エコーを呈している（矢印）．b では腱板と後方関節唇が接触し，PSI が確認できる．G：関節窩　L：関節唇　C：腱板　HH：上腕骨頭

し，症候性となっていくリスクは否定できず，無症候期から投球障害の予防・啓発活動も含めた積極的な介入が必要と考える．

本研究の限界として PSI 発症リスクとしての前方不安定性[5]の評価はなされておらず，今後の課題と考える．

まとめ

1）US 検査と MRA を施行しえた野球選手5例を対象に，腱板・骨頭病変の有無，後方関節窩・関節唇の形態，PSI の有無について調査した．

2）すべての病変が US では MRA と同様に描出され，US は PSI を含む投球障害肩の描出に有用であった．

文　献

1) Davidson PA, Elattrache NS, Jobe CM et al：Rotator cuff and posterior-superior glenoid labrum injury associated with increased glenohumeral motion；a new site of impingement. J Shoulder Elbow Surg **4**：384-390, 1995
2) Walch G, Boileau P, Noel E et al：Impingement of the deep surface of the supraspinatus tendon on the posterosuperior glenoid rim；an arthroscopic study. J Shoulder Elbow Surg **1**：238-245, 1992
3) Tirman PF, Bost FW, Garvin GJ et al：Posterosuperior glenoid impingement of the shoulder；findings at MR imaging and MR arthrography with arthroscopic correlation. Radiology **193**：431-436, 1994
4) Do HK, Lim JY：Ultrasonographic evaluation and feasi-

bility of posterosuperior internal impingement syndrome ; a case series. PMR **9** : 88-94, 2017

5) Beltran LS, Adler R, Stone T et al : MRI and ultrasound imaging of the shoulder using positional maneuvers. AJR **205** : 244-254, 2015

6) 泉　純一, 佐志隆士, 平野義則ほか : 投球障害肩の MR 関節造影. 臨放 **48** : 1283-1286, 2003

7) Jobe CM : Posterior superior glenoid impingement ; expanded spectrum. Arthroscopy **5** : 530-536, 1995

8) Burkhart SS, Morgan CD, Kibler WB : Shoulder injuries in overhead athletes ; the "dead arm" revised. Clin Sports Med **19** : 125-158, 2000

9) Thomas M, David W, Nisha M : Shoulder MR arthrography ; which patient group benefits most? AJR **183** : 969-974, 2004

10) 鈴木一秀, 筒井廣明, 三原研一ほか : スポーツ障害肩の外転外旋位 MR アルトログラム斜位横断像の有用性. 肩関節 **26** : 561-565, 2002

11) Roger B, Skaf A, Hooper AW et al : Imaging findings in the dominant shoulder of throwing athletes ; comparison of radiography, arthrography, CT arthrography, and MR arthrography with arthroscopic correlation. AJR **172** : 1371-1380, 1999

12) Paley KJ, Jobe FW, Pink MM et al : Arthroscopic findings in the overhand throwing athlete ; evidence for posterior internal impingement of the rotator cuff. Arthroscopy **16** : 35-40, 2000

13) 石井壮郎, 向井直樹, 宮川俊平 : 大学野球選手における無症候期の両肩関節 MRI 所見. 肩関節 **34** : 879-883, 2010

＊　　　＊　　　＊

Ⅱ. 部位別各論 ◆ 2. 肩

アスリートにおける外傷性腱板疎部損傷に対する関節鏡視下手術の成績*

四本忠彦**

[別冊整形外科 73：125〜128, 2018]

はじめに

腱板疎部（RI）は肩関節の緩衝部位であるとともに，抵抗減弱部位と考えられている．信原は，傷害によるこの部位の疾患を腱板疎部損傷（RIL）と報告した[1,2]．その後多くの報告がなされ，現在では RIL は，上関節上腕靱帯（superior glenohumeral ligament：SGHL）あるいは中関節上腕靱帯（middle glenohumeral ligament：MGHL）の損傷が本態と考えられている[3]．発症原因の40％は外傷であり，45％がスポーツおよびオーバーユースなどによる小外傷とされている．われわれは，アスリートにおける保存的治療に抵抗する RIL に対し，関節鏡視下手術を行い良好な成績を得たので報告する．

Ⅰ. 対象および方法

❶対　　象

対象は，2011〜2016 年に RIL と診断し積極的なアスレティックリハビリテーションを行った 48 例 48 肩中，症状が残存して競技レベルが維持できず当院で手術を行い，1 年以上経過観察できたアスリート 17（男性 11，女性 6）例 17 肩で，平均年齢 20.7 歳であった．競技は，野球 5 例，バレーボール 2 例，バスケットボール 2 例，サッカー・フットサル 2 例，水泳・水球 2 例，ボルダリング1 例，アメリカンフットボール 1 例，ハンドボール 1 例，ダンス 1 例であった．受傷機転は，軽微な外傷（転倒で軽く手をついた，上肢軽度外転・外旋位で腕を引っぱられたなど）が 12 例，著明な外傷歴がないオーバーユースが 5 例であった．術後経過観察期間は 12〜72（平均29.4）ヵ月であった．

❷手術方法

手術は，全身麻酔下にビーチチェア体位で行った．関節鏡視下に関節内病変を確認し，SGHL・MGHL・上方関節唇の損傷（図 1a〜c）に対し，それぞれ吸収性縫合糸アンカー［Gryphone BR：DePuy Miteks 社製（Raynham），Johnson & Johnson 社販売（東京）］で修復した（図 1d）．SGHL の修復は，アンカーを 12 時半（左肩は11 時半）の位置に挿入し，SGHL 下方とそれに続く関節唇に糸を装着した．MGHL の修復は，MGHL 実質が 12時半の位置に持ち上げられるようにアンカーを 1 時半（左肩は 10 時半）の位置に挿入し，MGHL 下方とそれに続く関節唇に糸を装着した．糸の縫合は下垂最大外旋位で行った．SGHL や MGHL を修復した後，外転外旋位で上方関節唇の peel back 現象が残存する場合，11 時（左肩は 1 時）にアンカーを挿入して後上方の関節唇修復を追加した．

❸後　療　法

術後 3 週間は外転 30° の装具固定とした．術翌日から肩甲骨周囲筋の等尺性運動から開始した．術後 3 週から自動介助挙上訓練を徐々にすすめ，術後 6 週から自動外旋・外転位を許可した．術後 3 ヵ月の CT と MRI で，アンカー孔の拡大や修復部の再断裂がないことを確認し，可動域（ROM）や筋力に応じてアスレティックリハビリテーションすすめ，術後 6 ヵ月での競技復帰をめざしてトレーニングに移行した．

❹評価項目

評価項目は，術前・後の下方牽引テスト[4]，RI 圧痛，

Key words

rotator interval lesion, arthroscopy, athlete

*Clinical outcome of rotator interval repair for rotator interval lesion in athletes
**T. Yotsumoto（部長）：京都九条病院関節・スポーツ整形外科（Dept. of Joint and Sports Orthop. Surg., Kyoto Kujo Hospital, Kyoto）.
［利益相反：なし］

II. 部位別各論 ◆ 2. 肩

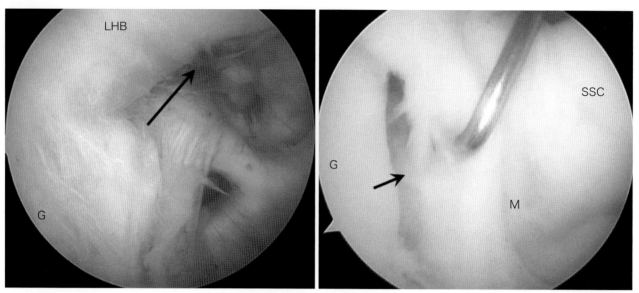

a. SGHL 損傷例（右肩前方鏡視）．SGHL の関節窩側のレリーフが消失している（矢印）．

b. MGHL 損傷例（右肩前方鏡視）．MGHL が関節唇付着部ごと関節窩から剥離している（矢印）．

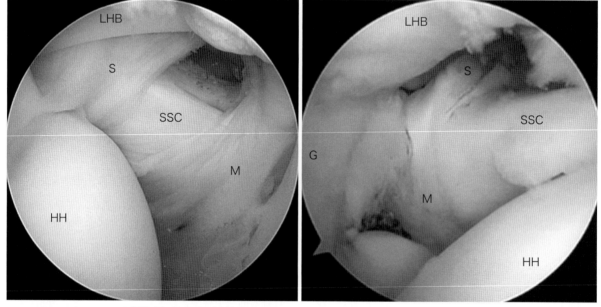

c. SGHL と MGHL の損傷例（左肩後方鏡視）．SGHL と MGHL の緊張がないため，下方牽引すると骨頭が下方へ亜脱臼する．

d. SGHL と MGHL の修復後．両靭帯ともに緊張が戻り，下方牽引しても骨頭の亜脱臼は消失する．

図 1. 手術所見． G：関節窩，HH：骨頭，LHB：上腕二頭筋長頭腱，M：MGHL，S：SGHL，SSC：肩甲下筋

crank テストの陽性率を調査した．術前 MRI T2 強調画像で RI 周囲の高信号領域の有無，術中に修復した部位を調査し，日本整形外科学会肩関節疾患治療判定基準（JOA スコア），日本肩関節学会肩のスポーツ能力評価法（JSS-SSS），日本肩関節学会肩関節不安定症評価法（JSS-SIS）で臨床成績を評価した．また，競技復帰の程度を主観的に評価した．統計学的検討は paired-t 検定と Wilcoxon 符号順位検定を用い，$p < 0.05$ を有意差ありとした．

II. 結　果

全例，感染や神経損傷などの術後合併症はなかった．下方牽引テストの平均陽性率は術前 88.2％ から術後 6％ に，RI 圧痛は術前 70.6％ から術後 17.6％ に，crank テストは術前 64.7％ から術後 23.5％ となった．MRI T2 強調画像では RI 周囲の高信号領域を 88.2％ に認めた．17 例中 MGHL 修復を 17 例，SGHL 修復を 13 例，上方関節唇修復を 10 例に施行した．症状出現前を 100％ としたときの競技復帰の程度は，平均 89.4％ であった（表 1）．JOA

アスリートにおける外傷性腱板疎部損傷に対する関節鏡視下手術の成績

表1. 症例一覧. 身体・画像所見, 修復部, 競技復帰

症例	年齢(歳)・性	競　技	受傷機転	下方牽引テスト(術前/術後)
1	25・男	野　球	オーバーユース	(＋/＋)
2	18・女	フットサル	軽微な外傷	(＋/−)
3	18・女	バスケットボール	オーバーユース	(＋/−)
4	24・男	野　球	軽微な外傷	(＋/−)
5	36・男	ボルダリング	軽微な外傷	(＋/−)
6	19・女	ダンス	オーバーユース	(＋/−)
7	38・男	サッカー	軽微な外傷	(＋/−)
8	15・女	バスケットボール	軽微な外傷	(＋/−)
9	16・男	水　泳	軽微な外傷	(＋/−)
10	19・女	バレーボール	軽微な外傷	(＋/−)
11	23・男	野　球	オーバーユース	(＋/−)
12	15・女	バレーボール	軽微な外傷	(＋/−)
13	16・男	野　球	オーバーユース	(＋/−)
14	18・男	ハンドボール	軽微な外傷	(＋/−)
15	18・男	野　球	軽微な外傷	(−/−)
16	19・男	アメフト	軽微な外傷	(＋/−)
17	15・男	水　球	軽微な外傷	(−/−)

症例	RI 圧痛(術前/術後)	crank テスト(術前/術後)	術前 MRI所見あり	修復部	競技復帰(%)
1	(＋/＋)	(＋/−)	(＋)	S, M	60
2	(＋/−)	(＋/−)	(＋)	S, M, 上方関節唇	100
3	(＋/−)	(＋/−)	(＋)	S, M, 上方関節唇	90
4	(＋/−)	(＋/＋)	(＋)	S, M, 上方関節唇	90
5	(＋/−)	(−/−)	(−)	S, M, 上方関節唇	100
6	(−/−)	(−/−)	(＋)	M	100
7	(＋/＋)	(＋/＋)	(＋)	S, M, 上方関節唇	80
8	(＋/−)	(−/−)	(＋)	M	100
9	(＋/−)	(＋/−)	(＋)	M	100
10	(＋/−)	(−/−)	(＋)	S, M, 上方関節唇	100
11	(−/−)	(＋/−)	(−)	S, M, 上方関節唇	80
12	(−/−)	(−/−)	(＋)	S, M, 上方関節唇	100
13	(＋/＋)	(＋/＋)	(＋)	S, M, 上方関節唇	60
14	(＋/−)	(＋/−)	(＋)	S, M	80
15	(−/−)	(−/−)	(＋)	M	90
16	(−/−)	(＋/−)	(＋)	S, M	90
17	(＋/−)	(−/−)	(＋)	S, M, 上方関節唇	100

S：上関節上腕靱帯, M：中関節上腕靱帯

スコアは術前平均74.7±7.6点から術後平均97.6±3.3点に, JSS-SSSは術前平均46.5±15.0点から術後平均89.7±12.1点に, JSS-SISは術前平均64.5±6.5点から術後平均93.5±6.6点に, それぞれ統計学的に有意に改善した(図2).

Ⅲ. 考　察

RILは, 以前は関節包の伸長・菲薄化により, 下方および前後の不安定性を呈する病変と考えられていた. 近年では, MGHL損傷によりマイナーな不安定性を発症し

疼痛の原因となると報告されている[5,6]. また, SGHL損傷や, SGHLやMGHLの付着部である前方関節唇損傷も前上方のマイナーな不安定性を惹起すると考えられている[3,7,8]. 軽微な外傷やオーバーユースに起因して, 肩関節に疼痛や不安定感を生じて受診する患者のなかには,「はずれた感じがしたがすぐ戻った」,「脱臼まではしていないが脱臼する感じがする」との訴えが少なからず存在する. 肩関節前下方脱臼の典型的な所見である外転外旋位での不安定感を生じず, 画像所見上も著明なBankart病変やHill-Sachs病変もないが, 疼痛や不安定感の

127

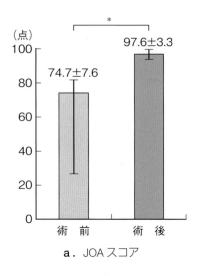
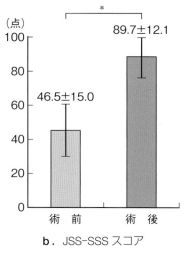
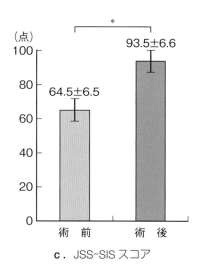

a. JOAスコア　　b. JSS-SSSスコア　　c. JSS-SISスコア

図2. 結果. *$p<0.05$

残存によりパフォーマンスが戻らず，競技復帰できないアスリートに遭遇することがある．筆者らも，これらのアスリートで下方牽引テスト[4]やRI圧痛，crankテスト，MRI T2強調画像でRI周囲の高信号領域[9,10]があれば，RILの存在を考え，肩甲骨・体幹部を含めた積極的運動療法・アスレティックリハビリテーションを行っている．

外科的治療に関しては，従来はRI閉鎖術が行われてきたが，病態の解明と関節鏡視下手術の発達により，RI修復術の報告が増えており[8,11,12]，筆者らも修復術を行い良好な成績であった．SGHLやMGHLの付着部は12～1時の間とされている[13]ことから，筆者らも解剖学的修復をめざしてアンカーの挿入位置に注意している．また，修復後の外旋制限の報告もあるため[8,11]，アンカー糸の縫合時は下垂最大外旋位としており，術後に著明な外旋制限例はなかった．

本研究では，術中SGHLやMGHLを修復後に，外転外旋位でpeel back現象の残存を疑った10例に，後上方の関節唇修復術を追加している．これは，いわゆるSLAP損傷の病態が混在していた可能性が否定できない．術前のMRIでは明らかなSLAP損傷はなかったが，今後は超音波などで動的にもSLAP損傷の有無を確認すべきと考えられた．

まとめ

1) アスリートにおける保存的治療に抵抗するRILに対し，関節鏡視下RI修復術を行い良好な成績を得た．

2) マイナーな不安定性や長引く疼痛を有する症例はRILの存在を考慮し，治療を行うべきと考えられた．

文献

1) 信原克哉：Rotator interval lesion. 肩関節 **9**：64-69, 1985
2) Nobuhara K, Ikeda H：Rotator interval lesion. Clin Orthop **223**：44-50, 1987
3) 橋本　淳, 信原克哉：腱板疎部損傷の病態・診断・治療. MB Orthop **16**（5）：119-126, 2003
4) 熊谷　純, 佐藤克巳, 小松田辰郎ほか：腱板疎部損傷に対する下方牽引テスト. 肩関節 **30**：321-324, 2006
5) Savoie FH, Papendik L, Field LD et al：Straight anterior instability；lesions of the middle glenohumeral ligament. Arthroscopy **17**：229-235, 2001
6) Castagna A, Nordenson U, Garofalo R et al：Minor shoulder instability. Arthroscopy **23**：211-215, 2007
7) 中村和史, 渡邊幹彦：投球障害肩の腱板疎部鏡視所見と病態について. 肩関節 **33**：815-818, 2009
8) 山田真一, 米田　稔：腱板疎部損傷に対する鏡視下修復術の手術成績. 肩関節 **33**：293-297, 2009
9) 信原克哉：肩—その機能と臨床, 第3版, 医学書院, 東京, p126-127, 2001
10) 吉田雅人, 後藤英之, 多和田兼章ほか：スポーツにおける前上方肩障害のMRI評価. 肩関節 **35**：961-963, 2011
11) 名越　充, 橋詰博行, 廣岡孝彦ほか：腱板疎部損傷に対する鏡視下手術. 肩関節 **35**：555-558, 2011
12) 名越　充, 廣岡孝彦, 島村安則ほか：投球障害における腱板疎部損傷に対する鏡視下手術. 肩関節 **36**：767-770, 2012
13) Tuoheti Y, Itoi E, Minagawa H et al：Attachment types of the biceps tendon to the glenoid labrum and their relationships with the glenohumeral ligaments. Arthroscopy **10**：1242-1249, 2005

*　　*　　*

Ⅱ．部位別各論 ◆ 3．肘

難治性上腕骨外側上顆炎における鏡視下手術前後のMRIによる画像評価と術後成績*

上原大志　西中直也**

［別冊整形外科 73：129〜134, 2018］

はじめに

難治性上腕骨外側上顆炎（外側上顆炎）の病態は，短橈側手根伸筋（extensor carpi radialis brevis：ECRB）起始部における腱付着部炎ではなく，組織学的には炎症細胞浸潤を欠く血管増生を伴う腱の変性・微小断裂であり，腱付着部症とされている[1]．保存的治療に抵抗する難治例に対して鏡視下にECRB起始部を掻爬する手術が近年行われ，良好な短期成績が報告されているが[2,3]，術前後におけるECRB起始部の詳細な画像評価はなされていない．術前にECRB起始部の状態を把握することは手術適応，また患者への術前インフォームド・コンセントに有用である．また術後に掻爬した部位がどのように変化するのかは，今後の術式の改良や長期予後の予測に重要と考えられる．

本稿では，鏡視下手術を施行した外側上顆炎のECRB起始部における術前後のMRI所見を評価し，さらにECRB起始部の再生状態と術後成績との関連性を検討したので報告する．

Ⅰ．対象および方法

外側上顆炎の診断で鏡視下手術を施行した20例23肘を対象とした．手術時平均年齢は48.8（38〜65）歳，術前保存的治療の平均期間は15.5（6〜40）ヵ月であった．保存的治療は，局所安静に加え肩甲帯から前腕にかけてのストレッチなどを指導し，さらにECRB起始部へのステロイド注射（トリアムシノロンアセトニド10 mg）を計3回の限度内で施行した．

手術適応は，6ヵ月以上の保存的治療で治療効果が得られず，MRI脂肪抑制像（STIR像）でECRB起始部に高輝度変化を有する症例とした．

手術は側臥位，肘90°屈曲位で行い，前方の処置として遠位内側ポータルより鏡視し，ECRB起始部を観察した．前外側ポータルより関節包を含めたECRB起始部の掻爬を行った．次に後方の処置は後外側（ソフトスポット）ポータルより鏡視し，滑膜ひだを認めた場合は2〜3 cm外側にもう一つ後外側ポータルを追加し，滑膜ひだを切除した．

後療法は特に固定は行わず，術翌日より痛みのない範囲で自動運動を許可したが，術後4週間は日常生活動作（ADL）上最小限の動作のみにとどめ極力安静を指示した．肘関節に関しては可動域（ROM）を維持したまま，肩甲帯から前腕にかけてのストレッチなどを指導し，術後2ヵ月はECRB起始部に負荷がかかるような肉体労働やスポーツなどを禁止した．

検討項目として，MRI所見はSIGNA（GE HJ社，四日市）［HDxtもしくはHDe］1.5 T, FSE法 STIR（TR/TE 5000/52），冠状断，スライス厚/スライスギャップ3 mm/0.5 mm，撮像視野（FOV）16 cmを用い，ECRB起始部を観察した．評価したスライス位置は，外側上顆のほぼ中央部で，さらに病変部がもっとも明確になる位置で評価した．高輝度変化があるものをtype 1（high intensity type），関節液と同等の強い高輝度を示すものをtype 2（detachment type），ECRB起始部の断裂断端を認めるものをtype 3（rupture type）と三つに分類し（図1），実際の鏡視所見でBaker分類[2] type Ⅰ, type Ⅱ, type Ⅲ（図2）にそれぞれ対応すると仮説を立て画像診断の精度の検討をした．さらにMRI分類の検者内，

▌Key words

lateral epicondylitis, arthroscopic treatment, perioperative MRI evaluation, postoperative result

---

*Evaluation of perioperative MRI findings and clinical outcome after arthroscopic treatment of refractory lateral epicondylitis
**T. Uehara（医長）：豊見城中央病院整形外科（☎ 901-0243　豊見城市字上田25；Dept. of Orthop. Surg., Tomishiro Central Hospital, Tomishiro）；N. Nishinaka（准教授）昭和大学藤が丘病院整形外科.
［利益相反：なし.］

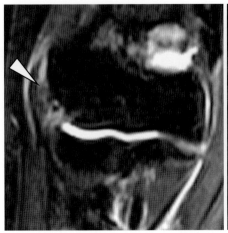 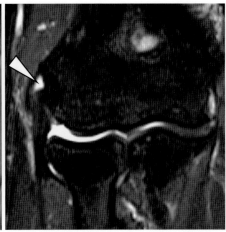 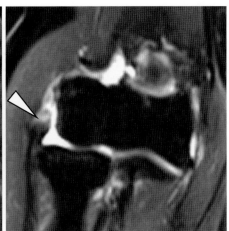

a．Type 1（high intensity）．高輝度変化（矢頭）　　b．Type 2（detachment type）．関節液と同等の強い高輝度変化（矢頭）　　c．Type 3（rupture type）．ECRB 起始部の断裂断端の存在（矢頭）

図 1．ECRB 起始部の術前 MRI 分類．STIR 冠状断像

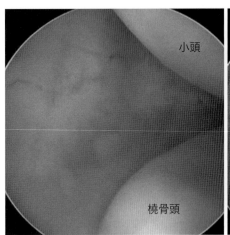 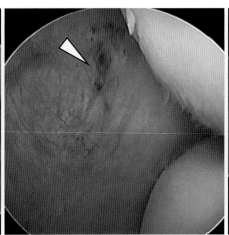 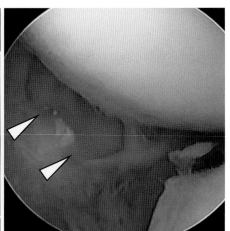

a．TypeⅠ．関節包に断裂なし　　b．TypeⅡ．関節包の縦断裂（矢頭）　　c．TypeⅢ．関節包の完全断裂（矢頭）

図 2．Baker 分類．鏡視像

表 1．術前 MRI 分類と Baker 分類の比較

Baker 分類	MRI 分類		
	type 1 (high intensity)	type 2 (detachment)	type 3 (rupture)
typeⅠ	5	0	0
typeⅡ	2	8	2
typeⅢ	0	0	6

検者間の診断一致度を，重み付けκ係数を用いて評価した．術後 MRI を撮影しえた 17 肘に対しては，同様の撮像法を用いて掻爬した ECRB 起始部の術後経時的変化を術後 3 ヵ月，6 ヵ月で観察し，再生状態を検討した．評価したスライス位置は，術前評価したスライス位置にもっとも近い位置とした．また，術後臨床成績は visual analogue scale（VAS）と日本整形外科学会-日本肘関節学会肘機能スコア：上顆炎（JOA-JES スコア）を用いて評価した．また，掻爬した ECRB 起始部の MRI 所見と術後成績の関連性を，MRI での再生状態別に臨床成績を比較し評価した．統計学的検討には Mann-Whitney U 検定と Wilcoxon 符号順位検定を用い，危険率 5％未満を有意差ありとした．

Ⅲ．結　果

術前 MRI 分類は type 1 が 7 肘，type 2 が 8 肘，type 3 が 8 肘であったのに対し，Baker 分類は typeⅠが 5 肘，typeⅡが 12 肘，typeⅢが 6 肘であった（表 1）．術前 MRI 分類 type 1 の 7 肘は Baker 分類 typeⅠが 5 肘，typeⅡが 2 肘で感度 100％，特異度 89％，精度 91％と感度が高かった．Type 2 の 8 肘は全例 Baker 分類 type

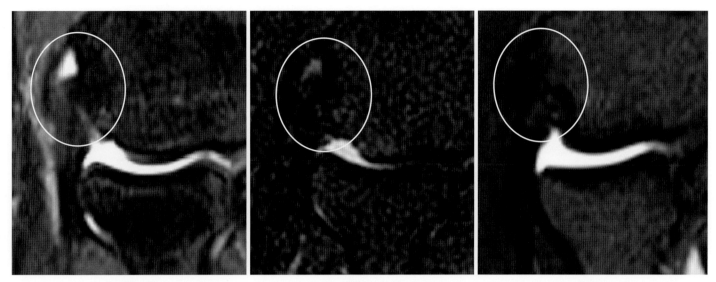

a．術前　　　　　　　　　　b．術後3ヵ月　　　　　　　　c．術後6ヵ月
図3．MRI STIR 冠状断像．Type 1．修復例． 術後3ヵ月で高輝度変化なく，ほぼ正常化している（円内）．

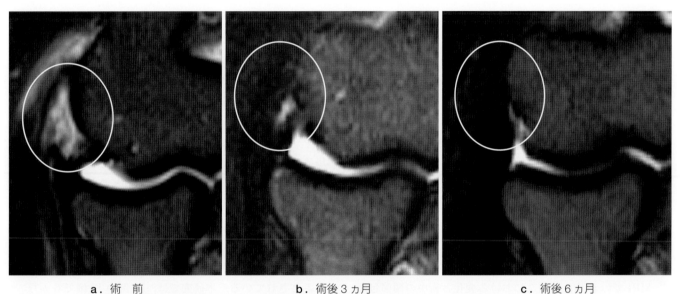

a．術前　　　　　　　　　　b．術後3ヵ月　　　　　　　　c．術後6ヵ月
図4．MRI STIR 冠状断像．Type 2．修復例． 術後6ヵ月で高輝度変化なく，ほぼ正常化している（円内）．

Ⅱで感度67％，特異度100％，精度83％と特異度は高かったが感度は低かった．type 3 の8肘は Baker 分類 type Ⅱ が2肘，type Ⅲ が6肘で感度100％，特異度88％，精度91％と感度が高かった．また，MRI 分類の診断一致度（重み付け κ 係数）は，検者内，検者間でそれぞれ 0.8138（excellent），0.7206（good）であり，十分高いと判断された．

術後 MRI における ECRB 起始部の経時的変化は，術後3ヵ月で5肘（図3），6ヵ月で7肘（図4）が高輝度変化はみられずほぼ正常化した（低輝度群）．修復しなかった5肘も術後3ヵ月，6ヵ月と治癒傾向を認めたが，3肘は高輝度変化が残存し，2肘は一部欠損が残存した（高輝度群）[図5]．

術後6ヵ月における臨床成績は VAS で術前平均 7.8（7～9）が術後平均 1.5（0～4）に，JOA-JES スコアで術前平均 31.8（27～44）点が術後平均 89.2（61～100）点と全例術前より改善していた．しかし，VAS で3以上，JOA-JES スコアで80点以下と，改善の不完全な症例が3例（低輝度群1肘，高輝度群2肘）存在した．

MRI における再生状態別の臨床成績は，術後3ヵ月で低輝度群5肘の VAS は平均 1.6（0～3），JOA-JES スコアは平均 86（63～100）点，高輝度群12肘の VAS は平均 2.3（1～5），JOA-JES スコアは平均 79（51～95）点であり，両群ともに術前より有意に改善したが，両群間

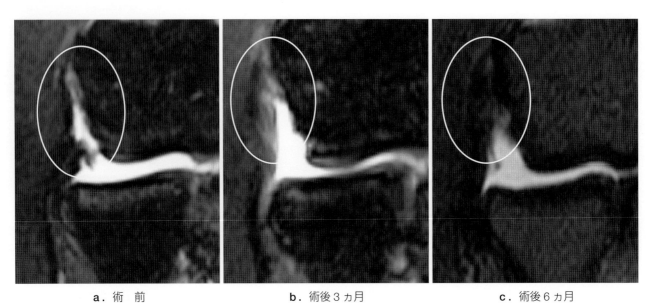

　　　a．術　前　　　　　　　　　　　b．術後3ヵ月　　　　　　　　　　c．術後6ヵ月

図5．MRI STIR 冠状断像．Type 3．非修復例．術後6ヵ月で修復傾向（欠損部の縮小，輝度の低下）があるが，一部欠損が残存している（円内）．

に有意差はなかった．術後6ヵ月でも同様に低輝度群12肘のVASは平均1.2（0〜3），JOA-JESスコアは平均91（73〜100）点，高輝度群5肘のVASは平均2.2（1〜4），JOA-JESスコアは平均85（61〜95）点であり，VAS，JOA-JESスコアはともに低輝度群でよい傾向にあったが有意差はなく，ECRB起始部の術後MRI所見と臨床成績に関連性はなかった．

Ⅲ．考　察

外側上顆炎のMRI所見としてT2強調画像におけるECRB起始部の高輝度変化が指摘されている[4]が，鏡視所見と比較・検討した報告は少ない．森谷ら[5]は，術前MRIでのECRB起始部における変化と術中の関節包断裂（Baker分類type Ⅱ，Ⅲ）に関連性はなかったと述べているが，MRIの評価がT2強調画像における高輝度変化の存在のみである．MRIでの輝度の上昇は，病変部における浮腫性の変化や血管の増生した肉芽組織の存在でも生じると考えられるため，関節包断裂とは相関しなかった可能性がある．そのため本研究では高輝度変化のみではなく，輝度の強さやECRB断裂断端の存在など詳細にMRIを評価し，鏡視所見のBaker分類と比較・検討した．それぞれの診断精度はおおむね良好であり有用な画像診断と考えられたが，MRI分類type 2のみ感度が低く，Baker分類type Ⅱの診断が困難であった．その原因としてtype 2の強い高輝度変化は亀裂の入った関節包からの関節液の流入を示していると考えられたが，亀裂が小さく表面に被膜などが形成している症例は関節液が流入しないことがあげられ，そのような症例はtype 1と判定されていた．またECRBの断裂断端を認めtype 3と分類したもののなかに，スライスによって関節包が薄く残存している例が存在した．鏡視所見でのBaker分類はECRB起始部を裏打ちする関節包の状態を評価するため，画像診断とギャップを生じたと考えられた．ギャップを埋めるにはスライス厚を薄くすることや静磁場強度の高い装置（3 T）を使用し解像度を上げるなど，関節包も含めたより詳細な観察が必要と考えられた．

外側上顆炎の鏡視下手術後に掻爬したECRB起始部の再生状態を画像的に評価した報告はない．腱の再生（治癒）過程には，同時に損傷を受けた周囲組織からの細胞増殖に始まる瘢痕組織による治癒と腱組織自身の再生があるとされている．本研究では，17例中12例で6ヵ月以内にMRI上掻爬したECRB起始部に新たな組織が形成されており，術後3ヵ月から6ヵ月で正常腱に近い輝度の低下が観察された．本研究では病理学的検討は行っていないため，新生組織に腱成分が含まれているのかは不明であるが，ECRB起始部でも手術による不良な肉芽組織の掻爬，新鮮化によって血腫を形成し，新たな肉芽・瘢痕組織から成熟した腱様組織が再生される可能性が示唆された．

本研究から臨床成績と術後MRI所見に関連性はなかった．外側上顆炎のECRB起始部の病理所見は微小断裂による血管に富んだ線維性の肉芽組織であり，進行すると不全，完全断裂へと進行し，組織の再生が失われるとされる．また，その肉芽組織には多数の神経終末と疼痛伝達物質であるsubstance Pやcalcitonin gene-related peptideが多く存在していると報告されてい

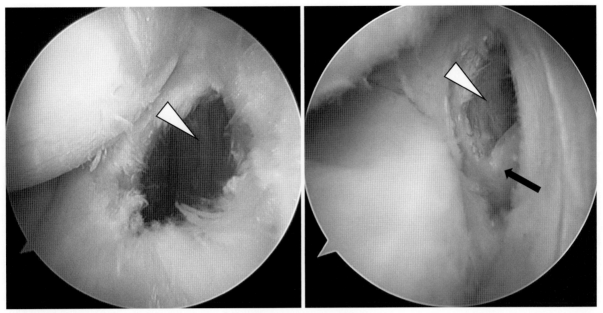

a．正常な ECRL　　　　　　　　　　b．変性した ECRL

図 6．ECRL の鏡視像． 矢頭：ECRL，矢印：ECRB

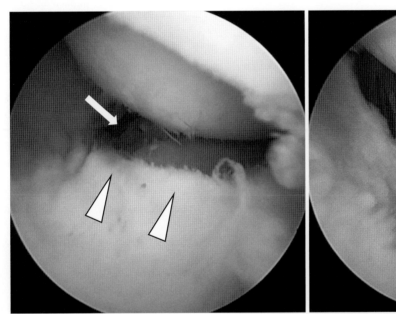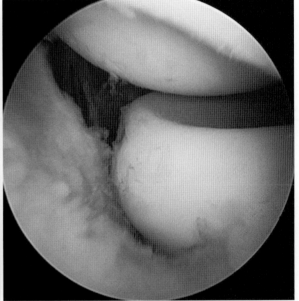

a．関節包と ECRB が断裂（矢印）し，輪状靱帯が中枢　　　b．輪状靱帯の部分切除後
へ偏位（矢頭）している．

図 7．輪状靱帯の鏡視像

る[6,7)]ため，手術によってその肉芽組織を掻爬することで除痛が得られ，再生の有無にかかわらず全例で術前より症状が改善したと考えられる．ECRB 起始部の掻把後に縫合糸アンカーで再固着する手術法が報告されている[8,9)]が，現時点では病変部を十分に掻爬することが重要で筋緊張緩和の見地からも再固着の必要はないと考えている．

しかし，鏡視下手術では症状の改善が不完全な症例が存在した．主病変が ECRB 起始部であることに異論はないが，Nirschl ら[10)]や今田ら[11)]は長橈側手根伸筋腱（extensor carpi radialis longus：ECRL）や総指伸筋腱の起始部にも変性が波及している症例が存在するとし，すべてを掻爬可能な直視下手術の有用性を述べている．これまでの鏡視下手術では関節包側に存在する ECRB の

処置しか行っていないため，掻爬範囲の不足は原因として考えられる．そのため現在われわれは，ECRBを掻爬後にECRLを観察し，変性所見がある場合はECRLまで掻爬範囲を拡大している（図6）．また外側上顆炎には，滑膜炎や滑膜ひだ以外にも輪状靱帯[12]や腕橈関節外側における軟骨変性[13,14]などが関節内病変として報告されている．特に輪状靱帯に関して根本ら[15]は，鏡視所見によりECRB起始部の変性と輪状靱帯の腕橈関節内への陥入の関連性を報告している．ECRB起始部は腕橈関節付近で輪状靱帯や外側靱帯などの外側支持機構と密に癒合するwrap around構造を呈しているため，ECRB起始部の断裂は輪状靱帯の中枢への偏位をうながすと述べている．われわれも外側上顆炎の保存的治療経過中に輪状靱帯性の弾発現象（轢音）を認めた症例を2例経験したため，鏡視所見で輪状靱帯の中枢への偏位（腕橈関節への陥入）を認める場合は輪状靱帯の部分切除を現在追加処置として行っている（図7）．

外側上顆炎の病態に対する報告は，多岐にわたりいまだ不明な点も多い．今後は新たな追加処置を行っている症例の術後成績を報告し，さらなる病態の解明や術後成績向上の一助になるよう努めたいと考えている．

本研究の問題点としては，症例数が少ないこと，輝度の変化を定量化していないこと，術後6ヵ月までの短期間の評価であること，また病理学的検討を行っていないため腱成分として再生しているのか不明であることなどがあげられた．

ま と め

1）STIR像を用いた術前MRI診断は鏡視下所見であるBaker分類とよく相関し，精度の高い有用な画像検査であったが，Baker分類typeIIの診断が困難であった．

2）術後MRIでは掻爬したECRB起始部に新たな肉芽組織が形成され，腱様組織が再生する可能性が示唆された．

3）ECRB起始部の術後MRI所見と臨床成績に関連性はなく，手術は病変部を十分に掻爬することが重要と考えられた．

4）鏡視下手術における術後成績はおおむね良好であったが，症状の改善が不完全な症例が存在し，さらな

る病態の解明や術式の検討が今後も必要である．

文 献

1) Nirschl RP：Elbow tendinosis/tennis elbow. Clin Sports Med 11：851-870, 1992

2) Baker CL, Murphy KP, Gottlob CA et al：Arthroscopic classification and treatment of lateral epicondylitis；two-year clinical results. J Shoulder Elbow Surg 9：475-482, 2000

3) 和田卓郎，佐々木浩一，小笹泰宏ほか：上腕骨外側上顆炎に対する鏡視下手術の術後成績．日肘会誌16：41-43, 2009

4) Pasternack I, Tunovinen EM, Lohman M et al：MR findings in humeral epicondylitis；a systematic review. Acta Radiol 42：434-440, 2001

5) 森谷珠美，和田卓郎，射場浩介ほか：上腕骨外側上顆炎の術前MRI所見と鏡視所見．日肘会誌15：78-80, 2008

6) Uchio Y, Ochi M, Ryoke K et al：Expression of neuropeptides and cytokines at the extensor carpi radialis brevis muscle origin. J Shoulder Elbow Surg 11：570-575, 2002

7) Ljung BO, Forsgren S, Fridén J：Substance P and calcitonin gene-related peptide expression at the extensor carpi radialis brevis muscle origin；implications for the etiology of tennis elbow. J Orthop Res 17：554-559, 1999

8) Thornton SJ, Rogers JR, Prikett WD et al：Treatment of recalcitrant lateral epicondylitis with suture anchors repair. Am J Sports Med 33：1558-1564, 2005

9) 高瀬勝巳，番場泰司，河野亮平ほか：上腕骨外側顆炎に対しSuture Anchorを用いて施行したNirschl法の小経験．日肘会誌18：64-66, 2011

10) Nirschl RP, Alvarado GJ：Tennis elbow tendinosis. The Elbow and its Disorders, ed by Morrey BF, Saunders, Philadelphia, p626-632, 2008

11) 今田英明，渋谷早俊：上腕骨外側上顆炎に対する関節鏡を併用した直視下手術の治療成績．日肘会誌19：267-270, 2012

12) Bosworth DM：Surgical treatment of tennis elbow. J Bone Joint Surg 47-A：1533-1536, 1965

13) 恩田和範，和田卓郎，佐々木浩一ほか：上腕骨外側上顆炎の関節軟骨損傷．日肘会誌17：4-6, 2010

14) Newman JH, Goodfellow JW：Fibrillation of head of radius as one cause of tennis elbow. Br Med J 2：328-330, 1975

15) 根本高幸，富田泰次，金潤壽ほか：難治性上腕骨外側上顆炎の病態における輪状靱帯の関与について―鏡視所見による検討．日肘会誌21：207-209, 2014

＊　　　＊　　　＊

II. 部位別各論 ◆ 3. 肘

保存的治療が無効であった上腕骨内側上顆炎に対する観血的治療*

田鹿佑太朗　鈴木　昌　松久孝行　大澤一誉　古屋貫治
西中直也**

［別冊整形外科 73：135～139, 2018］

はじめに

上腕骨内側上顆炎（内側上顆炎）はゴルフ肘（golfer elbow），フォアハンドテニス肘と呼ばれ，肘の内側に痛みを生じるスポーツ障害として重要な疾患である．その病態は円回内筋・橈側手根屈筋間の腱線維起始部における腱の変性・微小断裂（angiofibroblastic tendinosis）であり，外側上顆炎と同様に腱付着部症（enthesopathy）とされている[1]．内側上顆炎は一般的に安静や投薬，ステロイド注射などの保存的治療で軽快するが，一部の症例で治療に難渋する場合があり，難治例の場合は観血的治療がすすめられる．微小断裂・変性がある病態に対し，不良肉芽を切除する手術は成績が良好とされる．Vangsness ら[2]によると内側上顆炎に対して手術的治療を行い，35 例中 34 例（97％）において疼痛が緩和したと報告した．しかし，本邦ではまとまった論文は非常に少ない[3~5]．

本稿では，保存的治療が無効であった内側上顆炎 8 例に対して観血的治療を行ったので，その術後成績を検討し報告する．

I. 対象および方法

対象は当院で内側上顆炎と診断し手術を施行し，術後 1 年以上経過した 8（男性 4，女性 4）例 8 肘である（表 1）．手術時年齢は平均 46.5（39～58）歳，術後経過観察期間は平均 2 年 1 ヵ月（1 年 1 ヵ月～3 年 5 ヵ月）であっ

た．局所の安静，理学療法およびステロイド局所注射を含めた保存的治療の期間は平均 2 年 7 ヵ月（1 年～5 年）と，全例で 1 年以上の保存的治療を行っていた．

臨床所見では全例で内側上顆部に強い圧痛があり，wrist flexion テストが陽性であった．5 例で尺骨神経症状を合併しており，4 例で手指尺側にごく軽度のしびれと尺骨神経溝に Tinel 徴候を，1 例で肘関節屈曲時の尺骨神経脱臼と手指尺側のしびれがあったが，いずれも筋力低下や筋萎縮は呈していなかった．これらの 5 例のうち尺骨神経脱臼のあった 1 例に皮下前方移行を行い，ほかの 4 例には追加処置を行わなかった．X 線所見としては 3 例で内側上顆部に石灰化がみられた．

手術適応は，理学療法およびステロイド局所注射を含めた保存的治療が無効で，日常生活，仕事，スポーツに著しく支障があり，MRI で回内屈筋群起始部に異常所見がある場合とした．

手術方法は Nirschl ら[6]の方法に準じて行った．術前に圧痛の最強点をマーキングし，そこを中心に皮膚切開し回内屈筋群直上に進入した（図 1a）．回内屈筋群起始部を腱線維方向に切開し深層の不良肉芽を確認（図 1b）し切除，腱付着部を骨掻爬した後，6 例で腱を吸収糸で側々縫合し屈筋群腱膜の修復（図 1c）を行い，2 例でアンカー（オステオラプター HA：Smith & Nephew 社，Andover）を腱付着部に挿入し腱縫合を行った．尺骨神経脱臼の症例では皮下に前方移行を行った．

後療法は術後 1 週間，アンカー使用例では術後 2 週間

Key words

medial epicondylitis, surgical treatment, enthesopathy

*Surgical treatment of refractory medial epicondylitis
要旨は第 29 回日本肘関節学会において発表した．
**Y. Tajika：昭和大学藤が丘病院整形外科（Dept. of Orthop. Surg., Showa University Fujigaoka Hospital, Yokohama）；M. Suzuki：同大学藤が丘病院整形外科/同大学スポーツ運動科学研究所；T. Matsuhisa：同大学藤が丘病院整形外科；K. Osawa：同大学藤が丘病院整形外科/同大学スポーツ運動科学研究所；K. Furuya：同大学藤が丘病院整形外科；N. Nishinaka（准教授）：同大学スポーツ運動科学研究所/同大学藤が丘病院整形外科．
［利益相反：なし．］

表1. 症例一覧

症例	年齢・性 (歳)	罹病期間 (年)	職業 (スポーツ)	X線石灰沈着	尺骨神経症状	JOA-JESスコア（点）術前	JOA-JESスコア（点）術後	VAS 術前	VAS 術後
1	46・男	2	プロゴルフ	なし	軽度しびれ	69	100	8	1
2	39・男	5	営業 (草野球)	なし	—	69	100	7	0
3	40・女	3	主婦 (バドミントン)	なし	尺骨神経脱臼 しびれ	65	94	8	1
4	43・女	2	主婦	あり	軽度しびれ	59	94	8	2
5	45・女	2	事務	なし	—	65	100	8	0
6	58・女	5	主婦	あり	軽度しびれ	65	100	8	0
7	46・男	1	会社員 (ゴルフ)	あり	—	65	100	9	0
8	55・男	1	教員 (バドミントン)	なし	軽度しびれ	69	100	9	0

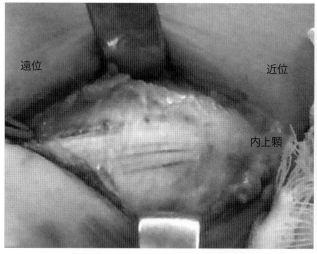

a．圧痛の最強点を中心に皮膚切開し，回内屈筋群直上に進入する．

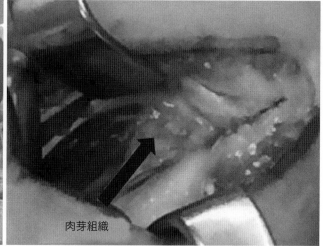

b．回内屈筋群起始部を腱線維方向に切開し，深層に不良肉芽を認める（矢印）．

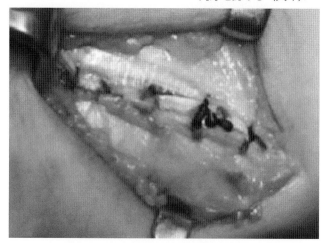

c．不良肉芽を切除し腱付着部を骨掻爬した後，腱を吸収糸で側々縫合し屈筋群腱膜の修復を行う．

図1．手術所見

のシーネ固定ののちに理学療法士による疼痛を誘発しない範囲での他動可動域（ROM）改善訓練，介助下での自動ROM改善訓練を開始した．

手術所見，病理組織所見，術前および最終観察時での日本整形外科学会-日本肘関節学会肘機能スコア（JOA-JESスコア），visual analogue scale（VAS），MRIを検討した．

II. 結　果

全例で回内屈筋群起始部に肉眼的に異常所見を認めた．5例に白色の肉芽組織，1例にゼリー状，2例に石灰化を伴う肉芽組織を認めた．切除した腱組織の病理学的検索は6肘に対して行われた．6肘に血管の増生とその周囲に軽度炎症性細胞浸潤を認め（図2），うち4肘には線維化，残りの2肘には石灰化がみられた．

JOA-JESスコアは術前65.7±3.1（標準偏差［SD］）点から術後98.5±2.6（SD）点へ改善し，VASは術前8.1±0.5（SD）点から術後0.5±0.7（SD）点へ改善した．全例で術後1年のMRI脂肪抑制画像（STIR像）で回内屈筋群起始部の高輝度変化の消失がみられた．また，全例で内側上顆部の圧痛は消失し，尺骨神経症状があった5例すべてにおいて症状は消失した．日常生活，仕事，スポーツにおいて支障なく，患者の高い満足度を得られている．

III. 症例提示

症例7．46歳，男．
主　訴：右肘痛．
スポーツ：ゴルフ（右打ち）．
現病歴：1年前よりゴルフスイング時に右肘痛が出現した．前医で安静の指導，投薬，ステロイド局所注射を数回受けたが，症状の改善なく経過したため，当院を紹介され受診した．
初診時身体所見：著明なROM制限はみられず，内側上顆に圧痛があり，wrist flexionテストが陽性，スイングで振り下ろす際に疼痛を呈していた．
初診時画像所見：X線像では内側上顆部に石灰化を認めた．MRIではSTIR像で回内屈筋群起始部に高輝度変化を認めた．
治療経過：当院初診後，さらに安静の指導，投薬，ステロイド局所注射施行したが症状の改善はなく，日常生活動作（ADL）に著しく支障をきたしていたため手術的治療を選択した．
手術所見：回内屈筋群起始部の深層に石灰化を伴う白色肉芽を確認し切除，腱付着部を骨掻爬した後，腱を吸収糸で側々縫合し屈筋群腱膜の修復をした．

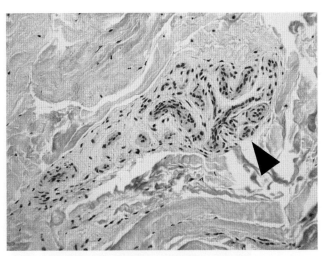

図2．病理組織像（400倍，HE染色）．筋線維間，線維性結合組織に毛細血管の増生とその周囲に軽度炎症性細胞浸潤と線維化所見を認める（矢頭）．

後療法：術後1週間のシーネ固定ののちに，ROM改善訓練を開始した．術後3ヵ月からアプローチ練習を許可し術後6ヵ月よりゴルフに本格復帰した．術後1年のMRI STIR像で回内屈筋群起始部の高輝度変化は消失し（図3），ROM制限はなく，内側上顆の圧痛は消失し，本人の満足度も高いものが得られた．

IV. 考　察

O'Dwyerら[7]によると内側上顆炎の発生頻度は外側上顆炎1,352例に対してわずか120例（8.9％）であり，内側上顆炎の報告自体少ない．Nirschlら[6]がその3～8％が手術にいたると報告しているように，大半が保存的治療により治癒することから，手術に関するまとまった報告は非常に少ない．Vinodら[8]は保存的治療を3～6ヵ月施行し，症状の改善なくMRIで回内屈筋群起始部に部分断裂を認めたものを手術適応とした．われわれは①理学療法およびステロイド局所注射を含めた保存的治療が無効で，②日常生活，仕事，スポーツに著しく支障があり，③MRI STIR像で回内屈筋群起始部に高輝度変化がある場合を手術適応としている．

手術方法は屈筋群切除のみ[1]，病巣切除のみ[6]，筋腱延長[9]，病巣切除に屈筋群再縫合を行うもの[10]などさまざま報告されている．内側上顆炎の病態として，屈筋群の内側上顆における微小断裂の正常治癒機転が障害され，その結果として組織に変性をきたしたことが考えられている．変性組織内では新生血管の増生と，その周囲に多数の神経終末が侵入しており，Nirschlら[11]は疼痛の原因は新生した神経終末と報告した．自験例で提出した検体の病理所見はいずれも内側上顆炎として典型的であり，病巣における血管増生を認めたことから，病巣の切

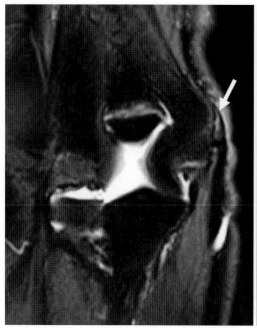
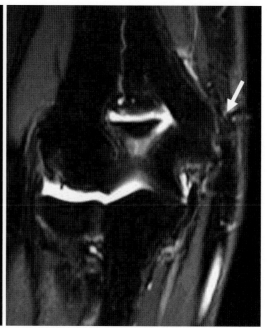

a. 術前. 回内屈筋群起始部に高輝度変化を認める（矢印）．

b. 術後1年. 回内屈筋群起始部の高輝度変化が消失している（矢印）．

図3. 症例7. 46歳, 男. MRI STIR 冠状断像

除がもっとも重要であると考えた．

　われわれは病巣のみ切除する手術法を用いているが，その利点として，手術手技が比較的容易なことに加え，筋線維に沿って切開を加え，変性した組織のみ郭清し正常の組織を残すことで，屈筋による安定機能が保持されることがあげられる．病巣切除後2例においてアンカーによる腱縫合を行ったが，病巣が深く，切除した際に内側上顆の骨面が露見するような場合はアンカーを使用した腱縫合の適応と考えられた．

　また，尺骨神経症状を呈する症例が5例あった．内側上顆炎に肘部管症候群を高頻度に合併することはこれまでの報告においても指摘されている[2,12]．Gabelら[13]が中等度以上の尺骨神経症状を伴った内側上顆炎の手術成績が内側上顆炎単独例に比べて成績が劣っていたことを報告したように，尺骨神経症状を合併した症例は予後不良因子とされる．5例は軽度のしびれのみであり，追加処置は行わず症状が改善した．Kurversら[1]が腱線維起始部の変性が腱周囲組織へ浮腫性変化をもたらし，肘部管内圧を高め神経の障害を発生させると推察しているように，4例において適切な病巣の切除が浮腫性変化を改善させ，神経症状を消失させた可能性が示唆された．神経脱臼していた1例においては，皮下に前方移行を行うことにより症状が消失した．合併した尺骨神経症状を適切に治療することにより，内側上顆炎の良好な治療成績が得られたと考えられた．尺骨神経症状が進行性で，自覚

的なしびれが強く，筋力低下や筋萎縮を呈しているような症例では電気生理学的検査をしたうえで，肘部管を開放し，尺骨神経の剥離を行い除圧する必要があると考えられた．また症例3のように神経脱臼に伴い尺骨神経症状を呈している例では，神経を筋肉内，皮下に前方移行すべきであると考えられた．

　内側上顆炎の治療は保存的治療でも効果は十分期待できるが，治療に難渋した内側上顆炎に対する病巣切除術は手術手技が容易で，なおかつ有効性は高く，推奨されるべき手術法であると考えられた．

まとめ

1）保存的治療が無効であった上腕骨内側上顆炎に対して観血的治療を施行した8例の術後成績を検討した．

2）内上顆炎に対する病巣切除術は手技が比較的簡便で成績も良好である．保存的治療に抵抗した症例に対する治療法の選択肢となりうる．

文献

1) Kurvers H, Verhaar J : The results of operative treatment of medical epicondylitis. J Bone Joint Surg **77-A** : 1374-1379, 1995
2) Vangsness C, Jobe FW : Surgical treatment of medial epicondylitis ; results in 35 elbows. J Bone Joint Surg **73-B** : 409-411, 1991
3) 西尾泰彦, 加藤貞利, 三浪三千男：上腕骨内上顆炎の手

術治療. 日肘会誌 **8**：31-32, 2001

4）古月顕宗，サッキャ・イソラマン，高須　誠ほか：上腕骨内上顆炎の治療成績. 日肘会誌 **11**：145-146, 2004

5）鄒　天瑞，福永　訓，常深健二郎ほか：上腕骨内上顆炎に対し手観血的治療を行った1例. 中部整災誌 **57**：205-206, 2014

6）Nirschl RP：Elbow tendinosis/tennis elbow. Clin Sports Med **11**：851-870, 1992

7）O'Dwyer K, Howie C：Medial epicondylitis of the elbow. Int Orthop **19**：69-71, 1995

8）Vinod AV, Ross G：An effective approach to diagnosis and surgical repair of refractory medial epicondylitis. J Shoulder Elbow Surg **24**：1172-1177, 2015

9）Cho BK, Kim YM, Kim DS et al：Mini-open muscle resection procedure under local anesthesia for lateral and medial epicondylitis. Clin Orthop Surg **1**：123-127, 2009

10）Gong HS, Chung MS, Kang ES et al：Musculofascial lengthening for the treatment of patients with medial epicondylitis and coexistent ulnar neuropathy. J Bone Joint Surg **92-B**：823-827, 2010

11）Nirschl RP, Pettrone FA：Tennis elbow；the surgical treatment of lateral epicondylitis. J Bone Joint Surg **61-A**：832-839, 1979

12）西尾泰彦，加藤貞利，三浪三千男：上腕骨内上顆炎—その病態と手術療法. 骨・関節・靱帯 **15**：1025-1030, 2002

13）Gabel GT, Morrey BF：Operative treatment of medial epicondylitis；influence of concominant ulnar neuropathy at the elbow. J Bone Joint Surg **77-A**：1065-1069, 1995

＊　　　＊　　　＊

Ⅱ. 部位別各論 ◆ 4. 手・手関節

小学生・中学生・高校生野球選手における投球時の上肢のしびれと特徴*

中島寛大　飯島裕生　笹沼秀幸　亀田正裕　矢野雄一郎
竹下克志**

[別冊整形外科 73：140〜143, 2018]

はじめに

　成長期野球選手の診療の現場で，投球時に生じる上肢のしびれの訴えにしばしば遭遇する．「しびれ」という症状は多くの場合，感覚鈍麻や異常感覚などの感覚障害を反映するが学会によっても定義が曖昧である．しかし日常診療では患者の主訴としてきかれるだけでなく，医療従事者側も「しびれ」を一つの症候と考えて診察をすすめていく．特に投球障害の診療においては「しびれ」の訴えが肘周囲の尺骨神経障害や胸郭出口症候群（thoracic outlet syndrome：TOS），手指の血行障害などの鑑別疾患を想起する一つのきっかけとなり，重要な訴えである．

　過去の報告では「しびれ」という症状に主眼をおいた報告はなく，投球時の上肢のしびれが発生する頻度は不明である．本研究の目的は小学生，中学生，高校生野球選手の各年代における投球時の上肢のしびれの有訴率やその特徴，主にしびれを生じる危険因子を調査することである．

Ⅰ. 対象および方法

　対象は 2016 年 12 月〜2017 年 2 月に実施した栃木県広域野球肘検診に参加した小・中・高校生野球選手 1,710 例である．小学生は 899 例，中学生は 529 例，高校生は 282 例であった．

　事前アンケートにより年齢（歳），身長（cm），体重（kg），野球開始時期（歳），野球経験年数（年），ポジション（投手・捕手・その他の野手），過去と現在の肩痛・肘痛の有無を調査した．また同アンケート内で「投球時に腕や手にしびれを感じるか」という質問項目を設けて調査を行った．小学生，中学生，高校生それぞれの選手の事前アンケートからの背景については表1に示す．

　身体所見として肘内側上顆の圧痛，肘外反ストレステストを調査した．小学生，中学生に対しては医師により超音波を用いた上腕骨小頭の離断性骨軟骨炎（osteochondritis dissecans：OCD）の検査を実施した．石崎分類[1]で stage Ⅰ 以上を OCD ありと定義した．また，事前アンケートで投球時に上肢にしびれを感じると回答した選手を「しびれあり群」，しびれを感じないと回答した選手を「しびれなし群」と定義し，小学生，中学生，高校生に分けて実数調査を行った．

　次にこの 2 群間において選手背景（年齢，身長，体重，野球開始時期，経験年数，投捕手であるかその他のポジションか），現在の投球時の肩痛の有無，現在の投球時の肘痛の有無，過去の肩痛の有無，過去の肘痛の有無，肘内側障害の有無，上腕骨小頭 OCD の有無（小・中学生のみ）に対して，単変量解析を小学生，中学生，高校生それぞれに実施した．肘内側障害の定義は上腕骨内側上顆の圧痛もしくは肘外反ストレステストで陽性であったものとした．

　さらにしびれの有無を従属変数，単変量解析で有意差があった項目を独立変数として 2 項ロジスティック回帰分析を行い，投球時に上肢に生じるしびれの危険因子を調査した．

　統計学的解析には SPSS（version22）[IBM 社，Chicago] を使用した．単変量解析においては連続変数につ

Key words

baseball, dysesthesia, elbow injury, shoulder injury

*Prevalence of throwing-related dysesthesia in upper extremity in young and adolescent baseball players
**H. Nakajima, Y. Iijima：自治医科大学整形外科（Dept. of Orthop. Surg., Jichi Medical University, Shimotsuke）；H. Sasanuma（医長）：とちぎメディカルセンターしもつがスポーツ健康科・整形外科；M. Kameda（病棟医長）：獨協医科大学整形外科；Y. Yano（講師）：同大学日光医療センター整形外科；K. Takeshita（教授）：自治医科大学整形外科.
［利益相反：なし.］

表1．各選手の背景（平均±標準偏差）

	小学生（n=899）	中学生（n=529）	高校生（n=282）
年齢（歳）	10.6±0.9	13.6±0.5	16.4±0.56
身長（cm）	142.8±8.6	162.6±8.1	171.7±5.5
体重（kg）	36.9±8.5	52.5±9.5	67.7±8.2
野球開始時期（歳）	8.1±1.2	8.8±1.7	8.7±1.4
経験年数（年）	2.5±1.4	4.7±1.7	7.7±1.5
ポジション 投手（例）[％]	425 (48.0)	247 (46.9)	165 (58.5)
捕手（例）[％]	87 (9.8)	76 (14.4)	25 (8.9)
その他野手（例）[％]	373 (41.2)	204 (38.7)	92 (32.6)

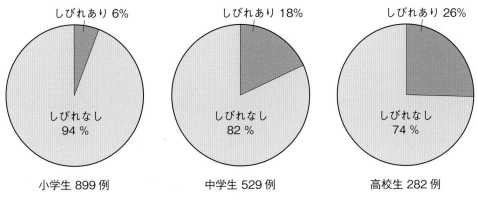

図1．小・中・高校生におけるしびれの有訴率

いてはMann-Whitney U 検定，カテゴリー変数についてはχ^2検定またはFisher正確確率検定を用いた．2項ロジスティック回帰分析では変数増加法（尤度法）を使用した．有意水準は5％とした．

II．結　果

投球時の上肢のしびれを訴えた率は小学生では6％，中学生では18％，高校生では26％であった（図1）．

❶ 小 学 生

単変量解析の結果，しびれあり群では有意に高年齢（$p=0.023$），高体重（$p=0.043$）であり，高率に投球時の肩痛・肘痛，過去の肩痛・肘痛，肘内側障害，OCDを有していた（それぞれ $p=0.007, 0.010, 0.008, 0.025, 0.049, 0.010$）[表2]．2項ロジスティック回帰分析では年齢[オッズ比（OR）：1.53，95％信頼区間（CI）：1.06〜2.21, $p=0.024$]，投球時肩痛（OR：3.91，95％CI：1.39〜11.0, $p=0.01$），OCDあり（OR：5.03，95％CI：1.74〜14.5, $p=0.003$）が独立した危険因子であった（表3）．

❷ 中 学 生

単変量解析の結果，しびれあり群では有意に高身長（$p=0.014$）であり，高率に投球時肘痛，過去の肘痛，肘内側障害を有していた（いずれも $p<0.001$）[表2]．2項ロジスティック回帰分析では身長（OR：1.05，95％CI：1.01〜1.08, $p=0.005$），投球時肘痛（OR：3.65，95％CI：2.01〜6.62, $p<0.001$），過去の肘痛（OR：2.46，95％CI：1.44〜4.22, $p=0.001$）が独立した危険因子であった（表3）．

❸ 高 校 生

単変量解析の結果，しびれあり群ではポジションが投捕手である割合が多く（$p=0.006$），高率に投球時の肩痛・肘痛，過去の肘痛，肘内側障害を有していた（それぞれ $p=0.013, p<0.001, p=0.001, p<0.001$）[表2]．2項ロジスティック回帰分析では投捕手（OR：2.98，95％CI：1.50〜5.93, $p=0.002$），投球時肘痛（OR：3.33，95％CI：1.70〜6.51, $p=<0.001$），内側障害（OR：2.01，95％CI：1.06〜3.83, $p=0.033$）が独立した危険因子であった（表3）．

III．考　察

上肢のしびれの原因となる投球障害としては尺骨神経障害やTOSが代表的であり，過去に多数の報告がみられる．尺骨神経障害は繰り返しの投球動作による尺骨神経へのメカニカルストレスが原因で生じる神経障害であり肘内側部痛や環指や小指のしびれが主症状である[2]．

Ⅱ．部位別各論 ◆ 4．手・手関節

表2．単変量解析結果（平均±標準偏差）．*$p<0.05$

	小学生（しびれ）			中学生（しびれ）			高校生（しびれ）		
	あり	なし	p値	あり	なし	p値	あり	なし	p値
年齢（歳）	10.8±0.8	10.6±0.9	0.023*	13.6±0.5	13.6±0.5	0.840	16.5±0.5	16.4±0.6	0.135
身長（cm）	144.9±7.9	142.7±8.6	0.130	164.5±7.8	162.2±8.1	0.014*	172.1±5.4	171.6±5.5	0.484
体重（kg）	38.8±7.8	36.8±8.6	0.043*	53.9±9.0	52.2±9.5	0.108	68.8±8.4	67.3±8.1	0.230
野球開始時期（歳）	8.1±1.2	8.1±1.3	0.959	8.9±1.5	8.8±1.7	0.675	8.5±1.1	8.8±1.5	0.293
経験年数（年）	2.8±1.2	2.5±1.4	0.093	4.7±1.6	4.8±1.8	0.797	8.0±1.2	7.6±1.6	0.085
ポジション（例）投捕手	36	476		66	257		58	132	
その他	16	357	0.087	29	175	0.710	14	78	0.006*
投球時肩痛（例）あり	5	24		8	87		20	31	
なし	47	823	0.007*	17	417	0.103	52	179	0.013*
投球時肘痛（例）あり	10	67		26	37		32	36	
なし	42	780	0.010*	69	387	<0.001*	40	174	<0.001*
過去の肩痛（例）あり	19	177		35	125		37	83	
なし	33	670	0.008*	60	309	0.122	35	127	0.079
過去の肘痛（例）あり	25	279		74	231		59	129	
なし	27	568	0.025*	21	203	<0.001*	13	81	0.001*
肘内側障害（例）あり	16	165		31	93		34	49	
なし	36	682	0.049*	64	341	<0.001*	38	161	<0.001*
OCD（例）あり	5	19		6	18				
なし	47	828	0.010*	89	416	0.411			

表3．各世代の2項ロジスティック回帰分析結果

	変 数	OR	95% CI	p値
小学生	年齢	1.53	1.06～2.21	0.024
	投球時肩痛	3.91	1.39～11.0	0.01
	OCDあり	5.03	1.74～14.5	0.003
中学生	身長	1.05	1.01～1.08	0.005
	過去肘痛	2.46	1.44～4.22	0.001
	投球時肘痛	3.65	2.01～6.62	<0.001
高校生	投捕手	2.98	1.50～5.93	0.002
	投球時肘痛	3.33	1.70～6.51	<0.001
	肘内側障害	2.01	1.06～3.83	0.033

OR：オッズ比，CI：信頼区間

成長期野球選手の尺骨神経障害について発生頻度の報告は少なく原田らは高校野球選手の8.5%にみられたと述べている[3]．TOSは腕神経叢や血管束が胸郭出口部で圧迫や牽引，摩擦を受けることにより，上肢の異常感覚をはじめ肩痛，肘痛，頚部痛，後頭部痛など多彩な症状を生じる[4]．野球選手のTOSと上肢のしびれに関する報告では，TOSの手術例において，大歳ら[5]は84.6%，岩堀ら[6]は54.5%，古賀ら[7]は44.8%に上肢のしびれがみられたと報告している．加えてTOSではほかの末梢神経障害を合併するdouble crush neuropathy[8]が報告されており，投球障害による神経障害は複雑な病態や症状を呈する症例も多いと推察される．さらに伊藤ら[9]は血行障

害を原因とする投球側の手指のしびれに関する報告を行っている．その他投球時の上肢のしびれを生じる疾患として腋窩の四辺形間隙部での腋窩神経をきたすquadrilateral space syndrome[7,10]や肩甲切痕部での肩甲上神経障害，長胸神経障害[11]などの報告がある．投球時に生じる上肢のしびれから以上のような疾患を考慮する必要があり，しびれは投球障害の診療の際に重要な症候であるとの認識が必要である．

本研究では，各年代における上肢のしびれの危険因子を調査したが，過去に同様な報告はみられていない．これに対して投球肩肘障害の危険因子についてはこれまでに多数の報告がある．小学生野球選手における投球肘障害の危険因子として，高年齢，高体重，低身長，投手，捕手，9歳以上などがあげられている[12～15]．一方で，投球肩障害の危険因子として，投手，捕手，過去の肩痛，過去の肘痛などの報告がみられる[15]．また，小学生から高校生までを含めた野球選手に関してOtoshiら[16]は投球時の肘痛の訴えは年齢とともに増加すること，投手・捕手はその他の野手と比べ有意に肘痛の訴えが多いことを報告している．

前述の報告では年齢を投球肩肘障害の危険因子とするものが多いが，本研究においても小学生，中学生，高校生と学年がすすむにつれてしびれの訴えが多く，小学生では年齢が投球時の上肢のしびれの独立した危険因子であった．ポジションに関しては投手または捕手が肩肘障

害の危険因子であるとする報告が多いが，本研究では，高校生で投手または捕手はしびれに対する独立した危険因子であった．本研究では小学生において上腕骨小頭OCDは上肢のしびれの危険因子であった．Kidaら[17]は，OCDの危険因子として，野球開始年齢，野球経験年数，肘痛をあげているがOCDと上肢のしびれに関する報告は過去になく，この因果関係は不明であった．

投球時の肩痛や肘痛，肘内側障害と投球時の上肢のしびれの関係について，過去の報告では前述の投球に関連した末梢神経障害そのものの症状として肩痛や肘痛が出現するという報告や末梢神経障害にその他の投球障害が合併する複合障害の報告がある．Maruyamaら[2]の報告では13～17歳の40例の尺骨神経障害を有する野球選手のうち全例に肘内側部痛，32.5％に手指のしびれがみられ，60％に内側側副靱帯損傷の合併があったと述べている．古賀ら[7]は野球選手のTOSの手術例において内側側副靱帯損傷が39％，肘頭疲労骨折が4％，上腕骨小頭OCDが2％みられたとし，岩堀ら[6]はオーバーヘッドスポーツ選手のTOSの手術例について27％に肩上方関節唇損傷，25％に腱板疎部損傷，16％に上腕骨内側上顆下端障害，9％に内側側副靱帯損傷の合併があったと報告している．以上の報告からも投球時の上肢のしびれは単に末梢神経障害の一症状としてだけでなく，肩関節や肘関節の投球障害が背景に存在する可能性があり，そのことを認識しつつ診療にあたる必要があると考えられる．

本研究の限界として，しびれの詳細な部位は調査しておらず，他覚的な評価である神経伝導速度検査なども行っていなかった．そのため尺骨神経障害やTOSなどしびれの診断は明確にできていない点があげられる．また，検査時期がオフシーズンであるため，しびれや疼痛などの症状がシーズン中に比べて軽快している可能性がある．さらに本研究は横断的研究であり，投球時の上肢のしびれがシーズン中において実際にどういった投球時の支障をきたすのか不明である．今後しびれを有する選手達の縦断的な観察が必要であると考えられた．

ま と め

1）成長期野球選手の投球時に生じる上肢のしびれの有訴率は小学生6％，中学生18％，高校生26％であった．

2）しびれを生じる危険因子として，小学生は年齢・現在の投球時肩痛・上腕骨小頭OCDあり，中学生は身長・過去の肘痛・現在の投球時肘痛，高校生はポジションが投手または捕手，現在の投球時肘痛，肘内側障害があげられた．

3）各世代のこれらの危険因子を有した選手に対して

は特に神経障害の合併を意識した診療が必要である．

文 献

1) 石崎一穂：エコー検査の意義と実際．よくわかる野球肘―離断性骨軟骨炎，岩瀬毅信，柏口新二，松浦哲也（編），全日本病院出版会，東京，p93-117，2013
2) Maruyama M, Satake H, Takahara M et al：Treatment for ulnar neuritis around the elbow in adolescent baseball players；factors associated with poor outcome. Am J Sports Med 45：803-809, 2017
3) 原田幹生，高原政利，鈴木智人ほか：高校野球選手の肘障害．日臨スポーツ医会誌18：442-447，2010
4) Sanders RJ, Hammond SL, Rao NM：Diagnosis of thoracic outlet syndrome. J Vasc Surg 64：601-604, 2007
5) 大歳憲一，古島弘三，辻野昭人ほか：野球選手の胸郭出口症候群の特徴と術後成績の検討．整スポ会誌31：142-148，2011
6) 岩堀裕介，梶田幸宏，齋藤　豊ほか：オーバーヘッドスポーツ選手の肩肘痛における胸郭出口症候群の関与と治療成績．肩関節37：1167-1171，2013
7) 古賀龍二，古島弘三，岩部昌平ほか：手術的治療を行った野球選手のいわゆる胸郭出口症候群の臨床的特徴と治療成績．肩関節38：981-985，2014
8) Wood VE, Biondi J：Double-crush nerve compression in thoracic-outlet syndrome. J Bone Joint Surg 72-A：85-87, 1990
9) 伊藤恵康，久保井二郎，鵜飼康二ほか：投球における手および指の障害―その治療と予防．臨スポーツ医18：143-149，2001
10) McAdams TR, Dillingham MF：Surgical decompression of the quadrilateral space in overhead athletes. Am J Sports Med 36：528-532, 2008
11) 井手淳二，高木克公：投球による肩周辺の神経障害．臨スポーツ医18：191-196，2001
12) Lyman S, Fleisig GS, Waterbor JW et al：Longitudinal study of elbow and shoulder pain in youth baseball pitchers. Med Sci Sports Exerc 33：1803-1810, 2001
13) Harada M, Takahara M, Mura N：Risk factors for elbow injuries among young baseball players. J Shoulder Elbow Surg 19：502-507, 2010
14) Sakata J, Nakamura E, Suzukawa M et al：Physical risk factors for a medial elbow injury in junior baseball players；a prospective cohort study of 353 players. Am J Sports Med 45：135-143, 2017
15) Matsuura T, Suzue N, Iwame T：Epidemiology of shoulder and elbow pain in youth baseball players. Phys Sportsmed 44：97-100, 2016
16) Otoshi K, Kikuchi S, Kato K et al：Age-specific prevalence and clinical characteristics of humeral medial epicondyle apophysitis and osteochondritis dissecans；ultrasonographic assessment of 4249 players. Orthop J Sports Med 5：2017. doi：10.1177/2325967117707703.
17) Kida Y, Morihara T, Kotoura Y et al：Prevalence and clinical characteristics of osteochondritis dissecans of the humeral capitellum among adolescent baseball players. Am J Sports Med 42：1963-1971, 2014

Ⅱ．部位別各論 ◆ 4．手・手関節

骨性槌指陳旧例に対する鋼線締結法の治療成績*

森澤　妥　吉田　篤　高山真一郎**

［別冊整形外科 73：144〜147, 2018］

はじめに

日常で突き指は頻繁に生じるスポーツ外傷である．受傷後早期に医療機関を受診すれば，骨性槌指，腱性槌指などの診断が得られ，保存あるいは手術により良好な結果が得られる．しかし，骨折ではなく突き指，打撲，捻挫と自己判断し，痛み・腫脹が改善せず医療機関を受診し，陳旧性骨性槌指と判明することがある．

骨性槌指は新鮮例では良好な成績が得られるが，陳旧性の手術は難渋することが多い．

筆者らは陳旧性骨性槌指に対して鋼線を用いた引き寄せ締結固定法を施行しており，本稿ではその治療成績を報告する．適応は ① 受傷後 6〜7 週までで，石黒法を試みて整復されない症例，② 受傷後 6〜7 週以降の症例，③ 石黒法術後の骨片の脱転症例としている．

Ⅰ．対象および方法

症例は 2005 年以降で鋼線を用いた引き寄せ締結固定法を施行し術後 3 ヵ月以上経過観察しえた 29（男性 18，女性 11）例 30 指，手術時の年齢は 11〜69（平均 36）歳，術後経過観察期間は 12〜108（平均 45）週，受傷〜手術の期間は 3〜24（平均 8）週であった．指の内訳は示指 7，中指 10，環指 8，小指 5 であった．この内，4 例 4 指は石黒法術後の骨片の脱転症例であった．

術式はまず背側 H 型の皮切，掌側は斜め直線皮切を用いた．骨折部を十分に搔爬・新鮮化し，21 G 針を用いて骨片ではなく腱に 0.3 mm 鋼線をかける．次に，末節骨に骨孔をあけ，鋼線を引き込んだ．骨片を整復し，1 mm

Kirschner 鋼線（K-W）で遠位指節間（DIP）関節を伸展 0°で仮固定する．その後，掌側小皮切で鋼線のでているところをつかみ，持針器で回して締結した．術後に鋼線締結部の圧痛・違和感をなるべく軽減するべく，鋼線は末節骨掌側に沿わせるように圧着した．K-W は 6〜8 週で抜釘，鋼線は骨癒合後，掌側に症状があれば抜釘した（図 1）．

検討項目は最終診察時で，① 単純 X 線像における骨癒合，② DIP 関節の変形性関節症（OA）変化の有無，③ DIP 関節の痛みの有無，④ 関節可動域（ROM），⑤ 指腹部（鋼線締結部）の圧痛・違和感の有無，⑥ 蟹江の評価[1] とした．

Ⅱ．結　果

全例に骨癒合が得られた．1 例で DIP 関節の OA 変化がみられた．DIP 関節の痛みは全例で消失した．DIP 関節 ROM は伸展 −30°〜5°（平均 −6°），屈曲 3°〜85°（平均 49°）であった．指腹部（鋼線締結部）の圧痛を訴える症例はなく，5 指で違和感を訴えた．蟹江の評価は優 11，良 6，可 3，不可 10 であった．石黒法術後に脱転した 4 例 4 指のうち 2 例 2 指で蟹江の評価は不可であった．

Ⅲ．症 例 提 示

症　例．44 歳，女．

右陳旧性環指骨性槌指であった．受傷後 8 週で本法を施行した．術後 88 週で骨癒合しており，痛みはなく，伸展 −5°，屈曲 65°，蟹江の評価で優，日常で不自由はなかった（図 2a〜d）．

Key words

mallet finger, bony origin, old, wiring

*Results of wiring for old mallet finger of bony origin
**Y. Morisawa（医長）：国立埼玉病院リハビリテーション科（℡ 351-0102　和光市諏訪 2-1；Dept. of Rehabilitation, Saitama National Hospital, Wako）；A. Yoshida（部長）：同病院整形外科；S. Takayama（部長）：国立成育医療研究センター整形外科．
［利益相反：なし．]

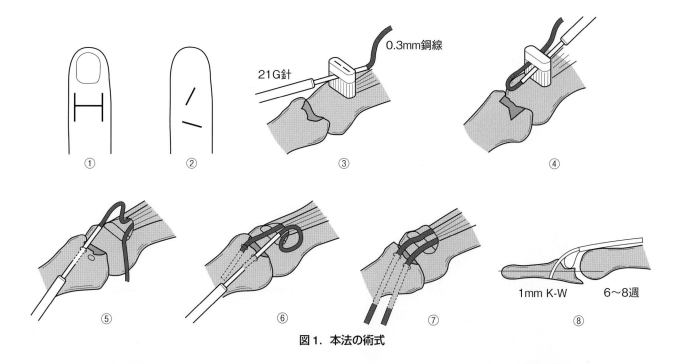

図1. 本法の術式

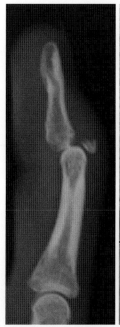
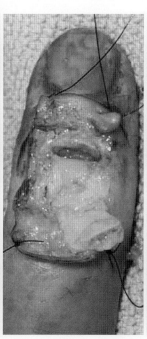
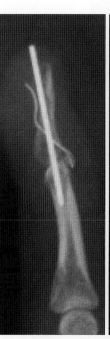
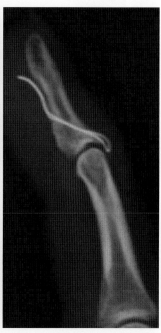

a. 受傷後8週初診時X線側面像
b. 手術所見. 伸筋腱付きの骨片を翻転し, 母床を新鮮化する.
c. 術直後X線側面像
d. 術後88週X線側面像

図2. 症例14. 44歳, 女

IV. 考　察

陳旧性骨性槌指に関しては, 石黒ら[2]は3～5週経過した陳旧例でも骨折部の可動性がまだある症例, 豊山ら[3]は6週以上経過症例で新鮮化と石黒法で良好な成績が得られるとしている. 田崎ら[4]は, 4週までの陳旧例は石黒法(経皮ピンニング)を試み, 整復不能と判断されれば, 観血的な石黒法に切り替えるとしている. 陳旧例では骨片再離開, 偽関節の報告も散見され, 観血的整復が望ましいとの報告がある.

筆者ら[5,6]は受傷後6～7週くらいまでの陳旧例には経皮的な新鮮化と石黒法(経皮ピンニング)を試みて, 整

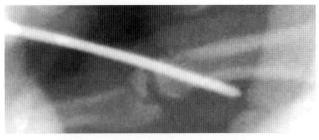

図3. 間隙遺残例. 経皮的に新鮮化しても遺残する間隙がある.

表1. 手術法の比較

	石黒法（観血）	プレート固定	本 法
侵 襲	(＋)	(＋＋＋)	(＋＋)
強固な固定性	(＋)	(＋＋＋)	(＋＋)
合併症	(－)	爪変形？	(－)

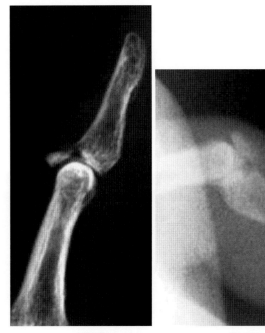

a．側面像　　　　　b．術中にDIP関節を他動屈曲したところ
図4. 骨片不動例. DIP関節を屈曲しても骨片は動かない.

復できない症例には骨折部を展開して鋼線を用いた観血的整復固定（引き寄せ鋼線締結法）している．経皮的に新鮮化しても遺残する間隙がある場合（図3），DIP関節を他動屈曲しても骨片が動かない場合（図4）では通常の経皮的な石黒法では対処することはむずかしい．

陳旧性骨性槌指の治療法であるが，大きくわけると三つの方法［①引き寄せ鋼線締結法（本法），②観血的に展開して石黒法，③プレート固定］が試みられている．本研究での筆者らの方法は観血的な石黒法よりは侵襲が大きいがプレート固定よりは侵襲が少ないと考えられた（表1）．石黒法では陳旧例の場合，手術までの期間に加えて術後鋼線抜去までDIP関節が屈曲となるため屈曲拘縮が遺残することが危惧される．プレート固定では遠位が爪床近傍までの展開を必要とし，爪変形が危惧される．

本法の利点としては，①直視下に骨折面や関節内の十分なく掻爬・新鮮化が可能である，②鋼線を骨片ではなく，終止腱にかけることで骨片が割れることなく，確実な整復固定が可能である，③DIP関節は伸展位での固定となる点である．陳旧性骨性槌指の場合は，初診時の時点でDIP関節は屈曲している場合が多く，痛みとDIP関節の伸展不全が主訴であることが多いので，術後からDIP関節が伸展位で固定されているのは利点である．なお，本法では掌側で鋼線を締結するが締結部を末節骨掌側に沿わせるように圧着することで術後圧痛を訴えた症例はなかった．

本法の問題点は伸筋腱の骨片付着部が強固なことが重要であり，自験例で石黒法術後に脱転した4例4指のうち2例2指で蟹江の評価は不可であった．

蟹江の評価はROMと伸展不全の評価であるため，初回の石黒法手術による伸筋腱の骨片付着部の脆弱化および癒着からROM不良が生じ，さらに伸筋腱の脆弱化か

ら伸展不全も生じたと考えられた．術後骨片脱転症例の一部で伸筋腱の骨片付着部が脆弱になっている症例は本法の限界と考えられた．

本検討結果では骨癒合は全例で得られ，痛みは遺残しなかった．他方，ROMと蟹江の評価ではばらつきがみられた．筆者ら[6]は以前，本法において性別・年齢・罹患指・受傷から手術までの期間・初回手術あるいは再手術か，という5つの要素と関節ROMとの単変量解析を行い，年齢のみで有意差があったことを報告した．この結果から年少であれば関節軟骨のリモデリング，関節形状の再適合性の獲得に有利で成績が良好と考えられた．また，上記5つの要素を説明変数として，蟹江の評価で不可であるかどうかを目的変数としたロジスティック回帰分析では受傷から手術までの期間で有意差があった．本結果から陳旧例では伸筋腱周囲の癒着，伸筋腱への損傷によって伸展不全が遺残するため蟹江の評価では成績がわるいと考えられた．すなわち，高齢で受傷から手術までの期間が長い症例はROM不良，伸展不全が遺残することがわかった．

もちろん，陳旧例なので軽度のROM制限・伸展不全の遺残は，ある程度許容範囲内であり，骨癒合が得られれば末節骨の掌側脱臼の進行もなくなり，痛みも改善するため，日常生活上問題とならない症例が多かった．

骨性槌指新鮮例の石黒法による治療成績は良好であることは周知の事実である．突き指・打撲と考えられて放置されている症例の中に手術適応の骨性槌指が含まれている可能性も含めて，骨性槌指の一般への啓蒙が重要であることはいうまでもない．

ま　と　め

1）陳旧性骨性槌指に対し，鋼線を用いた観血的整復固定を施行した．

2）本法では直視下に骨折面や関節内の十分な掻爬・新鮮化及び確実で強固な整復固定が可能であった．

3）全例で骨癒合は得られ痛みはなかった．

4）関節ROMはばらつきがみられ年齢において有意差があった．

5）受傷から手術までの期間が長い症例では有意に蟹江の評価で成績が劣っていた．

6）石黒法術後に脱転した4例4指のうち2例2指で蟹江の評価は不可であった．

文　献

1) 蟹江純一：最近14年間に治療したmallet fingerについての検討．整形外科 **34**：1499-1501，1983
2) 石黒　隆，井上邦夫，松林経世ほか：骨片を伴ったmallet fingerに対するclosed reductionの新法．日手会誌 **5**：444-447，1988
3) 豊山起光，佐野倫生，鈴木隆辰ほか：陳旧性骨性槌指に対する石黒法による治療経験．日手会誌 **24**：149-152，2007
4) 田崎憲一，井口　理，橋本健史ほか：陳旧性骨性槌指に対する石黒法の応用．整・災外 **36**：181-185，1993
5) 森澤　妥，小原由紀彦，松村崇史ほか：陳旧性骨性槌指の治療経験．日手会誌 **28**：26-28，2011
6) 森澤　妥，河野友祐，越智健介ほか：陳旧性骨性槌指に対する引き寄せ締結固定法．日手会誌 **32**：1-4，2016

＊　　　＊　　　＊

II. 部位別各論 ◆ 5. 膝

前十字靱帯再建術後リハビリテーション
—— 機能回復とスポーツ復帰*

宮崎　剛　坂本拓己　鯉江祐介　松峯昭彦**

[別冊整形外科 73：148〜153, 2018]

はじめに

前十字靱帯（ACL）再建術後のスポーツ復帰にはさまざまな要因が関連しているが，その要因は身体的機能と精神的機能に大別できる．特に身体的要因としては，下肢筋力および片脚 hop test など下肢運動機能が影響していると報告されている[1]．McHugh らは術後5週の大腿四頭筋筋力が，以降の膝関節運動機能予測の指標になるとしているが[2]，単純な筋力だけではなく ACL 再建術後良好な膝関節機能の獲得には動作対称性，神経筋機能の獲得も重要である．

本稿では ACL 再建術後スポーツ復帰についての文献的考察に加え，当施設で行っている ACL 術後リハビリテーションプログラムとスポーツ復帰について述べる．

I. ACL 再建術後スポーツ復帰

ACL 再建術後にスポーツ復帰した症例は術後1年で半数以下であったとする報告があり，その原因として，膝の伸展・屈曲筋力回復の不良に加え，筋力回復が得られていた場合でも神経筋機能の異常，動作の非対称性が残存していることが報告されている[3]．またスポーツにいったん復帰した後にそのスポーツをやめてしまうケースも存在し，Ardern らは，術後12ヵ月でもとのスポーツに同レベルで競技復帰している割合を30.9%，術後2年で60%と報告している[1]．また ACL 再建術後のスポーツ復帰には術前のスポーツレベルも影響を及ぼしており，サッカーやホッケー，アメリカンフットボール，バ

スケットボールなどのプロ選手においては術後1年で78〜98%と，アマチュア選手と比較して2〜3倍高い確率で受傷前の運動レベルに復帰していると報告されている[4〜7]．

II. ACL 再建術式とスポーツ復帰

ACL 再建にはさまざまな術式があるが，膝屈筋腱（hamstring tendon：HS）を用いる方法と膝蓋腱（bone-tendon-bone：BTB）を用いる方法とに大別される．スポーツ復帰については，これまで再建に BTB を用いたほうが骨孔内でのグラフト−骨間の癒合が HS を用いる場合よりも早く，早期より強固な固定が得られるとされてきたが，これは動物実験によって確かめられたものであり[8〜10]，ヒトにおいての報告はない．一方グラフトにマーカーを埋め込み，骨孔内でのグラフトの動きをみた報告では術後6週および1年において両者に有意差はなく，グラフトの種類による骨孔内での固定力に差はないとしている[11]．Cochrane レビューでは BTB と HS を用いての ACL 再建でスポーツへの復帰において両者に有意差はないとされており，現段階では BTB を用いた再建術がスポーツ復帰に有利であるとしたエビデンスはない[12]．

III. ACL 再建術後リハビリテーションとスポーツ復帰

ACL 再建術後リハビリテーションについてのシステマティックレビュー[13]では，術後2週から始める大腿四

Key words

ACL, reconstruction, rehabilitation, return to sports

*Low leg performance and return-to-sport after anterior cruciate ligament reconstruction
　要旨は第128回中部日本整形外科災害外科学会において発表した．
**T. Miyazaki（講師），T. Sakamoto：福井大学整形外科（Dept. of Orthopaedics and Rehabilitation Medicine, Faculty of Medical Sciences, University of Fukui, Fukui）；Y. Koie（理学療法士）：同大学医学部附属病院リハビリテーション部；A. Matsumine（教授）：同大学整形外科．
[利益相反：なし．]

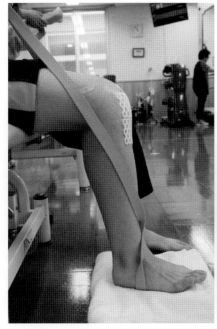
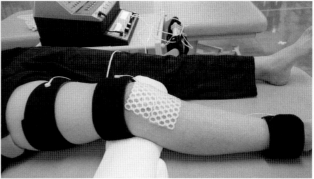

a. ROM 訓練　　　　　　b. 患肢に対する NMES

図1. 術翌日より行うリハビリテーション

頭筋および大腿二頭筋への加速的リハビリテーションは早期の関節水腫発生などがあるが，通常リハビリテーションと比べ，筋力回復が早く，術後早期の荷重歩行，0°～90°での可動域（ROM）訓練，closed-kinetic-chain（CKC）exercise での筋力訓練は安全性において差がなかったと結論づけている．しかしながら，リハビリテーションによってスポーツ復帰時期がかわるか否かについては，いまだ結論が出ていない．

Ⅳ．ACL 再建術後下肢筋力回復とスポーツ

　ACL 再建後にどの程度筋力が回復すればスポーツ復帰できるかという客観的な基準を示した研究は少なく[14]，大腿四頭筋力の健側比での欠損値が20%を超える症例で歩行パターンが変化するとした報告などが少数みられるのみである[15]．しかし当施設での測定結果では術後早期の下肢筋力と Hop Index は乖離しており，実際のジャンプなどの運動動作においては単純な筋力回復以外に神経筋機能の回復が必要であると考えられる．

Ⅴ．当施設でのスポーツ復帰に向けたリハビリテーションおよび術後機能評価

　当施設ではBTBおよびHSを用いた解剖学的二重束再建術を行い，術後の平均的なリハビリテーションとして，術翌日よりROM訓練（−15°～90°）［図1b］，セッティング運動での大腿四頭筋および大腿二頭筋訓練，患

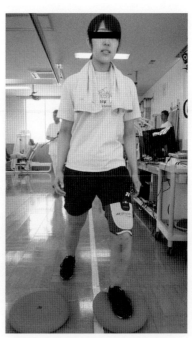

図2．バランスディスクを用いた DYJOC

側下肢に対する神経筋刺激療法（neuromuscular electrical stimulation：NMES）［図1a］を行い，術後1週目より硬性の膝装具（Don-Joy：Don Joy 社，Carlsbad）を装着後，CKCでの筋力訓練および部分荷重での歩行訓練を開始し，術後10日目に1本松葉杖での歩行状態で退院し，外来リハビリテーションへ移行するスケジュールで

II. 部位別各論 ◆ 5. 膝

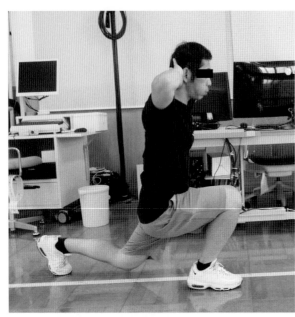 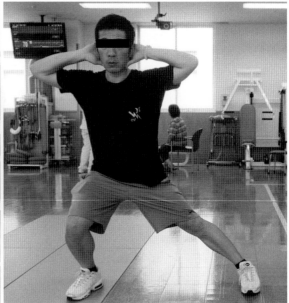

a. Front lunge　　　　　　　　　　　　b. Side lunge

図 3. Front lunge, side lunge

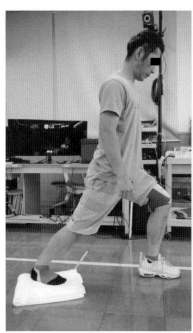 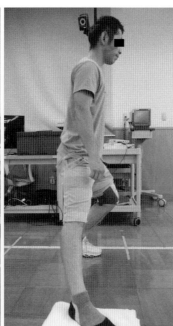 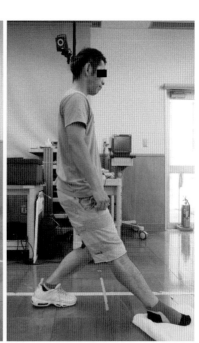

a. バック　　　　　　b. サイド　　　　　　c. フロント

図 4. One leg squatting

行っている．膝関節 ROM は何もしなくても 0°～120° 程度までは獲得できるケースがほとんどであり，退院後は特別に ROM 訓練を行っていないが，まれに屈曲や伸展が不良である場合には自家筋力メインでの ROM 訓練を追加して行っている．本格的なスポーツ復帰に向けたリハビリテーションは退院後，下肢筋力と患者の運動レベルに応じて行っており，術前のスポーツレベルを Tegner Activity Score で評価し，復帰レベルの目標にして

いる．筋力訓練は基本的に CKC exercise で行っている．硬性装具装着中はスクワット運動などを行い，膝の荷重下での屈伸運動に慣れてきた後にはバランスボールを用いた動的関節制動訓練（dynamic joint control training：DYJOC）を行う（図 2）．その際には低周波治療器のKneehab（Bio-Medical Research 社，Galway）を用いて大腿四頭筋筋出力に対して補助的な刺激を加えている．また下肢筋力訓練とともにバランス訓練，神経筋機能訓

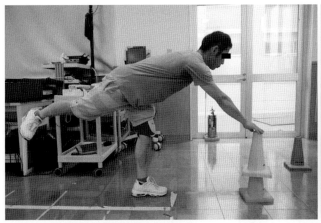
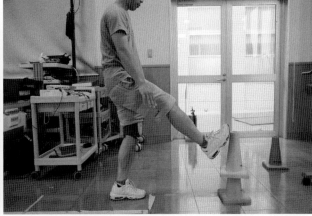

a. 手を使ったリーチエクササイズ　　　　b. 足を使ったリーチエクササイズ

図 5. Cone reach balance exercise

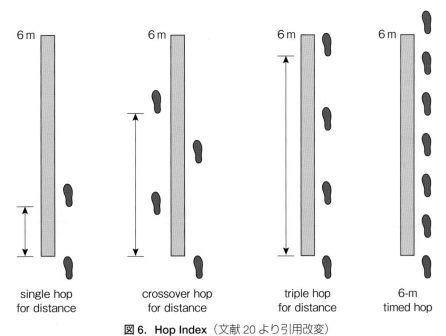

図 6. Hop Index（文献 20 より引用改変）

練として front lunge, side lunge（図 3），monkey walk, one leg squatting（図 4），reach exercise（図 5）を組み合わせてリハビリテーションメニューを作成している．なお，当施設では移植腱を保護するため 3 ヵ月間は硬性装具を伸展 0°～屈曲角度は無制限で日常生活時に装着を指導している．

以上のリハビリテーションを行ったうえで，当施設では膝関節機能評価を術後 3 ヵ月から定期的に行い，膝関節動揺性（KneeLax3：Monitored Rehab Systems 社，Haarlem），膝関節伸展・屈曲筋力（Biodex：Biodex Medical Systems 社，Shirley），下肢運動機能の対称性（Hop Index：triple hop for distance の患健比）［図 6］，膝関節機能点数（Lysholm スコア）について評価を行い，下肢対称性および下肢筋力の患健比 80％以上を競技復帰の目安にして，段階的にスポーツ復帰をサポートしている．以下に，当施設での ACL 再建術後の筋力回復の推移とスポーツ復帰についての検討結果を述べる．

VI. 対象および方法

対象は 2013 年 1 月～2015 年 12 月に ACL 単独損傷に対して膝屈筋腱を用いて解剖学的二重束再建術を行い，定期的にデータ測定が行えた 37 例 37 膝とした．術後 1 年時に膝伸展筋力が 80％以上の症例を筋力回復良好群，80％未満の症例を筋力回復不良群とした．症例の内訳は男性 14 例，女性 23 例，平均年齢は 32（15～48）歳，受傷～手術の期間は平均 5.8 ヵ月，術前の Tegner Activity

Score は症例 2～8 に対して，術前，術後 3 ヵ月, 6 ヵ月, 9 ヵ月，1 年で膝関節 ROM，膝関節伸展・屈曲筋力，Hop Index，Lysholm スコアを測定し，術後 1 年時に最終の Tegner Activity Score を評価した．

VII. 結　果

37 例中筋力回復良好群は 24 例，不良群は 13 例であった．術前待機期間および膝関節 ROM は両群間に有意差はなかった．膝伸展筋力は，術前は有意差はなかったが，術後 3, 6, 9, 12 ヵ月において有意差があり，特に術後 3 ヵ月の時点で筋力回復良好群では術前筋力からの落ち込みが少なかったのに対し，回復不良群においては患健側比で約 40％近くまで大きく低下していた（図 7）．膝屈筋群の筋力回復は良好であり，各測定時において有意差はなく，術後 6 ヵ月時点で両群とも患健比で 80％を上回っていた．Tegner Activity Score では，筋力回復良好群，不良群ともに術前平均スコアが 5.5 であり，術後 1 年時点では前者のスコアが 4.9，後者が 3.9 と有意に筋力回復不良群で低かった（図 8）．

VIII. 考　察

ACL 再建術後のスポーツ復帰に影響を及ぼす因子はさまざまであるが，下肢筋力も主要因子として報告されている[16]．本研究の結果において，筋力回復不良群は術後 3 ヵ月の時点で筋力低下が回復良好群と比較して大きく，また 1 年後の Tegner Activity Score が有意に低かったことから，より早期の四頭筋筋力回復がスポーツ復帰には重要であると考えられた．また ACL 再建後のスポーツ復帰には動的なバランスも重要であり，これが ACL の再損傷につながると米谷ら[17]も報告している．本研究においても Hop Index が筋力回復不良群において有意に低く，下肢運動の非対称性が大きく，スポーツ復帰に下肢対称性が影響を及ぼしているという結果であった．また四頭筋筋力と Hop Index は相関をみせており（$r = 0.61$），四頭筋筋力の回復が下肢対称性を測るうえでの簡易的な評価指標となると考えられた．また Hop Index 0.8 を境に群分けした場合，Hop Index の低い群では膝伸展筋力が健側の半分しかなく，Lysholm スコアも明らかに低い値であった．これまでの報告でも Hop Index と膝機能点数は関連しているとされており[18,19]，膝伸展筋力を改善させることが術後パフォーマンスを改善させるために重要であると考えられた．

まとめ

1) 術後 12 ヵ月での筋力回復不良例は術後 3 ヵ月で大腿四頭筋筋力が 42％と大きく低下していた．
2) 術後 1 年での筋力回復不良群において有意にス

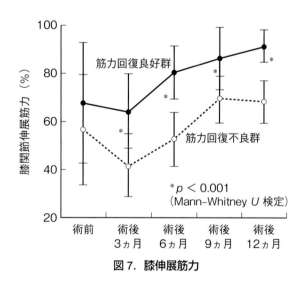

図 7．膝伸展筋力

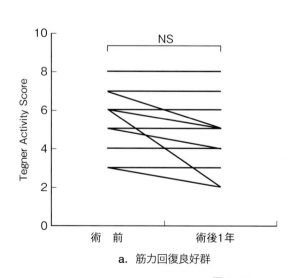

a．筋力回復良好群

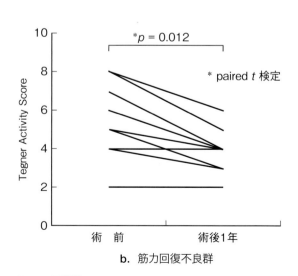

b．筋力回復不良群

図 8．Teger Activity Score の推移

ポーツ復帰レベルが低かった.

3）ACL再建術後3ヵ月までにいかに大腿四頭筋力を回復させるかが重要である.

文　献

1) Ardern CL, Taylor NF, Feller JA et al：Sports participation 2 years after anterior cruciate ligament reconstruction in athletes who had not returned to sport at 1 year；a prospective follow-up of physical function and psychological factors in 122 athletes. Am J Sports Med **43**：848-856, 2015

2) McHugh MP, Tyler TF, Browne MG et al：Electromyographic predictors of residual quadriceps muscle weakness after anterior cruciate ligament reconstruction. Am J Sports Med **30**：334-339, 2002

3) Ardern CL, Webster KE, Taylor NF et al：Return to the preinjury level of competitive sport after anterior cruciate ligament reconstruction surgery；two-thirds of patients have not returned by 12 months after surgery. Am J Sports Med **39**：538-543, 2011

4) Busfield BT, Kharrazi FD, Starkey C et al：Performance outcomes of anterior cruciate ligament reconstruction in the National Basketball Association. Arthroscopy **25**：825-830, 2009

5) Carey JL, Huffman GR, Parekh SG et al：Outcomes of anterior cruciate ligament injuries to running backs and wide receivers in the National Football League. Am J Sports Med **34**：1911-1917, 2006

6) Erickson BJ, Harris JD, Cole BJ et al：Performance and return to sport after anterior cruciate ligament reconstruction in National Hockey League Players. Orthop J Sports Med **2**：2014. doi：10.1177/2325967114548831

7) Erickson BJ, Harris JD, Heninger JR et al：Performance and return-to-sport after ACL reconstruction in NFL quarterbacks. Orthopedics **37**：E728-E734, 2014

8) Lui P, Zhang P, Chan K et al：Biology and augmentation of tendon-bone insertion repair. J Orthop Surg Res **5**：59, 2010

9) Rodeo SA, Arnoczky SP, Torzilli PA et al：Tendon-healing in a bone tunnel；a biomechanical and histological study in the dog. J Bone Joint Surg **75-A**：1795-1803, 1993

10) Panni AS, Milano G, Lucania L et al：Graft healing after anterior cruciate ligament reconstruction in rabbits. Clin Orthop **343**：203-212, 1997

11) Irvine JN, Arner JW, Thorhauer E, et al：Is there a difference in graft motion for bone-tendon-bone and hamstring autograft ACL reconstruction at 6 weeks and 1 year? Am J Sports Med **44**：2599-2607, 2016

12) Mohtadi NG, Chan DS, Dainty KN et al：Patellar tendon versus hamstring tendon autograft for anterior cruciate ligament rupture in adults. Cochrane Database Syst Rev **2011**（9）：2011. doi：10.1002/14651858

13) Kruse LM, Gray B, Wright RW：Rehabilitation after anterior cruciate ligament reconstruction；a systematic review. J Bone Joint Surg **94-A**：1737-1748, 2012

14) Harris JD, Abrams GD, Bach BR et al：Return to sport after ACL reconstruction. Orthopedics **37**：E103-E108, 2014

15) Lewek M, Rudolph K, Axe M et al：The effect of insufficient quadriceps strength on gait after anterior cruciate ligament reconstruction. Clin Biomech（Bristol, Avon）**17**：56-63, 2002

16) Gokeler A, Bisschop M, Benjaminse A et al：Quadriceps function following ACL reconstruction and rehabilitation；implications for optimisation of current practices. Knee Surg Sports Traumatol Arthrosc **22**：1163-1174, 2014

17) 米谷泰一, 前 達雄, 中田 研ほか：前十字靭帯再建術後の再受傷とその予防. 整・災外 **57**：417-423, 2014

18) Stener S, Ejerhed L, Sernert N et al：A long-term, prospective, randomized study comparing biodegradable and metal interference screws in anterior cruciate ligament reconstruction surgery；radiographic results and clinical outcome. Am J Sports Med **38**：1598-1605, 2010

19) Baltaci G, Yilmaz G, Atay AO：The outcomes of anterior cruciate ligament reconstructed and rehabilitated knees versus healthy knees；a functional comparison. Acta Orthop Traumatol Turc **46**：186-195, 2012

20) Noyes FR, Barber SD, Mangine RE：Abnormal lower limb symmetry determined by function hop tests after anterior cruciate ligament rupture. Am J Sports Med **19**：513-518, 1991

＊　　　＊　　　＊

内側半月板後根断裂の診断と治療
―― 診断率と手術手技の向上をめざして*

古松 毅之**

[別冊整形外科 73：154～158，2018]

はじめに

近年，中高年（50～60歳代）が手軽に楽しめるスポーツ活動として，ハイキング・登山の愛好家が増加している．一方で，ハイキング・登山では長時間の歩行や段差を超える動作を伴うことから，中高年期における膝関節の外傷・障害をきたす可能性もある．特に，中高年期の女性に好発するとされる内側半月板（medial meniscus：MM）の後方付着部における断裂（後根断裂）[posterior root tear：PRT] は，半月板の逸脱をはじめとする MM 機能不全を引き起こし，膝関節軟骨の接触圧を MM 全切除と同等にまで増大させることが知られている[1]．MMPRT を放置すると膝関節の退行性変化が急激に進行することから[2,3]，MMPRT を早期に診断する必要がある．しかし，MMPRT は階段昇降・しゃがみこみ・短い距離をジャンプした際の着地など軽微な外力で発生することから，患者・医師ともに病状を軽視してしまう傾向があり，MMPRT の診断・治療の機会を逸しているものと考えられる．また MRI における特徴的な所見が報告されているにもかかわらず，MMPRT の存在が見逃されていることも多い[4～15]．さらに，MMPRT の診断時に膝関節軟骨変性が中等度以下である場合は，早期に MMPRT に対する経脛骨プルアウト修復術などを選択する必要があるが[5]，技術的に高度であるという先入観からか，一般整形外科医には敬遠され，無為に保存的治療が継続される傾向がある．

本稿では，中高年における膝関節病変として見逃すことのできない MMPRT の診断における注意点と関節鏡視下手術の詳細について概説する．

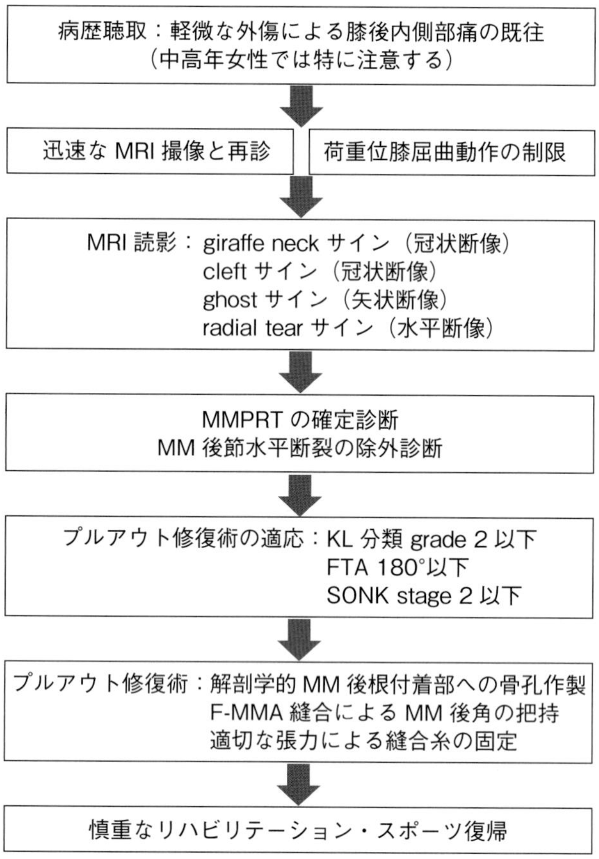

病歴聴取：軽微な外傷による膝後内側部痛の既往
（中高年女性では特に注意する）

迅速な MRI 撮像と再診　　荷重位膝屈曲動作の制限

MRI 読影：giraffe neck サイン（冠状断像）
　　　　　cleft サイン（冠状断像）
　　　　　ghost サイン（矢状断像）
　　　　　radial tear サイン（水平断像）

MMPRT の確定診断
MM 後節水平断裂の除外診断

プルアウト修復術の適応：KL 分類 grade 2 以下
　　　　　　　　　　　　FTA 180°以下
　　　　　　　　　　　　SONK stage 2 以下

プルアウト修復術：解剖学的 MM 後根付着部への骨孔作製
　　　　　　　　　F-MMA 縫合による MM 後角の把持
　　　　　　　　　適切な張力による縫合糸の固定

慎重なリハビリテーション・スポーツ復帰

図 1．MMPRT 診療のカスケード．早期診断と適応例に対する早期治療が鍵となる．

I．MMPRT の診断（図 1）

MMPRT は日常生活動作に伴う軽微な外傷により発生し，中高年女性に好発する[6]．近年，MMPRT を放置した場合，膝内側コンパートメントへの負担が急激に増

Key words

medial meniscus, posterior root tear, posteromedial painful popping, MRI, pullout repair

*Managements of the medial meniscus posterior root tear
**T. Furumatsu（講師）：岡山大学整形外科（Dept. of Orthop. Surg., Faculty of Medicine, Okayama University, Okayama）．
[利益相反：なし．]

大することから，短期間で特発性膝骨壊死（spontaneous osteonecrosis of the knee：SONK）や人工膝関節置換術にいたる危険性が高いことが認識されるようになった[2,3]．そのため，MMPRT の早期診断と適切な治療選択が求められる．

❶病歴の聴取

ハイキングや登山で斜面を歩行する場合や軽い岩場を超える際に，パキッという轢音（popping サウンド）とともに膝の後内側部痛を自覚することが多い．神社・仏閣の参拝などで不規則な段差を昇り降りする際にも，同様の疼痛をきたすことがある．また，しゃがみこみ動作や溝を飛び越える際にも MMPRT に特徴的な「（轢音を伴う）膝後内側部痛」をきたすことがある．受傷当日は足を引きずるぐらいの疼痛を自覚するが，数日〜2週間程度で日常生活動作（ADL）には不自由しなくなることが多い．膝後内側部痛の既往は MMPRT 患者の35〜87％程度にあるとされ，MMPRT 早期診断のためには決して無視できない重要な情報である[7,8]．患者自身も受傷機転を含め膝後内側部痛の既往を忘れてしまっていることがあるため，初診時に誘導尋問のごとく何度も問いただす必要がある．また，活動的な中高年女性に好発するため，MMPRT を疑う場合は再診までの期間を免荷する，膝深屈曲動作を制限するなどの対応を考慮してもよい．

病歴から MMPRT が疑われる場合は迅速な MRI 撮像（準緊急で数日以内に）が必須であり，再診までの待機期間を短くする必要がある．

❷MRI による MMPRT 診断（図2）

MMPRT に特徴的な MRI 所見として，giraffe neck（キリンの首）サイン，cleft（裂け目）サイン，ghost（幽霊）サイン，radial tear サインなどが報告されており，これらの画像所見を組み合わせて読影することで MMPRT の診断率を向上させることが可能である[6]．MMPRT 例の91.7％に，これら4種の特徴的な画像所見のうち二つの所見が確認される．一方ほかの MM 損傷形態においては，4種のうち2種類の画像所見が認められる確率は5％である[6]．MMPRT 受傷から時間の経過とともに MM の内側方逸脱（medial extrusion）が進行するが[8,9]，MM 内側方逸脱の所見はほかの MM 損傷形態における陽性率も高いため，MMPRT 診断の根拠とはなりにくい．

また MM 後節（後角）の水平断裂は，MM 実質部変性や複合断裂を合併していることが多く，MMPRT と混同しないように注意が必要である[10]．MM 後根の連続性が維持されているか否かを見極めることがポイントとなる．MM 後節（後角）水平断裂は膝関節内側コンパートメントの接触圧を13％程度しか増加させないため[11]，放置した場合の膝関節接触圧は MM 縫合群と同等であると報告されている[12]．

Ⅱ．経脛骨プルアウト修復術

MMPRT は膝関節内側コンパートメントにかかる接触圧を約2倍に増加させるとともに[13]，膝内側関節裂隙の狭小化と膝内反変形を助長する．そのため，変形性膝関節症変化が中等度未満である症例に対しては，脛骨骨孔を介したプルアウト修復術などが選択される[14〜16]．

❶プルアウト修復術の適応

MMPRT の診断が確定したら，膝関節軟骨の状態によりプルアウト修復術の適応を判断する（図1）．原則として，Kellgren-Lawrence（KL）分類[17]grade 2以下，大腿脛骨角（femorotibial angle：FTA）180°以下であることがプルアウト修復術の適応である．膝関節の夜間痛（安静時痛）を認める場合は，骨髄浮腫の増悪や SONK の発症が疑われるため対応を急ぐべきである．ただし，腰野分類[18]で stage 3以上に進行している場合や KL 分類 grade 3以上の症例では，高位脛骨骨切り術や人工膝関節置換術を考慮すべきである．現段階の検討では，手術適応例に対して MMPRT 受傷後3ヵ月以内にプルアウト修復術を施行すれば，より良好な短期・中期臨床成績が得られる可能性がある．

❷脛骨骨孔作製（図3）

MMPRT の状態・分類[19]・不安定性をプローブで確認する．良好な視野を獲得するために，後十字靱帯（posterior cruciate ligament：PCL）前面や後根付着部の滑膜組織や脂肪組織は郭清しておく．内側側副靱帯を18G針により数ヵ所穿通する経皮的パイクラスティングテクニックを用いると内側関節裂隙が開大し，視野が改善する[20]．解剖学的 MM 後根付着部は PCL 前縁・内側脛骨プラトー・外側脛骨プラトーに囲まれる三角形の領域に存在し，その付着部中心は内側脛骨隆起頂点から約10mm 後方とされる[2]．MMPRT に対するプルアウト修復術において，解剖学的な MM 後根付着部に脛骨骨孔を作製した際には，膝関節の接触圧が正常レベルに減少すると報告されている[2]．一方で，解剖学的 MM 後根付着部中心より5mm 後内側に作製した骨孔からプルアウト修復した際には，接触圧改善の効果が半減するとされる[2]．当施設では，解剖学的 MM 後根付着部に脛骨骨孔（直径4.5mm）を作製するために開発した PRT ガイド（Smith

Ⅱ．部位別各論 ◆ 5．膝

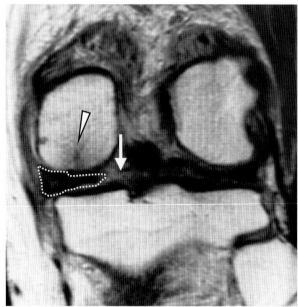

a．Giraffe neck サイン（冠状断像）［破線：キリンの首を水平にしたような形状］．MM 後節の内部輝度変化を伴い，膨張していることが多い．Cleft サイン（矢印：MM 後根の裂け目）．MM 後根の連続性が途絶し，MM が内側方へ移動するため，裂隙が形成される．時間経過とともに内側大腿骨顆部に骨髄浮腫を伴うことが多い（矢頭）．

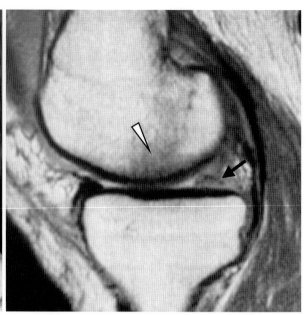

b．Ghost サイン（矢状断像）．MM 後根の裂隙に矢状断面が構成されると，MM 後方実質が幽霊のごとく突然消えたように観察される（矢印）．矢頭：骨髄浮腫

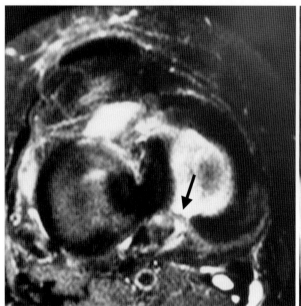

c．Radial tear サイン（水平断像）．MM 後根の連続性が途絶している（矢印）．

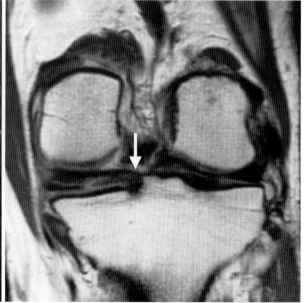

d．MM 後節複合断裂（水平断裂＋横断裂）［冠状断像］．MM 後根の連続性が維持されている（矢印）．MMPRT と混同しないように注意が必要である．

図 2．MMPRT における特徴的な MRI 所見（左膝）

& Nephew 社, Andover）を用いてプルアウト修復術を行っているが，従来のガイドと比較してより理想的な位置に骨孔を作製することが可能である[14]．プルアウト修復術においては PRT ガイドなどを用いたより正確な脛骨骨孔設置が求められる．

❸FasT-Fix を用いた modified Mason-Allen（F-MMA）縫合[15,16]

Knee Scorpion（Arthrex 社, Naples）に 2 号 Ultrabraid（Smith & Nephew 社）を装着し，MM 後角に縫合糸を貫通させる（図 3b）．貫通させた 2 号 Ultrabraid を前外

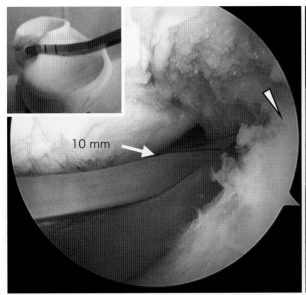
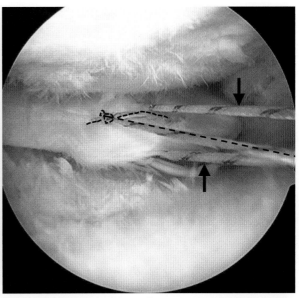

a. PRTガイド（左用）による脛骨骨孔作製. 10 mm の目盛を内側脛骨隆起頂点（矢頭）に合わせる. ガイド先端を解剖学的MM後根付着部に設置する（挿入図）. 内側脛骨プラトーに適合する形状（左上）

b. FasT-Fixを用いたmodified Mason-Allen縫合. MM後角に2号Ultrabraidをsimple stitchで貫通させる（矢印）. UltrabraidをまたぐようにFasT-Fix 360リバースカーブを用いて水平マットレス縫合を追加する（破線）. FasT-Fixの遊離糸は切断せず, プルアウト修復に利用する.

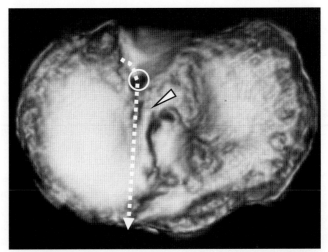

c. 術後1週の3D-CT. 脛骨骨孔位置（丸印）は内側脛骨隆起頂点（矢頭）から約10 mm後方で, PCLのすぐ前方であることが望ましい. プルアウト修復術における縫合糸の牽引方向（破線）

図3. MMPRTに対するプルアウト修復術（左膝）

側ポータルから引っ張りながら, FasT-Fix 360リバースカーブ（Smith & Nephew社）による水平マットレス縫合を設置する. FasT-Fix縫合糸の遊離端は切断せずにプルアウト修復に利用する. 3本の縫合糸を脛骨骨孔へとプルアウトする（図3c）.

❹縫合糸の固定

脛骨骨孔遠位部出口から5 mm程度離して, 縫合糸をDouble Spike Plate（DSP：Meira社, 名古屋）に締結する. プルアウトした縫合糸を膝伸展位で固定した場合, 縫合部位の破綻を引き起こす可能性があるため, 当施設では膝関節45°屈曲位で20 Nの張力をかけてDSPを脛骨に固定している.

Ⅲ. 術後リハビリテーションとスポーツ復帰

膝関節屈曲動作は, MM後角を後方に移動させ, 縫合糸に過度な張力を与えてしまうため, 術後2週までは禁

止する．術後2週以降に，45°までの膝ROM訓練と20
kgの部分荷重歩行を開始する．術後3週以降に，60°ま
での膝ROM訓練と40kgの部分荷重歩行を開始する．
術後4週以降に，90°までの膝ROM訓練と60kgの荷重
を許可する．術後5週以降では，ほとんどの患者で全荷
重が可能となるが，荷重位での膝関節屈曲動作はなるべ
く避けるように指導する．しゃがみこみ動作，深屈曲位
からの立ち上がり，和式トイレの使用は厳禁とする．通
常，術後3〜6ヵ月で臨床成績は大きく改善し，職場復帰
が可能となる．ゴルフ・ハイキングなどは術後6ヵ月で
許可するが，膝深屈曲動作・正坐などは可能な限り避け
ることが望ましい．

ま と め

1）MMPRTはいまだに見逃されやすい疾患である
が，特徴的な病歴やMRI所見を含めた診断における注意
点を認識していれば早期診断が可能となる．

2）活動性の高い患者に対しては，適応を見極めたう
えで早期に適切な治療を行う必要がある．

3）プルアウト修復術の技術革新においてはめざまし
いものがあり，基本的なテクニックさえ習得すれば，安
定した術後成績を達成することが可能である．中高年の
健康寿命を維持し，かつMMPRT受傷後にも手軽に楽し
めるスポーツ活動への参加が可能となるように，
MMPRT診療に関する研究成果の蓄積が期待される．

文 献

1）Allaire R, Muriuki M, Gilbertson L et al：Biomechanical consequences of a tear of the posterior root of the medial meniscus；similar to total meniscectomy. J Bone Joint Surg 90-A：1922-1931, 2008
2）LaPrade CM, Foad A, Smith SD et al：Biomechanical consequences of a nonanatomic posterior medial meniscal root repair. Am J Sports Med 43：912-920, 2015
3）Krych AJ, Reardon PJ, Johnson NR et al：Non-operative management of medial meniscus posterior horn root tears is associated with worsening arthritis and poor clinical outcome at 5-year follow-up. Knee Surg Sports Traumatol Arthrosc 25：383-389, 2017
4）Ozkoc G, Circi E, Gonc U et al：Radial tears in the root of the posterior horn of the medial meniscus. Knee Surg Sports Traumatol Arthrosc 16：849-854, 2008
5）Bhatia S, LaPrade CM, Ellman MB et al：Meniscal root tears；significance, diagnosis, and treatment. Am J Sports Med 42：3016-3030, 2014
6）Furumatsu T, Fujii M, Kodama Y et al：A giraffe neck sign of the medial meniscus；a characteristic finding of the medial meniscus posterior root tear on magnetic resonance imaging. J Orthop Sci 22：731-736, 2017
7）Bae JH, Paik NH, Park GW et al：Predictive value of painful popping for a posterior root tear of the medial meniscus in middle-aged to older Asian patients. Arthroscopy 29：545-549, 2013
8）Furumatsu T, Kamatsuki Y, Fujii M et al：Medial meniscus extrusion correlates with disease duration of the sudden symptomatic medial meniscus posterior root tear. Orthop Traumatol Surg Res 103：1179-1182, 2017
9）Furumatsu T, Kodama Y, Kamatsuki Y et al：Meniscal extrusion progresses shortly after the medial meniscus posterior root tear. Knee Surg Relat Res 29：295-301, 2017
10）Sung JH, Ha JK, Lee DW et al：Meniscal extrusion and spontaneous osteonecrosis with root tear of medial meniscus；comparison with horizontal tear. Arthroscopy 29：726-732, 2013
11）Arno S, Bell CP, Uquillas C et al：Tibiofemoral contact mechanics following a horizontal cleavage lesion in the posterior horn of the medial meniscus. J Orthop Res 33：584-590, 2015
12）Koh JL, Yi SJ, Ren Y et al：Tibiofemoral contact mechanics with horizontal cleavage tear and resection of the medial meniscus in the human knee. J Bone Joint Surg 98-A：1829-1836, 2016
13）Messner K, Gao J：The menisci of the knee joint；anatomical and functional characteristics, and a rationale for clinical treatment. J Anat 193：161-178, 1998
14）Furumatsu T, Kodama Y, Fujii M et al：A new aiming guide can create the tibial tunnel at favorable position in transtibial pullout repair for the medial meniscus posterior root tear. Orthop Traumatol Surg Res 103：367-371, 2017
15）Kodama Y, Furumatsu T, Fujii M et al：Pullout repair of a medial meniscus posterior root tear using a FasT-Fix all-inside suture technique. Orthop Traumatol Surg Res 102：951-954, 2016
16）Fujii M, Furumatsu T, Kodama Y et al：A novel suture technique using the FasT-Fix combined with Ultrabraid for pullout repair of the medial meniscus posterior root tear. Eur J Orthop Surg Traumatol 27：559-562, 2017
17）Kellgren JH, Lawrence JS：Radiological assessment of osteo-arthrosis. Ann Rheum Dis 16：494-502, 1957
18）Koshino T：The treatment of spontaneous osteonecrosis of the knee by high tibial osteotomy with and without bone-grafting or drilling of the lesion. J Bone Joint Surg 64-A：47-58, 1982
19）LaPrade CM, James EW, Cram TR et al：Meniscal root tears；a classification system based on tear morphology. Am J Sports Med 43：363-369, 2015
20）Todor A, Caterev S, Nistor DV：Outside-in deep medial collateral ligament release during arthroscopic medial meniscus surgery. Arthrosc Tech 5：E781-E785, 2016

＊　　　＊　　　＊

Ⅱ. 部位別各論 ◆ 5. 膝

半月板損傷に対する縫合術*

吉田勝浩　紺野愼一**

[別冊整形外科 73：159〜163, 2018]

はじめに

半月板の機能は，軸圧に対する hoop stress の分散，荷重分散，shock absorber としての軟骨へのストレス軽減[1,2]，膝関節の潤滑[3]と栄養，安定化[4]などがあげられる．半月板を損傷，あるいは切除した場合には，これらの機能不全が生じ，膝関節に重大な影響を及ぼす．特にアスリートに生じた場合には，スポーツレベルの低下を余儀なくされるだけでなく，選手生命を脅かすことになりうる．半月板損傷に対する手術の目的は，半月板損傷に由来する症状の緩和だけでなく，半月板機能の回復も含まれる．これら二つの目的を同時に達成しうる治療法は，半月板縫合術である．本稿では，半月板温存のための半月板縫合術について詳述する．

Ⅰ. 半月板縫合術の適応

関節鏡視下半月板縫合術（縫合術）の手術手技や機器の発達，fibrin clot をはじめとする治癒促進因子の台頭により，縫合術の適応は拡大している．われわれは，縫合術によって治癒が見込める損傷に対しては積極的に縫合術を施行している．具体的には，縫合可能なボリュームを有した半月板損傷で，下肢のアライメント異常がなく，関節症性変化による軟骨損傷が Outerbridge 分類[5] grade Ⅱ以下であれば，縫合術の適応としている．すなわち，変性を伴う半月板や横断裂であっても，上記を満たしていれば積極的に縫合術を施行している（図1）．ただし，特に変性を伴う半月板損傷の縫合術後には，生活様式の変更を指示すること，術後のリハビリテーションにおいて中殿筋の筋力強化訓練を指導することで再断裂

の発生を予防している．また下肢のアライメント異常がある場合には，アライメントの矯正と縫合術を同時に施行することもある．円板状半月板損傷の場合には，辺縁部から 8 mm の部分で形成的部分切除を行い，断裂が残存する場合には，縫合術も行っている．

Ⅱ. 手術手技

縫合術は，断裂部位，大きさ，形態によって ① inside-out 法，② outside-in 法，③ all-inside 法を使い分けて行う．深部静脈血栓症予防の観点からターニケットは使用しない．出血が多い場合には，灌流ポンプの圧を上げたり，丁寧に止血をすることで対応が可能である．

❶Inside-out 法

関節内から関節外に向けて半月板縫合針を刺入し，補助切開を加えた部位で結紮する．補助切開部から，解剖を熟知したうえで正確に関節包を展開し，関節包上で結紮することが重要である．関節包上で結紮することにより，神経損傷や血管損傷を避けられるだけでなく，余分な組織を結紮することによる縫合部の不安定性を防ぐことができる．また，どの位置に補助切開を加えるかにより，その後の縫合がスムーズに行うことができるかが決定される．基本的な方法として，まずは，実際に縫合する際の肢位とし，縫合針を刺入する際に使用するポータルから関節鏡を挿入する．断裂部付近まで関節鏡をすすめていき，皮膚上で関節鏡の光源を透見できる位置を確認する．この位置が補助切開を入れる際の中央部分になる．この位置は，作成したポータルの位置にもよるが，関節裂隙よりは遠位に位置することになる．皮膚切開は

▌Key words

knee,　athlete,　meniscal repair

*Repair of meniscal tears
**K. Yoshida, S. Konno（主任教授）：福島県立医科大学整形外科（Dept. of Orthop. Surg., School of Medicine, Fukushima Medical University, Fukushima）.
［利益相反：なし.］

Ⅱ．部位別各論 ● 5．膝

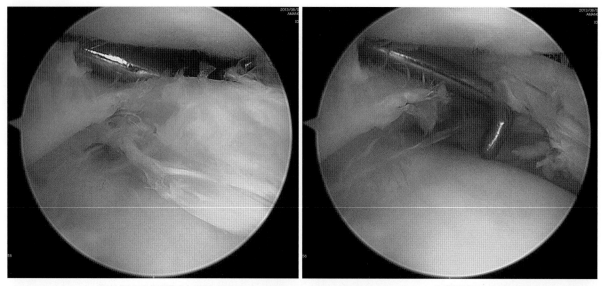

a．半月板の変性断裂を認める．

b．Fibrin clot を断裂部に充填する．

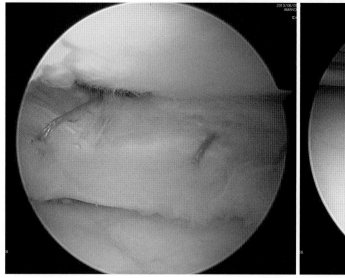

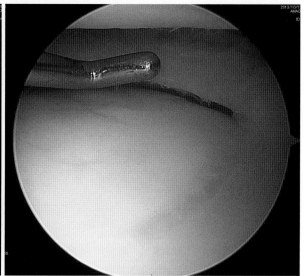

c．断裂部に fibrin clot を挟んで stacked suture で縫合する．

d．半月板縫合術後 6 ヵ月．断裂部は治癒している．

図1．関節鏡視下縫合術の鏡視像

縦切開とし，筋膜も同様に縦に切開し深層を展開する．内側では，そのまま筋膜を鈍的に剥離し，レトラクターを挿入する．後方で半膜様筋腱の脛骨付着部を触れることで，正しい層であることを確認することができる．外側では，腸脛靭帯と大腿二頭筋の間を展開していく．大腿二頭筋の後縁には総腓骨神経が走行しているため，損傷しないように注意する必要がある．深部に腓腹筋外側頭が確認できるため，同筋を後方へ避けるようにレトラクターを挿入する．レトラクターの長時間圧迫による総腓骨神経麻痺にも注意が必要である．

縫合術において，断裂部の新鮮化はきわめて重要であるため，ラスプやシェーバーを用いて念入りに施行する．ロッキングをきたすようなバケツ柄状断裂では，ロッキングさせた状態で断裂部を新鮮化する．

これらの操作中に，20 m*l* のシリンジに静脈血を採取し，直径 5 mm のステンレス棒（われわれは Steinmann ピンを使用している）で撹拌し fibrin clot を作成しておく（図2）．縫合糸を fibrin clot に波状に通しておき，断裂部に誘導し充填する．Fibrin clot は，basic fibroblast growth factor（bFGF），transforming growth factor-β（TGF-β），vascular endothelial growth factor（VEGF），epidermal growth factor（EGF）などの治癒促進因子を含有している[6]．われわれは，inside-out 法で縫合する際には全例で fibrin clot を使用している．

断裂形態に合わせて，stacked suture, tie grip suture, divergent vertical stacked suture などの縫合方

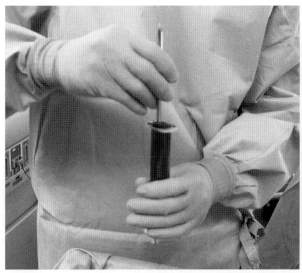
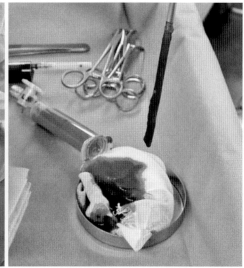

a. 静脈血を採血し，Steinmann ピンで撹拌する.　　b. 10分程度でSteinmann ピン周囲にfibrin clot が付着する.

図2. Fibrin clot の作成

法を使い分けて縫合していく. Henning Meniscal Suture Kit（Stryker 社, Kalamazoo）をもっとも頻繁に使用するが，前節部の損傷の場合には，Zone Specific Canulla（Linvatec 社, Utica）を使用することもある.

❷Outside-in 法

関節包外から関節内へカニューラ針を刺入し，ナイロン糸を関節内に通して，断裂部をまたぐようにスーチャーリレーして縫合する. Inside-out 法での縫合が困難とされる前節部の縫合の際に頻用される. しかし，縫合針を刺入するポータル位置を後方よりに作成し, Zone Specific Canulla を使用することで inside-out 法で前節部の縫合も可能であり，われわれはほとんど施行していない.

❸All-inside 法

補助切開がいらず，関節内で縫合を完結させる方法である. われわれのよく使用している器具は FasT-Fix 360 System（Smith & Nephew 社, Andover），Meniscal Viper（Arthrex 社, Naples），Knee Scorpion（Arthrex 社）である. All-inside 法での縫合は簡便であるが，適応は限られており注意が必要である.

上記❶〜❸の使い分けであるが，まず，補助切開が不要で低侵襲である All-inside 法による縫合が可能かを検討する. FasT-Fix などは非吸収性の縫合糸アンカーを関節外に留置し縫合する方法であるが，われわれの考える適応は限られている. われわれは FasT-Fix を用いた縫合術の適応は，内側半月板の 1 cm 程度の小断裂と，

外側半月板中節部の外側側副靱帯より前方部分の断裂のみが適応と考えている. 外側半月板後節部付近の損傷では，前外側ポータルから刺入すると膝窩動脈損傷の危険がある[7]. 前内側ポータルからでは顆間隆起が障害となるために縫合は困難であることから，適応にはならない. また，膝窩筋腱や外側側副靱帯に縫合糸アンカーがひっかかると疼痛の原因となることから[8]，中節部も適応とはならない. 外側半月板前節部はデバイスの形状から縫合は困難である. また inside-out 法と FasT-Fix での縫合後の破断強度は inside-out 法で有意に大きいこと[9]，FasT-Fix で多くの縫合を行うとチーズカットを引き起こしてしまうため，不安定性の強い大きな断裂は適応とならない.

膝窩筋腱裂孔部や外側側副靱帯（lateral collateral ligament：LCL）付近の外側半月板の小断裂部では，Meniscal Viper や Knee Scorpion を使用した all-inside 法で縫合している.

その他の部位や不安定感の強い縦断裂や横断裂，変性断裂においては inside-out 法で fibrin clot を使用し縫合している. 前節部の損傷も縫合針を刺入するポータル位置を後方よりに作成し, Zone Specific Canulla を使用することで inside-out 法で縫合している.

Ⅲ. 後 療 法

半月板縫合術後に対する術後のリハビリテーションに関しては，施設によってさまざまであるのが現状である. 半月板は内縁 2/3 は無血管組織[10]で修復能力が低く，治癒しにくい. また，膝関節屈伸運動の際には半月板は

脛骨関節面を前後方向へ移動するため，縫合術後の早期の可動域（ROM）訓練は好ましくない．われわれは，術後4週間の外固定と非荷重を行っている．動物実験においては，完全な修復が得られるまで6～8週の免荷と外固定が必要との報告があり[11]，適当であると考えている．その間は，膝関節周囲の等尺性運動と膝蓋大腿関節のモビライゼーションを十分に行うことにより，筋力低下と関節拘縮予防に努めている．水腫や疼痛の有無に注意しながら，術後2～3ヵ月でジョギングを開始する．その後4ヵ月で徐々に競技スポーツ特有の練習に参加していき，5～6ヵ月での競技スポーツ復帰を目標としている．

Ⅳ. 半月板縫合術と切除術の比較

アスリートに対する手術法としての縫合術と切除術を比較した報告は多数存在する．

競技復帰率においては，縫合術を施行した場合，内側半月板では92%，外側半月板では100%であったのに対して，部分切除術を施行した場合には，内側半月板で84%，外側半月板で83%であったと報告されている[12]．また，受傷前のパフォーマンスレベルの維持率に関しては，縫合術を施行した場合には94%であったのに対して，部分切除術では44%と有意に低下する[13]．Tegner Activity Score における比較では，縫合術では術前後で変化なかったのに対して，部分切除では術後に有意に低下すると報告されている[14]．

すなわち，将来を嘱望されるアスリートが受傷前のパフォーマンス以上のプレーを望む場合には，縫合術を選択するべきと考えられる．

治療法を選択するうえでアスリートが気にかけることの一つに，スポーツへの復帰時期があげられる．切除術後のスポーツ復帰時期に関する最近の報告は少ないが，Osti らは，アスリート41例の外側半月板を切除し，98%が55日で復帰できたと報告している[15]．Kim らは，30歳以下では54日，30歳以上では89日で復帰し[16]，夏山らは119日[17]，山本らは4ヵ月[12]と報告している．

縫合術では，Logan らは5.6ヵ月[18]，Vanderhave らは5.5ヵ月[19]，Hirtler らは27週[20]でスポーツ復帰が可能であったと報告している．つまり，切除術の復帰時期は縫合術の復帰時期と比較し，1～2ヵ月早いにすぎない．しかし，スポーツレベルの高いアスリートが早期に復帰した場合には，rapid chondrolysis が生じる可能性がある[21,22]．一度発症してしまうと選手生命が絶たれるほど重症化する．また，切除術後，復帰時期が早ければ早いほど，疼痛や水腫に悩まされるとの報告もある．わずか1～2ヵ月早く復帰するために，半月板機能の温存を放棄し，スポーツレベルの維持も困難になりうる手術を希望

する選手は限られるであろう．

縫合術を施行した場合には，再断裂の可能性がある．再手術率を比較すると，縫合術では22%，切除術では4%と報告されている[23]．また，外側半月板に比べて内側半月板での再手術率が高いことも示されている．適切な縫合方法の選択，治癒促進手技として fibrin clot を使用し，ラスピングを行うことで，再断裂の危険性を低減することが可能である．

ま と め

1）半月板損傷に対する縫合術の適応，手術手技，後療法について詳述した．

2）縫合術の適応は拡大傾向にあり，特に，トップレベルのアスリートに対しても積極的に選択されるようになってきている．

3）縫合術，切除術の長所と短所を理解したうえで，各々の症例の事情を考慮しながら手術方法を選択していく必要がある．

文　献

1) Krause WR, Pope MH, Johnson RJ et al：Mechanical changes in the knee after meniscectomy. J Bone Joint Surg **58**-A：599-604, 1976
2) Kurosawa H, Fukubayashi T, Nakajima H：Load bearing mode of the knee joint；physical behavior of the knee joint with or without menisci. Clin Orthop **149**：283-290, 1980
3) Renstrom P, Johnson RJ：Anatomy and biomechanics of the menisci. Clin Sports Med **9**：523-538, 1990
4) Shoemarker SC, Markolf KL：The role of the meniscus in the anterior-posterior stability of the loaded anterior cruciate-deficient knee；effect of partial versus total excision. J Bone Joint Surg **68**-A：71-79, 1986
5) Outerbridge RE：The etiology of chondromalacia patellae. J Bone Joint Surg **10**-B：752-757, 1961
6) Tezono K, Sarker KP, Kikuchi H et al：Bioactivity of the vascular endothelial growth factor trapped in fibrin clots；production of IL-6 and IL-8 in monocytes by fibrin clots. Haemostasis **31**：71-79, 2001
7) 木村雅史：半月板損傷．膝を診る目―診断・治療のエッセンス，南江堂，東京，p133-154，2010
8) 木村雅史：半月板手術．失敗しない膝関節スポーツ外傷の手術，医学と看護社，東京，p19-44，2014
9) Masoudi A, Beamer BS, Harlow ER et al：Biomechanical evaluation of an all-inside suture-based device for repairing longitudinal meniscal tears. Arthroscopy **31**：428-434, 2015
10) Arnoczky SP, Warren RF：Microvasculature of the human meniscus. Am J Sports Med **10**：90-95, 1982
11) 木村雅史：半月板損傷．膝関節鏡手術を極める，医学と看護社，東京，p33-67，2017
12) 山本祐司，津田英一，石橋恭之：アスリートの半月板損傷に対する治療―部分切除術 vs 縫合術．臨スポーツ医

29：1021-1025，2012

13）Bonneux I, Vandekerckhove B：Arthroscopic partial lateral menisectomy long-term results in athletes. Acta Orthopaedica Belgica **68**：356-361, 2002

14）Stein T, Mehling AP, Welsch F et al：Long-term outcome after arthroscopic meniscus repair versus arthroscopic partial meniscectomy for traumatic meniscal tears. Am J Sports Med **38**：1542-1548, 2010

15）Osti L, Liu SH, Raskin A et al：Partial lateral meniscectomy in athletes. Arthroscopy **10**：424-430, 1994

16）Kim SG, Nagao M, Kamata K et al：Return to sport after arthroscopic meniscectomy on stable knee. BMC Sports Sci Med Rehabil **5**：23, 2013

17）夏山元伸，駿河保彰：関節鏡視下半月板切除術後のスポーツ復帰．臨スポーツ医 **11**：1138-1142，1994

18）Logan M, Watts M, Owen J et al：Meniscal repair in the elite athlete；results of 45 repairs with a minimum 5-year follow up. Am J Sports Med **37**：1131-1134, 2009

19）Vanderhave KL, Moravek JE, Sekiya JK et al：Meniscus tears in the young athlete；results of arthroscopic repair. J Pediatr Orthop **31**：496-500, 2011

20）Hirtler L, Unger J, Weninger P：Acute and chronic menisco-capsular separation in the young athlete；diagnosis, treatment and results in thirty seven consecutive patients. Int Orthop **39**：967-974, 2015

21）Charrois O, Ayral X, Beaufils P：Rapid chondrolysis after arthroscopic external meniscectomy；apropos of 4 cases. Rev Chir Orthop Reparatrice Appar Mot **84**：88-92, 1998

22）Ishida K, Kuroda R, Salai H et al：Rapid chondrolysis after arthroscopic partial lateral meniscectomy in athletes；a case report. Knee Surgery, Sports Traumatology, Arthroscopy **14**：1266-1269, 2006

23）Paxton ES, Stock MV, Brophy RH：Meniscal repair versus partial meniscectomy；a systematic review comparing reoperation rates and clinical outcomes. Arthroscopy **27**：1275-1288, 2011

*　　*　　*

II. 部位別各論 ◆ 5. 膝

伸展位から深屈曲位までの移植腱張力変化に基づいた内側膝蓋大腿靱帯再建術の術後成績*

片桐洋樹　宗田　大　渡邊敏文　堀江雅史　宮武和正
古賀英之**

[別冊整形外科 73：164〜168, 2018]

はじめに

内側膝蓋大腿靱帯再建術（medial patellofemoral ligament reconstruction：MPFLR）は膝蓋骨不安定症に対する術式として過去 20 年間に広く行われるようになった．しかしながら，術後合併症として，再脱臼，再手術，膝屈曲制限，膝屈曲時痛，膝蓋大腿関節の変性などが報告されている．その発生率は報告により大きく異なり一定の傾向を認めない[1,2]．その原因として MPFLR の手術手技にゴールドスタンダードはなく，大腿骨孔の位置，膝蓋骨側の固定位置，移植腱固定張力，固定時の膝屈曲角度などにおいて術式が多様であることがあげられる．特に大腿骨孔の位置とそれに伴う膝屈伸中の異常な移植腱張力変化は MPFLR の術後合併症に影響すると報告されている[3〜5]．

正常な内側膝蓋大腿靱帯（medial patellofemoral ligament：MPFL）は伸展位から屈曲 60° まで等尺性を示し，60° を超える屈曲角度で張力は低下する[6]．一方，膝屈曲時に MPFL 移植腱張力が増強する異常な張力変化を示せば，膝屈曲時痛，膝屈曲制限，変形性膝蓋大腿関節症，および移植腱の伸張，伸展位での移植腱張力の低下と再脱臼を起こす可能性がある．膝屈伸中の移植腱張力変化のコントロールは，術後合併症を回避するためのもっとも重要な因子の一つといえる．

大腿骨孔の位置は移植腱張力変化に影響を及ぼすもっとも重要な因子であると，生体力学的研究およびシミュレーション解析により報告されている[7]．一般的に大腿

骨孔の位置は解剖学的ランドマークに基づき作成されるが，その位置は一定確率で正常な位置から大腿骨孔がはずれて作成されているとの報告がある[8,9]．さらに膝蓋骨不安定症における大腿骨側付着部の解剖学的位置，適切な大腿骨孔の位置についての意見の一致をみていない．MPFLR においては解剖学的な位置ではなく適切な移植腱張力変化を示す個々の最適点を見出す必要がある．

そこで，大腿骨孔の位置を伸展位から深屈曲位までの移植腱張力変化に応じて決定することにより術後合併症の発生率を下げられるとの仮説に基づき，当科では 2011年 3 月以降，術中に移植腱張力パターンを確認して大腿骨孔を決定している（「I．対象および方法」の項を参照）．本研究では，大腿骨孔の位置を移植腱張力変化に基づいて決定した現在の MPFLR（張力群）と，それ以前の術式（大腿骨孔の位置を解剖学的ランドマークで視診と触診で決定した MPFLR）［視診群］の術後成績を比較・検討した．

I. 対象および方法

❶対　　象

対象は 2004 年 7 月〜2015 年 9 月に当科で MPFL 再建術を施行した 52 膝である．Ehlers-Danlos 症候群 1 膝，関節内感染 1 膝，骨端線閉鎖前の若年例 4 膝，術後経過観察 2 年以下の症例 2 膝は除外した．視診群は 2011 年 2月以前に行った 17 例，張力群は 2011 年 3 月以降に行った 27 例である．

▮ Key words

medial patellofemoral ligament,　medial patellofemoral ligament reconstruction,　patella instability

---

*Outcome of medial patellofemoral ligament reconstruction based on graft tension change from extension to deep flexion
**H. Katagiri：東京医科歯科大学大学院生体支持組織学講座運動器外科学分野（Dept. of Joint Surgery and Sports Medicine, Graduate School of Medical and Dental Sciences, Tokyo Medical and Dental University, Tokyo）；T. Muneta（院長）：災害医療センター；T. Watanabe（講師），M. Horie, K. Miyatake, H. Koga（准教授）：東京医科歯科大学大学院生体維持組織学講座運動器外科学分野.
［利益相反：なし.］

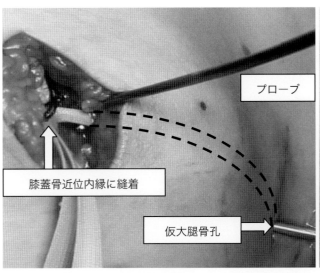 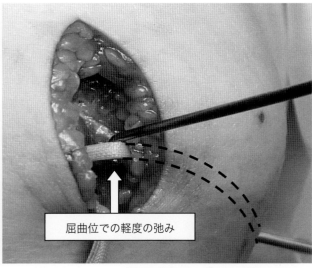

a．膝伸展位　　　　　　　　　　　　　　　　　　b．膝深屈曲位

図1．移植腱張力変化の確認．内側側副靱帯近位後方に仮決定した大腿骨孔のKirschner鋼線に血管テープをかけ膝蓋骨近位内縁で縫着する．膝伸展位に比べ膝深屈曲位で血管テープが軽度に弛む適切な張力変化が確認できる．

❷手術手技

15年以上の経験のある整形外科専門医によって行われた．関節鏡で関節内の評価を行った．必要な症例では外側支帯解離術を追加した．

膝蓋骨内側近位部に約2 cmの皮切をおき，関節包上まで展開し，関節包の第1層，第2層を約3 cm切開し滑膜関節包を確認した．第2層と第3層の間から鈍的にmedial collateral ligament（MCL）大腿骨付着部へ向けすすみ，直上に小切開を加えた．視診群では内側側副靱帯付着部を視診と触診でよく確認し，その近位後方に大腿骨孔を作成した．一方，張力群では内側側副靱帯近位後方に仮決定した大腿骨孔より膝蓋骨内側に血管テープをかけ，その張力を伸展位から深屈曲位の全可動域（ROM）で確認し，等尺性または深屈曲でやや弛む変化を示した位置を採用した．深屈曲で張力が増加する例では，大腿骨孔を遠位後方へ移動し再度上記試験を繰り返し，適切な張力変化を示す位置に大腿骨孔を作成した（図1）．

移植腱は半腱様筋を二つ折りにし，閉じたループにエンドボタン（スミス・アンド・ネフュー社，東京）を装着した．両端に2号非吸収糸で縫合し2本の枝とした．近位束は内側広筋の下を通し大腿四頭筋腱に割を入れ引き出して縫着し，遠位束は膝蓋骨近位1/3に作成した骨孔を通し膝蓋骨前面に縫着した一重束2本再建術を行った（図2）．2007年以前の症例では膝蓋骨に骨孔を2本開け，2本とも骨孔に通した．全ROMで膝蓋骨の制動性と屈伸がスムーズなことを確認した．術後2日目より膝装具を装着し両松葉で疼痛内免荷とした．下肢伸展挙上

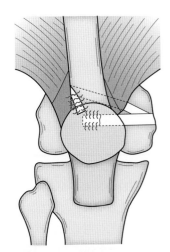

図2．移植腱移植．半腱様筋を二つ折りにし，閉じたループにエンドボタンを装着し，最終決定した大腿骨孔で固定している．移植腱は関節包第2層と第3層の間を通した後，近位束は内側広筋の下を通し大腿四頭筋腱に外側部に割を入れ引き出して縫着し，遠位束は膝蓋骨近位1/3に作成した骨孔を通し膝蓋骨前面に縫着した．

（SLR）テストで伸展ラグがないことを確認し装具，松葉杖なしでの歩行を許可した．

❸評価方法

再脱臼，膝蓋骨不安感テストサイン，ROM，Tegner Activityスコア，Kujalaスコア，Lysholmスコア，患者満足度は外来受診時に記録した．欠損値は電話調査で補填した．

Ⅱ. 部位別各論 ◆ 5. 膝

表1. 患者背景

	視診群	張力群	p 値
手術時年齢（歳）	24.4（13〜57）	21.6（14〜45）	0.9807
女	14	20	0.7160
男	3	7	
術前 Tegner スコア	5.6（3〜7）	5.1（3〜7）	0.4214
術前期間（月）	74.7（4〜360）	63.2（1〜396）	0.6839
術後観察期間（月）	88.1（19〜160）	41.2（24〜76）	＜0.01
Insall-Salvati 比	1.25	1.35	0.3839
TT-TG（mm）	14.8	14.8	1
顆間溝角（°）	151	147	0.1930
Dejour 分類：normal/A/B/C/D	2/4/4/6/1	4/7/6/8/2	0.9931
術前適合角（°）	−17.0	−9.4	0.2014
術前 lateral tilt 角（°）	−12.5	−3.0	0.4334
術前 lateral patellar displacement（mm）	4.2	5.1	0.7017

表2. 術前後 X 線変化

	視診群			張力群		
	術　前	術　後	p 値	術　前	術　後	p 値
顆間溝角（°）	−17.0	−2.1	0.0583	−9.4	−0.4	＜0.05
lateral tilt 角（°）	−12.5	2.7	＜0.01	−3.0	2.9	＜0.01
lateral patellar displacement（mm）	4.2	1.9	0.3314	5.1	2.5	＜0.05

顆間溝角（sulcus angle），Insall-Salvati 比，Dejour 分類を術前の X 線像で計測した．適合角（congruence angle），lateral tilt 角，lateral patellar displacement を術前と最終経過観察時の X 線像から比較した．術後 X 線正側面像で，大腿骨皮質骨後面と直行する後顆の立ち上がりの交点を基準点として骨孔の位置を計測した．Tibial tuberosity-trochear groove（TT-TG）distance は術前 MRI で計測した．術中の仮固定位置からの移動の有無を手術記録より抽出した．

Ⅱ. 結　果

❶患者背景（表1）

手術時平均年齢は視診群で 24.4 歳，張力群で 21.6 歳で有意差はなかった．性別，術前 Tegner スコア，術前期間に視診群と張力群で有意差はなかった．平均経過観察期間は視診群 88.1 ヵ月，張力群 41.2 ヵ月と，視診群で有意に長かった．Insall-Salvati 比，TT-TG，顆間溝角，Dejour 分類，術前適合角，術前 lateral tilt 角，術前 lateral patellar displacement に視診群と張力群で有意差はなかった．

❷術前後 X 線変化（表2）

視診群では lateral patellofemoral angle は術前 −12.5°

から術後 2.7° へと術前後で有意に改善した．適合角と lateral patellar displacement は術前後で改善する傾向にあった．張力群では適合角は平均 −9.4° から −0.4° へと術前後で有意に改善した．Lateral patellofemoral angle は術前 −3.0° から最終 2.9°，lateral patellar displacement は 5.1 mm から 2.5 mm へと，いずれも術前後で有意に改善した．

❸術後成績（表3）

再脱臼例は視診群で 3 例に認め，張力群ではなかった．視診群で有意に高率であった（オッズ比 0.07，$p<0.05$）．Apprehension サインは視診群で 10 例（59%），張力群で 4 例（15%）陽性と視診群で有意に高率であった（オッズ比 0.12，$p<0.01$）．術後屈曲制限は両群ともに全例認めなかった．術後 Lysholm スコアは視診群 84.7 点，張力群 95.1 点と，張力群で有意に高かった．術後 Kujala スコアは視診群 90.1 点，張力群 96.8 点であった．術後患者満足度は視診群 73.4 点，張力群 89.1 点と，張力群で有意に高かった．張力群では術中 52%（14/27）の症例で仮固定位置では不適切な張力変化を示し大腿骨孔の移動を要した．

表3. 術後合併症と患者立脚型評価

	視診群	張力群	p 値	オッズ比
再脱臼	3/17	0/27	<0.05	0.07
apprehension テスト陽性	10/17	4/27	<0.01	0.12
屈曲制限（術前後差≧10°）	0/17	0/27	1	—
Lysholm スコア（点）	84.7	95.1	<0.05	—
Kujala スコア（点）	90.1	96.8	0.0651	—
患者満足度（点）	73.4	89.1	<0.05	—

❹骨孔位置

張力群が視診群に比べ平均で 2.6 mm 後方，7.6 mm 遠位であった（前後 p＝0.28．遠近 p<0.05）．

Ⅲ. 考 察

MPFLR において，大腿骨孔の位置を移植腱張力変化に基づいて決定する術式を用いることにより術後成績を向上させた．具体的には，伸展位から深屈曲位まで移植腱張力変化に基づいた MPFLR が，以前の大腿骨孔の位置を解剖学的ランドマークで視診と触診で決定した MPFLR に比較して，術後患者立脚型評価，術後合併症の発生率において有意に良好な成績を得たことを示した．また，本術式は X 線学的評価でも術後有意に改善を示した．本術式の骨孔の位置は以前の術式に比べ遠位後方に作成されていた．渉猟しえた限りでは，本研究は移植腱張力変化に重点をおいて骨孔位置を決めた MPFLR の臨床的優位性を示したはじめての報告である．

張力群では再脱臼などの術後合併症は認めなかった．屈曲時の膝蓋大腿関節の過度の接触圧は痛みや関節症などの合併症を誘発する[3]．それと同時に移植腱の弛緩と再脱臼を招くおそれがある．理論的には移植腱が等張性または深屈曲でやや緩む変化を示す場合，上記のような合併症を起こさない．本研究の臨床結果は上記理論と同様の結果であった．MPFLR において伸展位から深屈曲位までの全可動域での移植腱の張力変化を確認することは重要である．

本研究の解剖学的ランドマークによる仮固定位置では，不適切な張力変化を約半数の症例で認めた．われわれの以前の研究において，膝蓋骨不安定症膝において正常膝と異なり等尺性変化を示す位置は症例ごとに異なった[10]．また，臨床においては至適位置を選ぶことがむずかしく，一定確率で正常な位置から大腿骨孔がはずれて作成されているとの報告がある[8,9]．これらの知見からも，骨孔位置の決定において伸展位から深屈曲位までの張力変化を重視する事は有意義と考えられる．

リミテーションとして以下のものがある．第一に，症例数が比較的少ない．しかしながら両群間の結果に有意差があり，過去の報告などの知見と重ね本研究の結果は有用と考える．第二に，張力群の観察期間が有意に短かった．視診群の合併症は張力群の観察期間以前に起こっており，観察期間の差は本研究の結果に悪影響を及ぼしていないと考える．第三に，視診群の成績が良好ではなかった．本研究は同施設で同指導医の下行われており，両群を比較することは意義があると考える．

ま と め

1）大腿骨孔の位置を移植腱張力変化に基づいて決定することは MPFLR の術後成績を向上させた．

2）MPFLR において伸展位から深屈曲位までの全可動域での移植腱の張力変化を確認することは重要であり，不適切な張力変化を示したときは躊躇なく骨孔位置を移動することが必要であると示唆された．

文 献

1) Shah JN, Howard JS, Flanigan DC et al：A systematic review of complications and failures associated with medial patellofemoral ligament reconstruction for recurrent patellar dislocation. Am J Sports Med **40**：1916-1923, 2012

2) Parikh SN, Nathan ST, Wall EJ et al：Complications of medial patellofemoral ligament reconstruction in young patients. Am J Sports Med **41**：1030-1038, 2013

3) Sanchis-Alfonso V, Montesinos-Berry E, Ramirez-Fuentes C et al：Failed medial patellofemoral ligament reconstruction：Causes and surgical strategies. World J Orthop **8**：115-129, 2017

4) Sanchis-Alfonso V, Ramirez-Fuentes C, Montesinos-Berry E et al：Femoral insertion site of the graft used to replace the medial patellofemoral ligament influences the ligament dynamic changes during knee flexion and the clinical outcome. Knee Surg Sports Traumatol Arthrosc **25**：2433-2441, 2017

5) Bollier M, Fulkerson J, Cosgarea A et al：Technical failure of medial patellofemoral ligament reconstruction. Arthroscopy **27**：1153-1159, 2011

6) Arai Y, Nakagawa S, Higuchi T et al：Comparative analysis of medial patellofemoral ligament length

change pattern in patients with patellar dislocation using open-MRI. Knee Surg Sports Traumatol Arthrosc **25** : 2330-2336, 2017

7) Stephen JM, Lumpaopong P, Deehan DJ et al : The medial patellofemoral ligament ; location of femoral attachment and length change patterns resulting from anatomic and nonanatomic attachments. Am J Sports Med **40** : 1871-1879, 2012

8) McCarthy M, Ridley TJ, Bollier M et al : Femoral tunnel placement in medial patellofemoral ligament reconstruction. Iowa Orthop J **33** : 58-63, 2013

9) Herschel R, Hasler A, Tscholl PM et al : Visual-palpatory versus fluoroscopic intraoperative determination of the femoral entry point in medial patellofemoral ligament reconstruction. Knee Surg Sports Traumatol Arthrosc **25** : 2545-2549, 2017

10) Tateishi T, Tsuchiya M, Motosugi N et al : Graft length change and radiographic assessment of femoral drill hole position for medial patellofemoral ligament reconstruction. Knee Surg Sports Traumatol Arthrosc **19** : 400-407, 2011

*　　　*　　　*

Ⅱ．部位別各論 ◆ 5．膝

ジャンパー膝 —— 膝蓋腱症*

大島健史　中瀬順介　土屋弘行**

[別冊整形外科 73：169〜174, 2018]

はじめに

　ジャンプ・ランニング動作の繰り返しにより，膝伸展機構に負担がかかり障害が生じる．膝伸展機構である大腿四頭筋腱膝蓋骨付着部，膝蓋骨，膝蓋腱（膝蓋骨付着部，実質部，脛骨付着部）に障害が生じうるが，広く知られている「ジャンパー膝」は膝蓋腱膝蓋骨付着部の膝蓋腱症（patella tendinopathy）であり，外傷性のものも含まれるが，一般的に慢性のオーバーユースによる障害を指す．治療の第一選択は保存的治療であるが，慢性化し膝蓋腱に器質的な変化が生じると手術が必要となる．手術による満足度は80〜90%であるものの，復帰には5〜6ヵ月を要するため[1]，予防や発症早期の適切な保存的治療が重要である．そのためには危険因子を理解すること，膝蓋腱症の急性期（膝蓋腱炎：patella tendinitis），および急性期から慢性期（patella tendinosis）へと進行する病態を理解することが必要である．

Ⅰ．危険因子

　ジャンパー膝（膝蓋腱症）の発生率はスポーツ愛好家の8.5%，ハイレベルの選手の13〜20%で，特にバレーボール選手の30〜40%，バスケットボール選手の約30%に発生すると報告[2,3]されている．男性に多く，年齢は男性20.2（6〜72）歳，女性17.8（10〜53）歳と，女性のほうがやや早期に発症している[4]．種目に関しては上記のようにバスケットボール，バレーボールに多いとされているが，陸上選手（中長距離）の報告もあり，「ジャンパー膝」というものの走行動作を含めた膝伸展機構のオーバーユースによる障害である．

表1．膝蓋腱症群と対照群の比較

	膝蓋腱症群（6例）	対照群（93例）	p値
身長（cm）	166.0±4.5	160.5±6.3	0.04
体重（kg）	58.8±4.8	54.7±6.0	0.04
BMI（%）	21.3±1.0	21.2±1.8	0.48
関節弛緩性	2.7±3.1	2.1±2.0	0.53
ハムストリングス柔軟性（°）	74.2±3.8	61.8±15.9	0.06
舟状骨高（mm）	6.5±2.8	8.1±3.7	0.16
膝関節屈曲（Nm）	52.6±14.1	52.4±11.6	0.96
膝関節伸展（Nm）	88.9±20.1	92.5±20.8	0.34
屈曲/伸展比（%）	59.4	57.4	0.33

　われわれは2009年4月に入部した高校女子バスケットボール選手75例とハンドボール選手28例の103例を対象とし，調査日から1年間の膝蓋腱症の新規発生率および危険因子を前向きに検討した．入学時に膝関節に痛みを有していた症例や手術歴のある4例を除いた99例を対象とし，入学時に身体（身長，体重，荷重位舟状骨高，全身関節弛緩性，ハムストリングス柔軟性など），下肢筋力（膝伸展・屈曲，股関節外転）を測定した．調査日から1年間で膝蓋腱症はバスケットボール選手75例中5例（7%），ハンドボール選手28例中1例（4%）の合計6例（6%）に発生し，膝蓋腱症を発症した選手（膝蓋腱症群）は発症しなかった選手（対照群）に比べて有意に高身長で体重が重かったが，関節弛緩性，ハムストリングス柔軟性，荷重位舟状骨高，膝屈伸筋力には差がなかった[5]（表1）．

　Witvrouw らは138例のスポーツ選手を2年間前向きに調査し，膝蓋腱症の発生率は13.8%であり，大腿四頭

▌Key words

patella tendinopathy, jumper's knee, risk factor, pathology, conservative therapy

*Jumper's knee ; patella tendinopathy
**T. Oshima, J. Nakase, H. Tsuchiya（教授）：金沢大学整形外科（Dept. of Orthop. Surg., Graduate School of Medical Science, Kanazawa University, Kanazawa）.
［利益相反：なし．］

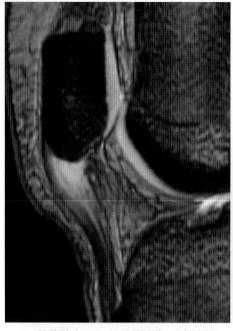
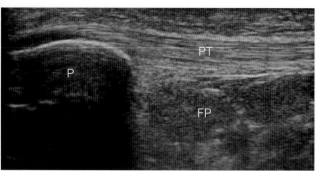

a．膝蓋腱症 MRI T2 強調画像．近位深層に高信号変化を認める．

b．正常膝蓋腱（PT）エコー像．膝蓋骨（P），脂肪体（FP）

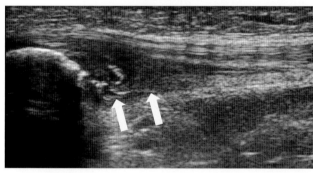
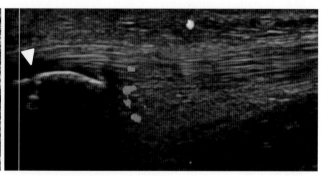

c．膝蓋腱症エコー像．Fibrillar pattern の消失（矢印），膝蓋腱の肥厚を認める．

d．膝蓋骨疲労骨折（矢印頭）エコードプラ画像．膝蓋腱近位に血流シグナル増加を認める．

図 1．画像所見

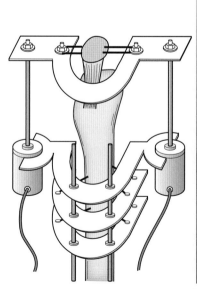
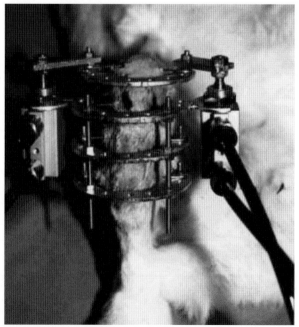

図 2．空気シリンダー付き創外固定

筋とハムストリングスの柔軟性低下が危険因子であったと報告している[6]．Morton らは 825 例を対象ににした case-control study で，男性，トレーニング時間，家族歴も危険因子であると報告している[7]．一方システマティックレビューでは，膝蓋腱症の危険因子に関して強い相関を示す因子は同定されておらず，ある程度関係が示唆されている因子として年齢，体重，body mass index（BMI），脚長差，荷重位舟状骨高の低位，大腿四頭筋・ハムストリングス柔軟性低下，大腿四頭筋筋力低下などが報告されている[8]．

II. 診　　断

運動時の膝蓋腱近位部痛が典型的で，同部位に圧痛を認める．大腿四頭筋，腸脛靱帯，腓腹筋の柔軟性低下，特に大腿四頭筋では腹臥位での膝屈曲で踵殿距離の左右差や尻上がり徴候を認める．片脚スクワットなどの大腿四頭筋遠心性収縮で疼痛が誘発され，病歴・症状から診断は比較的容易であるが，膝蓋下脂肪体炎，膝蓋骨疲労骨折，深膝蓋下滑液包炎などとの鑑別を要することがあり，以下の画像所見も参考にする．

X 線像：慢性化した症例では膝蓋骨下極の骨棘や腱内石灰化を認めることもある．

MRI：膝蓋骨下極の膝蓋腱付着部，腱近位後方が好発部位で，T2 強調画像で高信号変化を生じる．膝蓋腱の肥厚も認められる．膝蓋下脂肪体炎や膝蓋骨疲労骨折の鑑別に有用である（図 1a）．

超音波：正常膝蓋腱は線状高エコー像の層状配列（fibrillar pattern）を示し，膝蓋骨下極と脛骨粗面をつないでいる（図 1b）．膝蓋腱症では病変部である近位深層線維を中心に fibrillar pattern の消失（低エコー像）を認め（図 1c），無症候性の段階から同所見がみられることが知られており，早期に腱の変化をとらえられる可能性が示唆されている[9,10]．痛みが強い場合や腱の修復時にはドプラ画像で血流シグナルの増加を認める．膝蓋骨遠位の疲労骨折でも膝蓋腱に膝蓋腱症様の所見を呈することがあり，注意が必要である（図 1d）．深膝蓋下滑液包炎，遺残性 Osgood-Schlatter 病などの浅い部位の疾患の鑑別に有用である．

III. 発生メカニズム

Lavagnino らは有限要素解析で，膝屈曲 0°（膝蓋骨－膝蓋腱角度 162°）で膝蓋腱に張力負荷をかけても膝蓋腱深層に応力は集中しないが，膝屈曲 60°（膝蓋骨－膝蓋腱角度 145°）では膝蓋腱の膝蓋骨付着部深層に応力が集中し，屍体を用いて実際に引っ張り試験を行うと同部位にエコーで確認できる部分断裂が生じることを報告し

た[11]．また，Hansen らは前十字靱帯再建術中に男性患者 9 例の膝蓋腱を採取し，膝蓋腱近位浅層線維は深層線維よりも有意に直径が大きく，破断強度が強く硬いことを示した[12]．基礎実験でも好発部位が膝蓋腱近位深層であることが示されている．

IV. 病　　態

病態を把握するうえで，病変部の肉眼的・組織学的評価は不可欠である．しかし，保存的治療で症状が改善しない難治症例に対してのみ手術を行うため，術中所見および採取された組織所見は慢性期へ移行した終末像をみている可能性が高く，ヒトの手術例からは急性期の所見を得ることが困難である．われわれはウサギ膝蓋腱症モデルを作成し，膝蓋腱症の急性期および急性期から慢性期へと進行する病態を観察した．

❶急性期の病態

ウサギ膝蓋腱にシリンダー付き創外固定器（図 2）を装着し，膝蓋腱に 10,000 回を超す 12 kg 重の繰り返し引っ張り刺激を加え，膝蓋腱の組織学的評価を行った．その結果，急性期には膠原線維間あるいは膠原線維束間の解離が生じ（図 3a，b），出血を伴った病変は炎症反応を介して，出血を伴わない病変は炎症を伴わずに線維芽細胞性治癒の過程をとって，6 週後にはほぼ正常に近い線維束構造に修復された（図 3c）．電視顕微鏡所見では，引っ張り試験直後から大径膠原線維の約半数が消失し，膠原線維間の間隙の開大がみられた（図 3d，e）．以上より急性期の膝蓋腱症の病態は膠原線維の解離であると考えられた[13,14]．

❷急性期から慢性期への進行

急性期の膝蓋腱症に再度同じ強度の刺激を与えると修復は遅延し，腱内部に不可逆的な変性が生じた．しかし，初回刺激の半分の強度で再刺激を与えたものでは，その後の修復は遅延することなく治癒にいたった．つまり，修復早期の過度の負荷により損傷腱の修復は遅延し難治性に移行するが，弱い刺激であれば修復過程を遅延させない結果となった[15]．

❸慢性期の病態（ヒト）

5 年来の難治性膝蓋腱症に対して手術を施行した重量挙げの選手である．術前 MRI では，膝蓋腱近位部を中心に著明に肥厚して MRI T2 強調画像で高信号を呈していた（図 4a）．手術所見では線維方向に部分的な解離を認め（図 4b），腱に縦切開を加えると膝蓋骨付着部の深層から粘液様物質の流出を認めた（図 4c）．摘出標本の病

II. 部位別各論 ◆ 5. 膝

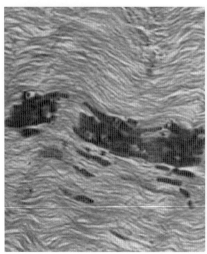
a．膠原線維束間の出血巣（HE 染色）

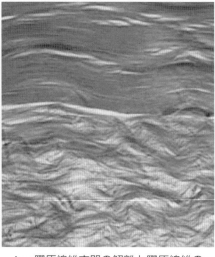
b．膠原線維束間の解離と膠原線維の微小断裂（HE 染色）

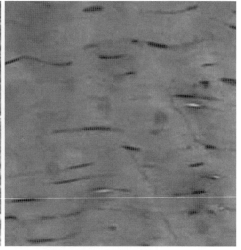
c．6 週後．ほぼ正常に修復された線維束構造（HE 染色）

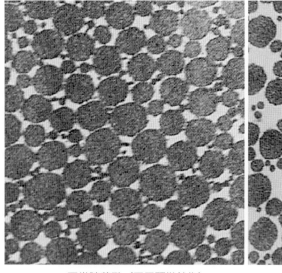
d．正常膝蓋腱（電子顕微鏡像）

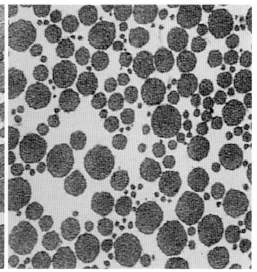
e．刺激直後の膝蓋腱（電子顕微鏡像）

図 3．病理組織像

理組織所見では，膠原線維の配列の乱れと細胞成分および血管の増生がみられ，一部に膠原線維束間の解離を認めた（図 4d）．このように手術にいたった慢性の膝蓋腱症の病態として，① 炎症細胞の浸潤を伴わない線維芽細胞の増殖，② 粘液あるいは硝子変性，③ フィブリノイド壊死，④ 微小血管の増生，⑤ 膠原線維の配列の乱れなどの病理組織像が明らかとなっている[16,17]．慢性膝蓋腱症は腱の炎症ではなく，腱の変性がその主体であるといえる．Fredberg らは，無症状の膝蓋腱に異常エコー像（低エコー像）を有する選手が，その後膝蓋腱症に移行する危険性は正常のエコー像を有する選手に比べて約 2 倍であると報告している[18]．ほかにもエコーが膝蓋腱症の発生予測に使用できるという報告が散見されており[19]，無症状の時点から膝蓋腱に低エコー像を呈する組織学的な変化が生じている可能性が示唆されている．

V．予防と保存的治療

膝蓋腱症の発生には多数の因子が関与しており，内因性因子の同定は困難であるが，上記に示した危険因子をターゲットにした予防プログラムの介入により一定の成果を上げているものもある．Fredberg らは，大腿四頭筋・下腿三頭筋に対する遠心性トレーニングとストレッチにより，膝蓋腱の異常エコー所見の出現率を有意に減少させたと報告しており[20]，Kreamer らはプロサッカー選手 24 例を対象に片脚ジャンプトレーニングやバランスボードを用いたトレーニングによる介入を 3 年間行ったところ，膝蓋腱症の発生が 3.0/1,000 時間から 1.0/1,000 時間に有意に減少したと報告している（$p = 0.022$）[21]．以

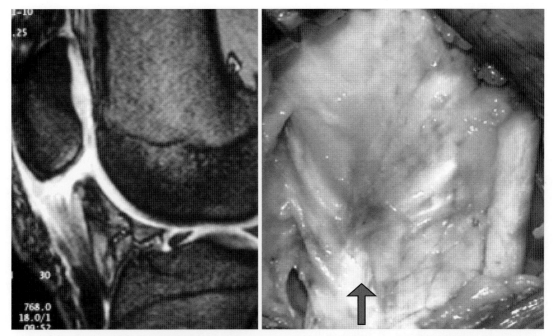

a．術前 MRI T2 強調画像
b．手術所見（1）．膝蓋腱の裂隙（矢印）

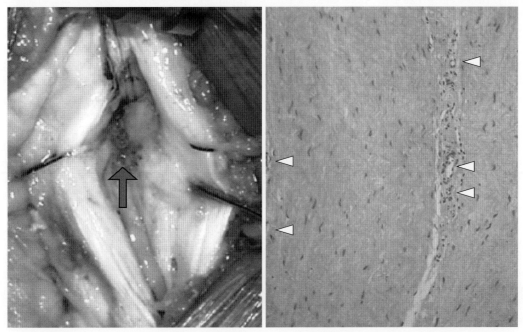

c．手術所見（2）．膝蓋腱内の粘液様物質（矢印）
d．病理組織像．HE 染色．膠原線維の蛇行，細胞成分および微小血管の増生（矢頭）

図4．難治性膝蓋腱症例．22歳，男

上のように，スクリーニング対象となる明らかな内因性因子の同定は困難であるものの，下肢の遠心性トレーニング，ストレッチ，バランストレーニングを取り入れた予防プログラムが一定の効果を上げており，頻度の高い種目ではすべての選手に対して行うことを考慮すべきである．

治療の原則である保存的治療も予防と同様に，大腿四頭筋のストレッチを中心に拮抗筋のハムストリング，下腿三頭筋，体幹，上肢のストレッチを行う．遠心性トレーニングによる膝伸展機構の筋力強化も有用性が示されており，体幹・股関節周囲筋の筋力強化の重要性も述べられている．超音波，低周波療法，低周波レベルレーザー治療，体外衝撃波治療（ESWT）などの物理療法は単独で行うことは少なく，上記の運動療法と併用して行う．

まとめ

1）病態から考えるとジャンパー膝は早期に対処する

ことができれば，保存的治療で難治性へ移行させることなく治癒可能と考えられる．ただし，症状が出現する以前より腱の組織学的な変化が生じているものと考えられ，組織学的に急性期の状態での発見は困難と考えられる．

2）症状があってもスポーツを継続し，病院を受診するころには慢性化している場合も少なくない．

3）これらの知見を医師はもちろん現場の指導者やトレーナーが理解し，ジャンパー膝（膝蓋腱症）の頻度の高い種目ではすべての選手に対して日ごろから遠心性トレーニング・ストレッチ・バランストレーニングなど取り入れ，過負荷にならないように十分な休息期間を取り，予防，早期発見に努める必要がある．

文　献

1) Stuhlman CR, Stowers K, Stowers L et al：Current concepts and the role of surgery in the treatment of jumper's knee. Orthopedics **39**：E1028-E1035, 2016

2) Zwerver J, Brdeweg S, Van Den Akker-Scheek I：Prevalence of jumper's knee among nonelite athletes from different sports；a cross-sectional survey. Am J Sports Med **39**：1984-1988, 2011

3) Lian OB, Engebretsen L, Bahr R：Prevalence of jumper's knee among elite athletes from different sports；a cross-sectional study. Am J Sports Med **33**：561-567, 2005

4) 深井　厚：ジャンパー膝・ランナー膝．MB Orthop **28**(10)：145-152，2015

5) 中瀬順介，虎谷達洋，小坂正裕ほか：ジャンパー膝の危険因子―高校女子スポーツ選手の前向き研究．日臨スポーツ医会誌**21**：17-19，2013

6) Witvrouw E, Bellemans J, Lysens R et al：Intrinsic risk factors for the development of patellar tendinitis in an athletic population. Am J Sports Med **29**：190-195, 2001

7) Morton S, Williams S, Valle X et al：Patellar tendinopathy and potential risk factors；an international database of cases and controls. Clin J Sport Med **27**：468-474, 2017

8) Van der Worp H, van Ark M, Roerink S et al：Risk factors for patellar tendinopathy；a systematic review of the literature. Br J Sports Med：bjsports84079, 2011

9) Malliaras P, Cook J, Ptasznik R et al：Prospective study of change in patellar tendon abnormality on imaging and pain over a volleyball season. Br J Sports Med **40**：272-274, 2006

10) Hirschmüller A, Bode G, Konstantinidis L et al：Patellar tendinopathy in young elite soccer；clinical and sonographical analysis of a German elite soccer academy. BMC Musculoskelet disord **18**：344, 2017

11) Lavagnino M, Arnoczky SP, Elvin N et al：Patellar tendon strain is increased at the site of the jumper's knee lesion during knee flexion and tendon loading；results and cadaveric testing of a computational model. AM J Sports Med **36**：2110-2118, 2008

12) Hansen P, Haraldsson BT, Aagaard P et al：Lower strength of the human posterior patellar tendon seems unrelated to mature collagen cross-linking and fibril morphology. J Appl physiol **108**：47-52, 2010

13) 小林尚史：繰り返し引っ張り刺激に対する靱帯および靱帯付着部の損傷とその修復に関する実験的研究．金沢大十全医会誌**106**：236-248，1997

14) 片山一雄：繰り返し引っ張り刺激に対する靱帯損傷とその修復について．金沢大十全医会誌**106**：494-504，1997

15) 山田泰士：繰り返し引っ張り刺激による腱損傷の修復過程における再刺激の影響．金沢大十全医会誌**112**：71-83，2003

16) 中瀬順介，北岡克彦：ジャンパー膝の病態―ウサギを用いた実験的研究．日臨スポーツ医会誌**27**：1073-1077，2010

17) Khan KM, Maffulli N, Coleman BD et al：Patellar tendinopathy；some aspects of basic science and clinical management. Br J Sports Med **32**：346, 1998

18) Fredberg U, Bolvig L：Significance of ultrasonographically detected asymptomatic tendinosis in the patellar and achilles tendons of elite soccer players；a longitudinal study. Am J Sports Med **30**：488-491, 2002

19) Gisslen K, Gyulai C, Alfredson H et al：Normal clinical and ultrasound findings indicate a low risk to sustain jumper's knee-patellar tendinopathy；a longitudinal study on Swedish elite junior volleyball players. Br J Sports Med **41**：253-258, 2007

20) Fredberg U, Bolvig L, Andersen NT：Prophylactict raining in asymptomatic soccer players with ultrasonographic abnormalities in Achilles and patellar tendons；the Danish Super League Study. Am J Sports Med **36**：451-460, 2008

21) Kraemer R, Knobloch K：A soccer-specific balance training program for hamstring muscle and patellar and achilles tendon injuries；an intervention study in premier league female soccer. Am J Sports Med **37**：1384-1393, 2009

＊　　　＊　　　＊

Osgood-Schlatter病に対する運動器超音波診療

中瀬順介　高田泰史　下崎研吾　浅井一希　土屋弘行

はじめに

Osgood-Schlatter病は，当時放射線科医であった米国人のRobert B. Osgood[1]とスイス人外科医のCarl B. Schlatter[2]がそれぞれ1903年に発表した骨端症である．脛骨粗面部の圧痛，運動時痛などを主訴とし，成長期のスポーツ選手（男性では10～14歳，女性では8～12歳）に多く，約30％は両側性に発症する．Osgood-Schlatter病は発育期における急激な骨成長と筋・腱の成長バランスの不均衡に大腿四頭筋の反復牽引力や脛骨粗面部の力学的脆弱性などが加わり発症するといわれている．現在でも動物モデルは確立されておらず，詳細な病態は不明である[3]．

従来は身体所見と単純X線像により診断し，治療を行ってきたが，漫然としたスポーツ活動の制限やストレッチ指導など，われわれ整形外科医にできることは限られていた．近年，運動器領域における超音波診断装置の技術向上により，表在組織を鮮明に観察することが可能になり，Osgood-Schlatter病の病態解明，診断や治療法の確立に寄与している．

本稿では，これまでにわれわれが行ってきた臨床研究とこれらをもとに考案したOsgood-Schlatter病の超音波分類と治療法について解説する．

I. Osgood-Schlatter病の超音波所見

Osgood-Schlatter病の本態は，脛骨粗面部二次骨化中心の部分的な裂離（図1）であり，軟骨成分が多い成長期脛骨粗面の観察には超音波が適している[4]．また，ドプラーモードでは膝蓋腱周囲や膝蓋下脂肪体（図2）に

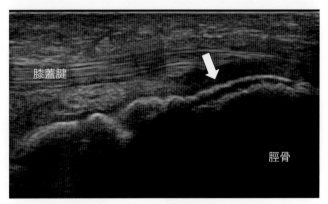

図1．Osgood-Schlatter病超音波長軸像．Bモード．矢印は裂離した二次骨化中心を示す．

血流シグナルを認めることがある．われわれは身体所見と超音波画像上，二次骨化中心の部分的な裂離所見からOsgood-Schlatter病と診断した男児28例，36膝（Osgood-Schlatter群，平均年齢12.6±1.4歳）と膝関節に自覚的，他覚的所見がない男児36例，36膝（対照群，平均年齢13.1±0.7歳）を対象として，Osgood-Schlatter病の特徴的な超音波所見を検討した．その結果，① 膝蓋腱低エコー域，② 深膝蓋下包水腫，③ 膝蓋腱周囲血流シグナル，④ 膝蓋下脂肪体血流シグナルがOsgood-Schlatter病に特徴的な超音波所見であった（表1）．

II. Osgood-Schlatter病の超音波所見と疼痛の関係[5]

Osgood-Schlatter病と診断した男性38例49膝（平均年齢12.5±1.3歳）を対象として，Osgood-Schlatter病の超音波所見と疼痛の関連を調査した．疼痛の評価はVic-

Key words

Osgood-Schlatter disease, ultrasound classification, ultrasound-guided injection

*Diagnosis and treatment for Osgood-Schlatter disease with ultrasound
**J. Nakase, Y. Takata, K. Shimozaki, K. Asai, H. Tsuchiya（教授）：金沢大学整形外科（Dept. of Orthop. Surg., Graduate School of Medical Science, Kanazawa University, Kanazawa）．

［利益相反：なし.］

II. 部位別各論 ◆ 5. 膝

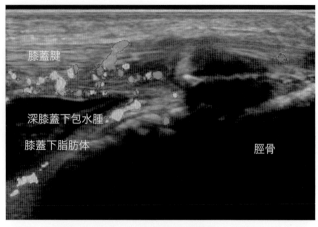

図2. Osgood-Schlatter病超音波長軸像. ドプラーモード

表1. Osgood-Schlatter病に特徴的な超音波所見

	OSD群 (36膝) [%]	対照群 (36膝) [%]	p値
膝蓋腱低エコー域	38.9	0	<0.01
深膝蓋下包水腫	83.3	16.7	<0.01
膝蓋腱周囲血流	61.1	5.6	<0.01
膝蓋下脂肪体血流	83.3	11.1	<0.01

OSD：Osgood-Schlatter

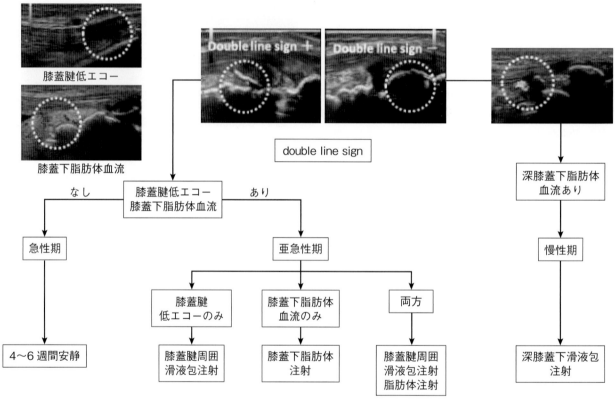

図3. Osgood-Schlatter病の分類と治療方針. 写真は長軸像Bモード

torian Institute of Sport Assessment Score (VISAスコア)[6]を用いた. その結果, 膝蓋腱周囲に低エコー領域や血流シグナルを認める場合にVISAスコアが有意に低値となった (所見あり群 67.4±2.5, 所見なし群 74.6±2.4, $p=0.04$). 以上の結果および過去の報告[7]からOsgood-Schlatter病で疼痛が遷延する場合には膝蓋腱症が関与していると考えている.

III. Osgood-Schlatter病に対する エコーガイド下注射

欧米では"prolotherapy"として腱症に対する高濃度ブドウ糖液注射の効果と安全性が報告[8,9]されている. また, TopolらはOsgood-Schlatter病の疼痛と膝蓋腱症の関連に注目し, Osgood-Schlatter病患者を対象としてブドウ糖液局所注射の効果について検討し, 従来の治療法に比べてブドウ糖液局所注射で治療期間を短縮することができたと報告[10]している. われわれもOsgood-Schlat-

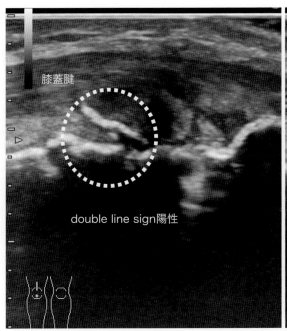
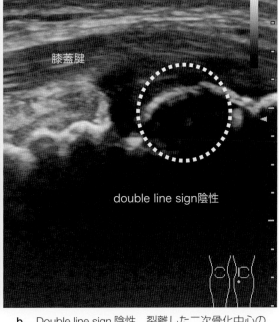

a．Double line sign 陽性．裂離した二次骨化中心の深層に皮質骨を観察できる（円内）．

b．Double line sign 陰性．裂離した二次骨化中心の骨化が完了した状態（円内）

図4．Double line sign

ter 病に対する新しい治療法として，超音波ガイド下ブドウ糖局所注射の効果と安全性について検討した[11]．Osgood-Schlatter 病と診断し，従来の保存的治療が1ヵ月間以上無効であった38（男性37，女性1）例（平均年齢 12.3±1.1 歳）49膝を対象として，二重盲検無作為化比較試験（20％ブドウ糖液 1 ml＋1％リドカイン 1 ml vs 生理食塩水 1 ml＋1％リドカイン 1 ml）を行った．その結果，ブドウ糖液の局所注射は生理食塩水の注射と比較して除痛効果に差はなかったが，両群とも初診時に比べ有意に疼痛は軽減していた．また，疼痛残存例を検討したところ，初診時に膝蓋下脂肪体に血流シグナルを認めた症例では疼痛が残存しやすい傾向にあった．

Ⅳ．Osgood-Schlatter 病超音波分類と治療方針（図3）

裂離した二次骨化中心の骨化が完了していない場合には，裂離部の深層にも超音波が到達する．この所見を"double line sign"とし，骨化未完了の指標としている（図4）．骨化が完了している場合（double line sign 陰性）には，遺残性 Osgood-Schlatter 病となり，治療のターゲットは深膝蓋下滑液包になる．深膝蓋下滑液包への注射や保存的治療が無効の場合には，直視下あるいは鏡視下での骨片摘出術の適応となる．一方，二次骨化中心の骨化が完了していない場合（double line sign 陽性）は，急性期あるいは亜急性期に分類される．膝蓋腱低エコー領域およびドプラーモードで膝蓋下脂肪体内の血流シグナルの有無を観察する．両方観察できない場合には，急性期となり4～6週間の安静を指示する[3]．膝蓋腱低エコー域および膝蓋下脂肪体内に血流シグナルを認める場合には，亜急性期に分類する．膝蓋腱に低エコー領域を認める場合には，1％リドカインを浅および深膝蓋下包へそれぞれ1 ml 注射を行う（図5）．また，膝蓋下脂肪体内に血流シグナルを認める場合には，膝蓋下脂肪体内に1％キシロカイン2 ml を注射し，局所所見が強い場合には，トリアムシノロンアセトニド5 mg を追加している（図6）．浅・深膝蓋下包（膝蓋腱周囲）や膝蓋下脂肪体に局所注射を行うと，直後からスクワット時やジャンプ時の疼痛が軽減する．2～4週間に1回，疼痛がほぼ消失するまで注射を繰り返している．その際，大腿四頭筋とハムストリングスのストレッチによる柔軟性向上の重要性を必ず指導している．

まとめ

Osgood が1903年に単純X線像を用いて Osgood-Schlatter 病を証明してから100年以上が経過した．これまで病態や危険因子に関する多くの研究が行われてきたが，治療に直結する研究は少なく，スポーツ活動の中止やストレッチ指導などが漫然と行われてきた．運動器超音波を駆使することにより，Osgood-Schlatter 病に対する新しい診断と治療が可能となった．

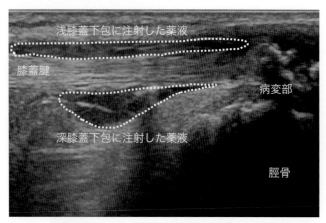

図5. 超音波ガイド下浅および深膝蓋下包注射. 長軸像. Bモード

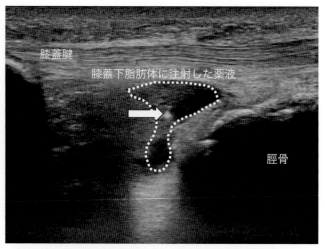

図6. 超音波ガイド下膝蓋下脂肪体注射. 長軸像. Bモード. 矢印は針先を示す.

文献

1) Osgood RB：Lesions of the tibial tubercle occurring during adolescence. Boston Med Surg J **148**：114-117, 1903
2) Schlatter CB：Verletzungen der schnabelformigen fortsatzes der obseren tibia epiphyse. Beitr Klin Chir **38**：874-887, 1903
3) 平野 篤, 福林 徹：オスグッドシュラッター病の診断と治療. MB Orthop **15**（6）：18-23, 2002
4) Nakase J, Aiba T, Goshima K et al：Relationship between the skeletal maturation of the distal attachment of the patellar tendon and physical features in preadolescent male football players. Knee Surg Sports Traumatol Arthrosc **22**：195-199, 2014
5) 中瀬順介, 大橋義徳, 沼田仁彬ほか：オスグッド・シュラッター病の超音波所見と疼痛の関連性. 日整外超音波会誌 **26**：78-80, 2014
6) Visentini PJ, Khan KM, Cook JL et al：The VISA score；an index of severity of symptoms in patients with jumper's knee（patellar tendinosis）；Victorian Institute of Sport Tendon Study Group. J Sci Med Sport **1**：22-28, 1998
7) Czyrny Z：Osgood-Schlatter disease in ultrasound diagnostics；a pictorial essay. Med Ultrason **12**：323-335, 2010
8) Yelland MJ, Sweeting KR, Lyftogt JA et al：Prolotherapy injections and eccentric loading exercises for painful Achilles tendinosis；a randomised trial. Br J Sports Med **45**：421-428, 2011
9) Sanderson LM, Bryant A：Effectiveness and safty of prolotherapy injections for management of lower limg tendinopathy and fasciopathy：a systematic review. J Foot Ankle Res **20**：57, 2015
10) Topol GA, Podesta LA, Reeves KD et al：Hyperosmolar dextrose injection for recalcitrant Osgood-Schlatter disease. Pediatrics **128**：E1121-E1128, 2010
11) 中瀬順介, 大島健史, 高田泰史ほか：オスグッド・シュラッター病に対するブドウ糖液局所注射の効果と安全性の検討—二重盲検無作為比較試験. 日整外スポーツ会誌 **37**：239-242, 2017

* * *

Suture bridge 法を利用した膝伸展機構の再建

藤巻太郎　萩野哲男　落合聡司　千賀進也　山下　隆
芦沢知行　辰野力人　波呂浩孝

はじめに

SpeedBridge double row technique は Arthrex Japan 社(東京)の SwiveLock と高分子ポリエチレンテープである FiberTape を用いて行う縫合術であり，主に腱板やアキレス腱付着部で使用される(図1).

脛骨粗面裂離骨折と Osgood-Schlatter 病後遺症の2例に対し SpeedBridge double row technique を利用した治療を行い，良好な成績を得たので報告する.

I．症例提示

症例1．17歳，男．脛骨粗面裂離骨折.
主　訴：左膝痛.
既往歴：Osgood-Sclatter 病.
現病歴：ラグビーの試合中，タックルを受けた際に左膝を捻り受傷した．同日近医を受診し，翌日手術目的に当院へ紹介され受診した.
初診時所見：左膝関節の疼痛と著明な腫脹がみられ，単純X線像とCTで脛骨粗面裂離骨折と膝蓋骨高位を認めた（図2a）．MRI では骨折部に連続した膝蓋腱の蛇行がみられ，前十字靱帯損傷および外側半月板損傷の合併も認めた（図2b）.

以上より Watson-Jones 分類 type 2，Ogden 分類 type 1B の脛骨粗面裂離骨折と診断した.
手術所見：受傷5日後に SpeedBridge double row technique を利用した骨接合術と，鏡視下での外側半月板部分切除術を施行した(図3).
術後経過：術後4週より可動域（ROM）訓練を開始し

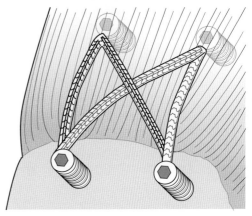

図1． SpeedBridge double row technique. Speedbridge（Arthrex社ホームページより引用改変）

た．骨癒合および関節 ROM の改善を確認した術後12週で，前十字靱帯再建術を行った.
再建術後経過：初回手術後13ヵ月の現在，術直後の整復位を失うことなく良好な骨癒合が得られ（図4），ROM 制限なくラグビーに復帰している.

症例2．40歳，男．Osgood-Sclatter 病後遺症.
主　訴：左膝前面痛.
既往歴：特記すべきことはない.
現病歴：初診の3週間前より誘因なく左膝前部痛が出現した．改善しないため当院を受診した.
初診時所見：膝蓋骨下方の腫脹と疼痛がみられ，単純X線像，CT，MRI で脛骨粗面前上方に3×2 cm 大の遊離骨片を，膝蓋腱の脛骨付着部には骨性の隆起を認めた

Key words

fracture, tibial tuberosity, Osgood-Schlatter desease, Suture bridge

*Reconstruction of the knee joint extensor mechanism using Suture bridge
**T. Fujimaki, T. Hagino(院長), S. Ochiai(部長), S. Senga, T. Yamashita, T. Ashizawa, R. Tatsuno：甲府病院スポーツ・膝疾患治療センター(☎400-8533　甲府市天神町11-35；The Sports Medical and Knee Center, Kofu National Hospital, Kofu；H. Haro(教授)：山梨大学整形外科.
[利益相反：なし.]

II. 部位別各論 ◆ 5. 膝

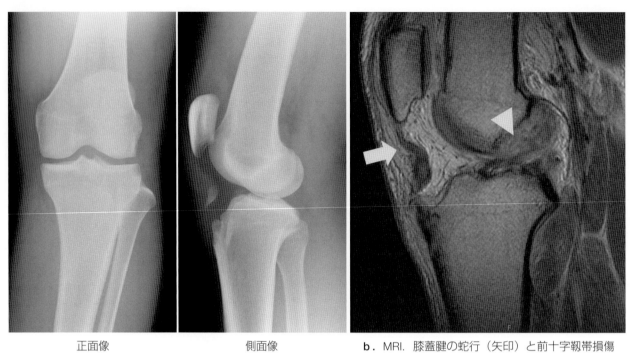

a. 単純X線像　正面像　側面像

b. MRI. 膝蓋腱の蛇行（矢印）と前十字靱帯損傷（矢頭）を認める.

図2. 症例1. 17歳, 男. 初診時画像所見

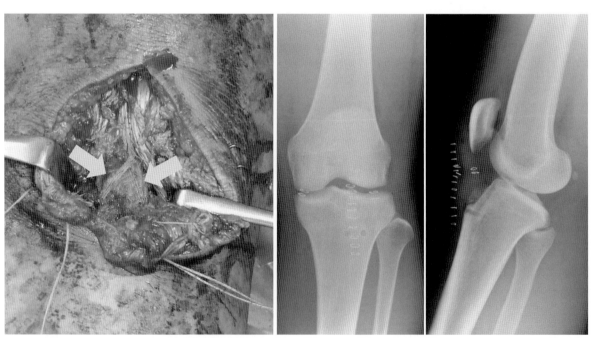

a. SpeedBridge double row technique を利用し骨片を押さえ込むかたちで固定. 矢印：固定に使用した Fiber Tape

b. 術後単純X線像. 骨片が脛骨粗面に圧着されている. 正面像　側面像

図3. 症例1. 手術所見

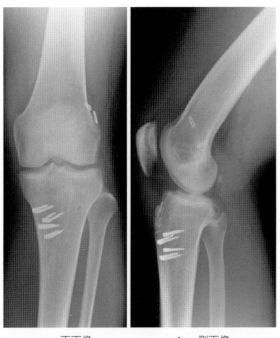

a．正面像　　　b．側面像
図4．症例1．前十字靭帯再建術後X線像．良好な整復位が保たれ，骨癒合が得られている．

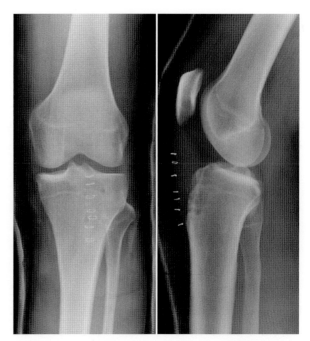

a．正面像　　　b．側面像
図6．症例2．術後単純X線像

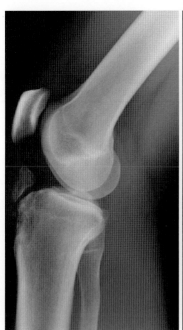
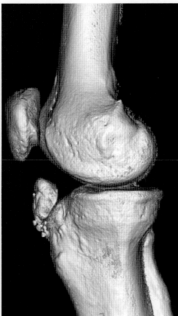
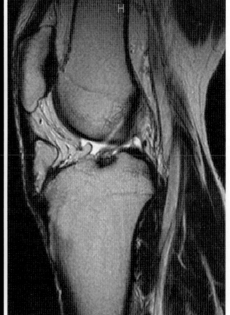

a．単純X線像　　　b．3D-CT　　　c．MRI
図5．症例2．40歳，男．初診時画像所見

（図5）．

安静および消炎鎮痛薬の内服を開始したが症状の改善はなく，観血的に遊離骨片の摘出と骨隆起部を切除する方針とした．

手術所見：膝蓋腱を縦切して遊離骨片を摘出後，Osgood-Schlatter病による脛骨粗面の骨隆起部を骨ノミで削り平坦化し，SpeedBridge double row technique で膝蓋腱付着部を圧着固定した（図6）．

術後経過：術後12ヵ月の単純X線像では脛骨粗面部の平坦化がみられ，疼痛やROM制限はなく日常生活動作（ADL）に支障はない．

II. 考　　察

　脛骨粗面裂離骨折は 12〜17 歳の成長期の男性に好発し，スポーツを契機に生じることが多い骨折である[1,2]．Osgood-Schlatter 病との関連性が報告されており，特に Ogden 分類 type 1B の骨折をきたしやすいとされている[3,4]．治療は，転位が少ない症例では保存的治療も考慮されるが，多くは手術的治療が必要となる[5]．手術ではスクリューや軟鋼線を用いた固定術が一般的とされているが，骨片が小さい場合には，骨片の破損や固定性に懸念が生じる．症例 1 は SpeedBridge double row technique を用いることで小骨片であったが，良好な固定性が得られた．

　Osgood-Schlatter 病は，スポーツをする小児に好発し，大腿四頭筋の牽引力により膝蓋腱付着部に断続的に負荷がかかることで，発症するといわれている．治療は運動制限，アイシング，ストレッチなどによる保存的治療が基本となる[6]．治療成績に関しては，保存的治療のみで全例疼痛が改善したとの報告がある[7]．一方で，保存的治療に抵抗性を示す症例もあり，12〜24 ヵ月間保存的治療を施行した 261 例のうち 24 例に手術的治療が必要となったとの報告もある[8]．症例 2 では巨大な遊離骨片の摘出と骨隆起部の切除は膝伸展機構の脆弱性が懸念されたが，SpeedBridge double row technique により良好な結果が得られた．

　SpeedBridge double row technique の長所として，骨片の広範囲な圧迫固定が可能で，内固定材の抜去の必要がないこと，結び目が生じないことがあげられる．脛骨粗面のように皮下組織の薄い部位に対して本術式は有用な方法であると考えられた．

ま　と　め

　1）SpeedBridge double row technique を利用した膝伸展機構の再建を行い良好な成績を得た．

　2）骨片の小さな腱付着部裂離骨折や難治性の Osgood-Schlatter 病に対し，本術式は簡便かつ良好な固定性を得ることができ，有用な術式であると考えられた．

文　献

1) Christie MJ, Dvonch VM：Tibial tuberosity avulsion fracture in adolescents. J Pediatr Orthop **1**：391-394, 1981
2) McKoy BE, Stanski CL：Acute tibial tubercle avulsion fractures. Orthop Clin North Am **34**：397-403, 2003
3) Bates DG, Hresko MT, Jaramillo D：Patellar sleeve fracture；demonstration with MR imaging. Radiology **193**：825-827, 1994
4) Desai RR, Parikh SN：Bilateral tibial tubercle sleeve fractures in a skeletally immature patient. Case Rep Orthop：969405, 2013
5) Ogden JA, Tross RB, Murphy MJ：Fractures of the tibial tuberosity in adolescents. J Bone Joint Surg **62-A**：205-215, 1980
6) Richard W, Miceal I, Roger W：Osgood-Schlatter disease：BMJ **343**：d4534, 2011
7) Beovich R, Fricker PA：Osgood-Schlatter's disease；a review of the literature and an Australian series. Aust J Sci Med Sport **20**：11-13, 1988
8) Hussain A, Hagroo GA：Osgood-Schlatter disease. Sports Exer Injury **2**：202-206, 1996

＊　　　＊　　　＊

II. 部位別各論 ◆ 5. 膝

膝離断性骨軟骨炎における
鏡視下骨釘移植術の有用性と限界*

花田弘文　原　道也　藤原　明　武田　研　佐伯和彦
山本卓明**

[別冊整形外科 73：183〜190, 2018]

はじめに

離断整骨軟骨炎（osteochondritis dissecans：OCD）は，関節において限局的に関節軟骨や軟骨下骨組織が母床から剥離する疾患である．近年，成長期のスポーツにおける運動量の増加は発達途上にある関節軟骨に障害をもたらすリスクを高くしている．膝関節における OCD は 10 万人あたり 20 人前後と報告されており，発症率は見過ごすことができないと考えられる．OCD を放置すると将来的に変形性膝関節症を引き起こす可能性が高く，青壮年期や高齢期になりロコモティブシンドロームや運動器不安定症につながるリスクがある．それゆえに正確な診断および早期の適切な治療を行う必要性がある．

われわれは，保存的治療が無効な OCD の症例に対して鏡視下骨釘移植術を施行し良好な術後成績を報告してきた[1〜3,6]．しかしながら，鏡視下骨釘移植術を予定しながら，関節鏡所見で分解進行期のため良好な整復を得ることができず，術中に骨軟骨移植術への変更を余儀なくされた症例もある[4,5,7]．本稿では，スポーツ選手の OCD に対する鏡視下骨釘移植術の有用性と限界について述べる．

I. 手術適応

術前 X 線評価は Brückl 分類[8]，術中関節鏡評価は Guhl 分類[9]によって骨釘移植術の適応をしっかり吟味している．われわれは骨端線閉鎖前後の症例，保存的治療に抵抗し，早期のスポーツ復帰を希望する症例，Guhl 分類の stage 1〜3，stage 4 は骨端線閉鎖前であれば適応として

いる[1〜3,6]．基本鏡視下を原則としているが，整復困難な症例などは関節切開を併用している．

II. 手術方法

X 線像や MRI で明らかな離断部が認められる症例でも，鏡視下所見では一見正常にみえることが多いのが実際であるので，術前に画像診断で大きさや位置を十分に確認する．膝関節屈曲 90° で外側膝蓋下穿刺を用いて鏡視を行い，内側膝蓋下穿刺のポータルより病巣部のプロービングを行う．病巣部の大きさ，動揺性，関節軟骨損傷（軟化，膨化，亀裂など）の有無などを確認する．

次に，骨釘の採取は脛骨近位骨幹部内側前面より約 3 cm の縦切開を入れ，骨膜を剥離して骨皮質を露出させる．露出した骨皮質にマイクロボーンソーやノミを用いて縦 15〜20 mm，横 8〜12 mm（骨釘の本数に応じて決定する）の長方形の切れ目を入れ，1 本ずつ採取する．幅 2〜3 mm，長さ 15〜20 mm の骨釘を病巣部の範囲に応じて 3〜5 本採取して，骨釘の一部を挿入しやすいように楊枝化する（図 1）．

骨釘の固定用ガイドには，われわれは内套と外套管（内径 2.8 mm）を有する骨生検針をガイドとして用いている．骨生検針は外套管に内套を入れると，内套の先端が 2 mm 突き出し骨釘を打ち込めるようになっている．病巣部に外套管がなるべく垂直になるように軟骨表面に当てる．一定の方向だけでなく，各方向から打ち込むことによって固定性が強固となるために，内外側のポータルを入れ換えて刺入する必要がある．外套管を固定して内套を抜き取り，かわりに 2.0 mm の Kirschner 鋼線を

∎ Key words

osteochondritis dissecans, arthroscopic surgery, bone-peg graft fixation

---

* Arthroscopic bone-peg graft fixation for the treatment of osteochondritis dissectans of the knee
** H. Hanada（部長），M. Hara（理事長），A. Fujiwara（副院長）：福岡リハビリテーション病院整形外科（☎ 819-8551　福岡市西区野方 7-770；Dept. of Orthop. Surg., Fukuoka Rehabilitation Hospital, Fukuoka）；K. Takeda（副院長）：黒崎整形外科病院；K. Saeki（講師），T. Yamamoto（教授）：福岡大学整形外科.
［利益相反：なし.］

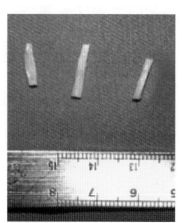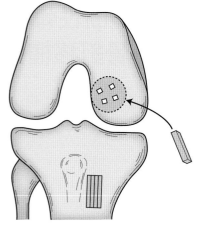

a. 骨　針　　　　　　　　b. 骨針採取し移植
図1. 骨釘採取. 病巣部の範囲によって骨釘の本数を決定する.

刺入してドリリングを行って骨孔を開ける．骨孔の長さは通常は約20mmであるが，骨端線閉鎖前の症例などは骨端線を貫かないように，術前にX線像やCTで計測し10～20mmとしている．病巣部が明確に確認できない場合は，ドリリングしたKirschner鋼線を抜去せずに留置したまま術中透視またはX線撮影で，病巣範囲とKirschner鋼線の方向を確認することが必要である．

1ヵ所のドリリングを終えると，楊枝化した骨釘を先端にして外套管内に入れ，さらに内套を入れハンマーで叩きながら骨孔に挿入した．外套管をわずかに抜き，骨釘が関節面に打ち込まれているのを確認する．内套を最後まで打ち込み，骨釘の先端が関節面から少し沈み込むくらいまで（2～3mm）打ち込む（図2）．病巣部に対してこの操作を3～5回繰り返すが，この操作のポイントはドリリングして骨釘を打ち込むまで外套管を動かさないことである．Guhl分類stage 1や2はそのまま病巣部にKirschner鋼線を関節面にできる限り垂直に刺入する．また，stage 3や4は周囲との段差を生じないように整復可能であれば遊離骨片をKirschner鋼線で仮固定を行い，同様の操作を行うことが可能である．固定終了後にプロービングで動揺性がなくなったことを確認して手術を終了する．

III. 後療法

術翌日から簡易膝伸展装具を装着し松葉杖で非荷重歩行を開始し，術後1週より持続的他動運動（CPM）で関節可動域（ROM）訓練を開始し，術後4週で部分荷重訓練を開始し，術後8週で全荷重許可し，術後3～6ヵ月のMRIで病巣部の骨癒合や軟骨修復像の確認を行った後に，スポーツ復帰を決定するのが好ましい．

IV. 合併症とその対策

術中操作においての合併症として，骨釘を打ち込むときに外套管を動かした際に，ドリリングした骨孔内に骨釘が刺入できずに破損したり，斜めに刺入されたりすることがあげられる．また，外側顆の関節面後方荷重部や膝蓋大腿関節部は鏡視下には困難な場合もあり，長時間の鏡視を避けて一部関節切開し，直視下に刺入する場合もある．術後は早期に荷重歩行させると，固定部が再度剥離する可能性があるので十分な注意を要する．離断骨片が整復困難で摘出を余儀なくされる場合は，特に荷重部での関節症性変化は避けることができないので，自家骨軟骨移植術や自家培養軟骨移植術を検討するべきである．

V. 対象

筆者が勤務し治療に関与して調査可能であった2施設の症例を対象とした．

❶第1シリーズ

福岡大学病院の症例（1991年10月～2004年3月）でOCDの診断で手術的治療を行い，直接診察可能であった症例は44（男性39，女性5）膝であった．手術時平均年齢は15.6（11～17）歳であった．病巣部位は大腿骨内側顆33膝，大腿骨外側顆8（外側円板状半月板損傷合併5）膝，膝蓋大腿関節部3膝であった．施行した術式は，遊離体摘出術7膝，鏡視下骨釘移植術30膝，自家骨軟骨移植術7膝であった．当初骨釘移植術を予定していたが，整復困難で自家骨軟骨移植術に移行した症例は1膝であった．

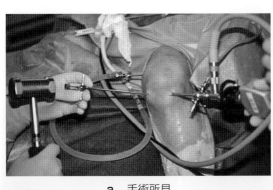
a．手術所見

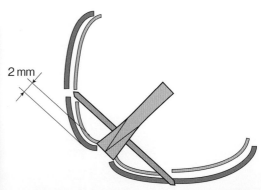
b．関節面から2mm深く刺入

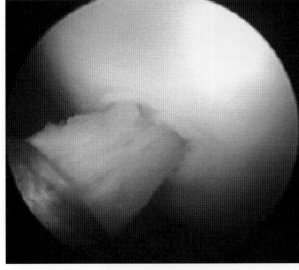
c．鏡視像（1）

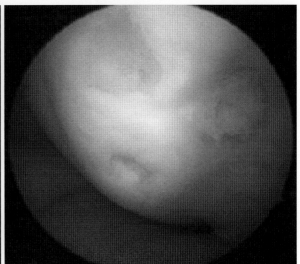
d．鏡視像（2）

図2．鏡視下骨釘移植術．病巣部を確認し外套管がなるべく垂直になるように軟骨表面にあてる．

❷第2シリーズ

福岡リハビリテーション病院の症例（2004年4月～2017年9月）でOCDの診断で手術的治療を行い，直接診察可能であった症例は37（男性34，女性3）膝であった．手術時平均年齢は13.6（10～18）歳であった．病巣部位は大腿骨内側顆22膝，大腿骨外側顆13（外側円板状半月板損傷合併5）膝，膝蓋大腿関節部2膝であった．施行した術式はドリリング4膝，鏡視下骨釘移植術24膝，自家骨軟骨移植術9膝であった．当初骨釘移植術を予定していたが，整復困難で自家骨軟骨移植術に移行した症例は5膝であった．

VI．評価方法

2施設で施行した鏡視下骨釘移植術54膝の術後治療評価をHughston治療評価基準[10]を用いて行った．

VII．結　　果

❶第1シリーズ

手術時平均年齢は13.2（11～17）歳，術後平均経過観察期間5年1ヵ月（8ヵ月～10年1ヵ月）であった．Excellent 15膝，good 14膝，fair 1膝であった．

❷第2シリーズ

手術時平均年齢は12.7（10～16）歳，術後平均経過観察期間6年1ヵ月（1年～13年3ヵ月）であった．Excellent 16膝，good 6膝，fair 2膝であった．

VIII．症例提示

症　例．13歳，男．中学1年生．
主　訴：右膝痛．
スポーツ：野球．
現病歴：半年前から野球中の右膝の運動時痛があり，近医で保存的治療を行っていたが改善せず，手術目的で当院を紹介され受診した．
初診時所見：X線像で発生部位はAichroth分類[11]のextended classical typeで，Brückl分類のstage 3であった（図3）．MRIはT2強調画像で高輝度を呈していた（図4）．

II. 部位別各論 ◆ 5. 膝

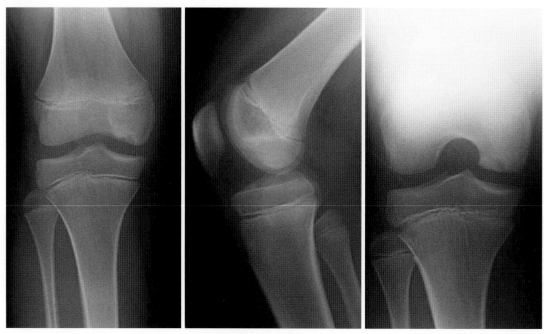

a. 正面像（1）　　　　b. 側面像　　　　c. 正面像（2）

図3. 症例. 14歳, 男. 初診時単純X線像. 発生部位はAichroth分類のextended classical typeで, Brückl分類のstage 3である.

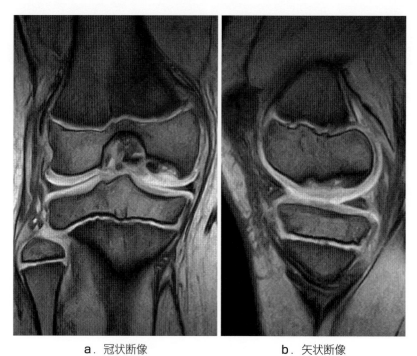

a. 冠状断像　　　　b. 矢状断像

図4. 症例. 初診時MRI T2強調画像. 病変部は高輝度である.

治療経過：脛骨内側骨幹部から6本の骨釘を採取して鏡視下骨釘移植術を施行した（図5）. 術後6ヵ月単純X線像で骨癒合を確認し（図6）, スポーツ復帰を許可した.

IX. 考　察

一般にOCDは潜行性に進行するため, 進行してから出現することが多く, ときには遊離体となってはじめてひっかかり感として自覚することもある. 発生時期では若年型と成人型に分けられ, 多くは骨端線閉鎖前に発症することが多い. 男女比は約4:1で, 単病巣型と多病巣型は7:3の割合で発生し, 発生部位は内顆, 外側顆, 膝蓋骨, 膝蓋大腿関節部の順である[12,13]. 成因については

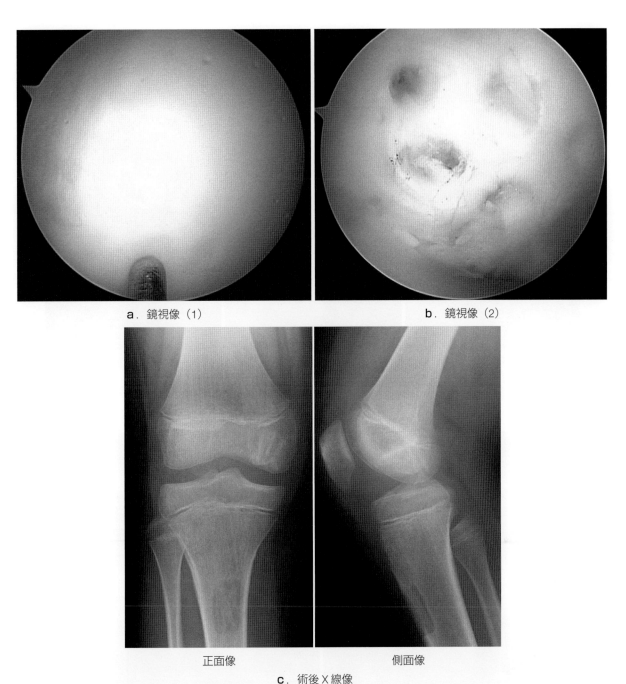

a. 鏡視像（1）　　　　　　　　　b. 鏡視像（2）

正面像　　　　　　　　　側面像
c. 術後X線像
図5. 症例. 鏡視下骨釘移植術の施行. 6本の骨釘採取して病巣部に移植する.

諸家の説があるが，いまだ定説は確立されていない．なんらかの内因的素因があり，それにスポーツによって繰り返された微小外力が加わって本症が発生するか，または骨化形成の異常が考えられている．近年では，外側円板状半月板や外側半月板切除術後と合併して発生することも報告されている[7]．診断にはX線像，特に顆間窩撮影が用いられているが，X線変化の少ない初期病変や関節軟骨変化の描出にMRIの有用性が報告されてからは，MRIによる確定診断が確立された[14]．初期像はT1強調画像で低輝度，T2強調画像で高輝度が特徴的であるが，進行するにつれてT2強調画像も低輝度の変化を呈している（図7）．また，治療期には等輝度に描出され，スポーツ復帰の目安にもなる．

治療方法は年齢，病変部位，進行程度により若干異なる．画像診断上，骨軟骨の明らかな離断や遊離体を認めるものを除いては，まず保存的治療を行う．一般に骨端線閉鎖前の症例では局所の安静やスポーツ禁止などの保存的治療で十分な治癒が得られることが多い．しかしながら，骨端線閉鎖前の若年型でも保存的治療で十分な治癒が得られない症例も散見されるので，保存的治療に抵抗する症例に対しては積極的な手術的治療が行われる．

一般に手術方法はドリリング，遊離体摘出術，骨釘移

Ⅱ．部位別各論 ◆ 5．膝

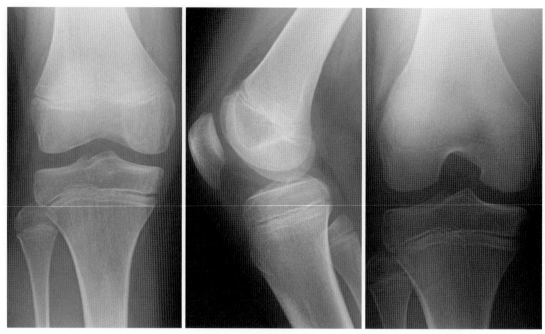

a．正面像（1）   b．側面像   c．正面像（2）

図 6．症例．術後 6 ヵ月単純 X 線像．骨癒合が完成している．

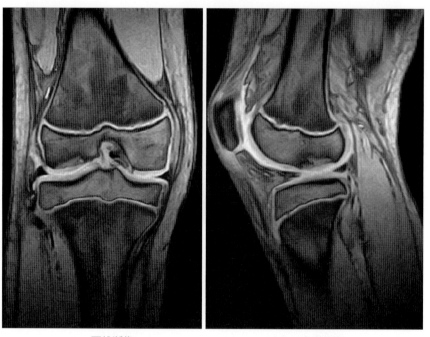

a．冠状断像   b．矢状断像

図 7．MRI による OCD の診断．MRI T2 強調画像

植術，自家骨軟骨移植術，自家培養軟骨移植術などがあげられる．鏡視下手術は関節内と関節外の方法がある．離断骨片が母床内で安定し関節軟骨に安定が保たれる場合には，関節外からもドリリングや病巣固定術などが可能である．この場合 ACL 再建用骨孔作製ガイド（Smith & Nephew 社，東京）などを用いれば容易であるが，固定力に欠け通常は関節内から行われることが多い．一般

に Guhl 分類の stage 1 や stage 2 の症例に対してはドリリングが推奨され良好な結果が過去に報告されている[15]．しかし，それらの報告例には少数ながら骨癒合の失敗例が散見されることから，われわれは Brückl 分類の stage 1 や stage 2 の症例であっても，プロービングによって軟骨軟化，動揺性があれば不安定で遊離期に近い病巣であることが予想される．そのため，ドリリに

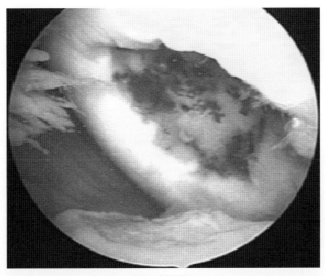

a. 鏡視像

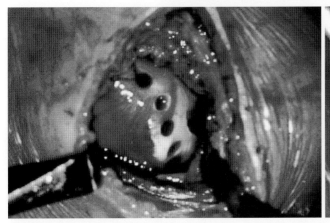

b. 手術所見（1）　　　　　　　　　　　c. 手術所見（2）

図8. 自家骨軟骨移植術. 鏡視下骨釘移植術予定の症例であったが，整復困難で，二期的に自家骨軟骨移植術を施行する．

加え病巣を固定することでさらなる骨癒合を促進させることを報告してきた[1～3]．自験例で成人型では進行していた症例も多く，遊離骨片が変形しており，複数に分離し整復が困難となって摘出術にいたった症例があった．それらの症例は経過観察時に軽度の関節症性変化を生じて，術後成績も不良であったことから，できるだけ軟骨片が遊離する前に整復固定する必要がある．病巣固定材料には骨釘，吸収性ピン，サファイヤスクリュー，Herbertスクリューなどがあげられるが，われわれは成長期で活動性の高い若年者の関節内に異物を挿入することは膝関節の機能に大きな問題を生じると考え，病巣固定材料として自家組織である骨釘を選択し，侵襲の少ない関節鏡視下に行ってきた[1～3,6]．

本法は1959年Bandiらが考案した術式[16]で，侵襲性が少なく，吸収性ピンと比較しても圧迫力に優れ，自家骨なので骨癒合や血行促進に優れており，抜釘不要で鏡視下に行えるなどの利点がある．一方，骨釘採取に手技的に時間を要することや，採取部の侵襲などの問題もあ

るが，われわれの報告では術後の採取部の疼痛を生じた症例は皆無であり，採取手技も特に煩雑さを感じえなかったので，この点については特に問題はないと考えられる[2,3,6]．

手術適応については，戸松はBrückl分類でstage 3以上としており[12]，喜名らはGuhl分類でstage 3以上と報告している[17]．われわれは骨端線閉鎖前後の症例，保存的治療に抵抗し，早期のスポーツ復帰を希望する症例，Guhl分類[9]のstage 1～3としている[1～3,6]．一方，stage 4は遊離骨片が母床に整復可能であれば接合術が可能であるが，鏡視下には困難で関節切開を必要とすることもある．また，成人型では進行していることが多く，遊離骨片が変形し，複数に分離し整復に難渋し，骨釘移植術を行った後，関節症性変化を生じた症例もある．さらに，stage 3や4の症例に骨釘移植術を試みたが，遊離骨片の整復が困難で，二期的に自家骨軟骨移植術を施行するにいたった症例を経験した結果[3,4,7]，現在はstage 4は骨端線閉鎖前の症例であれば適応としているが，骨端線閉鎖

後の症例は骨軟骨移植術を行っているのが実際である[5]（図8）.

　また，われわれは術後早期からリハビリテーションを行い定期的にX線像，MRIを撮影して骨癒合の進行を確認しながらスポーツ復帰時期を決定してきた[1,2]．OCDの術前MRIはT1強調画像で低輝度，T2強調画像で高輝度の陰影が典型的である．術後のMRI T1強調画像では骨髄内に挿入された骨釘は低輝度を呈するが，次第に周囲に吸収され境界が不明瞭になる．T2強調画像では高輝度の病巣が術後1〜2ヵ月で血流の再開によって一時的に増強するが，それ以降は次第に信号域が減弱していく．このようなMRIでの修復過程の陰影もX線像とともにスポーツ復帰時期を決定する上で参考とした．術後MRIで高輝度領域がほぼ消失していれば，骨癒合が得られていると判断して早期のスポーツ復帰を許可してもよいと考えられる.

ま と め

　1）スポーツ選手のOCDに対して行った鏡視下骨釘移植術の症例について検討を行った.

　2）術後成績はおおむね良好であったが，Guhl分類stage 1〜3の症例には有効であるが，stage 4の症例は鏡視下骨釘移植術の限界と考えられ，自家骨軟骨移植術が有効であると考えられた.

文　献

1) 武田　研，緒方公介，原　道也：膝離断性骨軟骨炎に対する鏡視下手術の経験．関節鏡 22：99-104，1997
2) 花田弘文，張　敬範，佐伯和彦ほか：膝離断性骨軟骨炎における鏡視下骨釘移植術の検討．関節鏡 29：191-196，2004
3) 花田弘文，原　道也，張　敬範ほか：スポーツにより発

症した膝離断性骨軟骨炎に対する治療方法の検討．日整外スポーツ医会誌 26：346-352，2006
4) 花田弘文，原　道也，張　敬範ほか：膝関節骨軟骨障害に対するモザイク形成術の経験．整形外科 52：141-145，2001
5) 花田弘文，原　道也，藤原　明ほか：骨端性閉鎖前のスポーツ選手の膝離断性骨軟骨炎に対する骨軟骨移植術．日整外スポーツ医会誌 35：299，2015
6) 花田弘文，原　道也，藤原　明ほか：先天性副腎皮質過形成を伴った膝蓋大腿関節に生じた離断性骨軟骨炎の1例．日整外スポーツ医会誌 35：349，2015
7) 松永大樹，花田弘文，藤原　明ほか：外側円板状半月損傷の治療経験中に急速進行した離断性骨軟骨炎の1例．整外と災外 564：657-661，2015
8) Brückl R, Rosenmeyer B, Thiermann G：Behandlungsergeb nisseder osteochondrosis dissecans des kniegelenkes bei jugendlichen. Z Orthop Ihre Grenzgeb 120：717-724, 1982
9) Guhl JF：Arthroscopic treatment of osteochondoritis dissecans. Clin Orthop 167：65-74, 1982
10) Hughston JC, Hergenroeder PT, Courtenay BG：Osteochondoritis dissecans of the femoral condyles. J Bone Joint Surg 66-A：1340-1348, 1984
11) Aichroth PM：Osteochondoritis dissecans of the femoral condyles. J Bone Joint Surg 53-B：440-447, 1971
12) 戸松泰介：膝離断性骨軟骨炎の治療．関節外科 11：647-653，1992
13) 戸松泰介：膝離断性骨軟骨炎．整・災外 39：313-319，1996
14) 吉田成仁，井形高明，高井宏明ほか：成長期膝離断性骨軟骨炎のMRI像の検討．臨整外 31：159-168，1996
15) 島屋正孝，塩見俊次，三馬正幸：膝離断性骨軟骨炎に対する鏡視下ドリリング．別冊整形外科 9：152-154，1986
16) Bandi, W：Zur therapie der osteochondoritis dissecans. Helv Cgir Acta 26：553-560, 1959
17) 喜名政浩，三浦裕正，長嶺隆二ほか：膝離断性骨軟骨炎に対する鏡視下骨軟骨接合術の経験．関節鏡 21：37-41，1996

＊　　　＊　　　＊

II．部位別各論 ◆ 5．膝

膝離断性骨軟骨炎に対する
手術的治療およびスポーツ復帰*

水野泰行　小林雅彦　馬谷直樹　船越　登　山下文治**

[別冊整形外科 73：191〜196，2018]

は じ め に

　膝離断性骨軟骨炎（osteochondritis dissecans：OCD）は骨端線閉鎖前後に発症する軟骨直下の骨壊死により病巣部軟骨が分離・遊離状態となる疾患で，原因としては外傷説が有力である．治療は保存的治療と手術的治療があり，骨端線閉鎖の有無，病期などによって選択される．

　当院において手術的治療を行った OCD 例について，発症・病態・手術方法・術後経過（特にスポーツ復帰）を検討した．

I．対象および方法

　対象は 2010 年 2 月〜2016 年 7 月の 6 年 5 ヵ月に当院で手術を施行した膝 OCD16 例 20 膝（男性 18 膝，女性 2 膝，両側例 4 膝を含む）で，手術時平均年齢は 16.1（10〜23）歳であった．これらに対し発症時の受傷機転（スポーツなど），OCD 発生部位，病期 [International Cartilage Repair Society（ICRS）分類] と治療内容，術後スポーツ復帰までの期間などを検討した．病期分類と手術時平均年齢，骨端線閉鎖の有無，手術内容は表 1 に示すとおりで，基本的に grade I ではドリリング，grade II では *in situ* fixation，grade III は軟骨骨片固定術，grade IV は骨軟骨移植術（osteochondral autogenous transplantation：OAT）を施行した．後療法は，ドリリングのみの症例では 2 週間のシーネ固定を含む 4 週間免荷後に荷重を開始，*in situ* fixation・軟骨骨片固定術では 4 週間免荷後に部分荷重を開始し 3 週かけて全荷重，骨軟骨移植術では 3 週間免荷後に部分荷重を開始し 3 週かけて全荷重とした．

II．結　　果

　受傷機転はバスケットボール 3 例，サッカー 5 例，テニス 2 例，アメリカンフットボール・バドミントン・野球・マラソン各 1 例，スポーツ以外 2 例であった．OCD

表 1．手術内容

	症例（膝）	平均年齢（歳）	骨端線 閉鎖例（膝）	手　術
grade I	4	12.5 （11〜15）	0	ドリリング
grade II	5	12.4 （11〜16）	1	ドリリング＋*in situ* fixation（骨釘，Super Fixsorb）
grade III	5	17.8 （13〜21）	3	*In situ* fixation，軟骨骨片固定（骨釘，Herbert スクリュー，Super Fixsorb，海綿骨移植）
grade IV	6	19.5 （15〜23）	5	osteochondral autogenous transplantation（OAT）

Super Fixsorb（ジョンソン・エンド・ジョンソン社，東京）

Key words

osteochondritis dissecans，surgical therapy，knee

---

*Surgical therapy and subsequent return to sports of knee osteochondritis dissecans
**Y. Mizuno, M. Kobayashi（院長），N. Umatani, N. Funakoshi（副院長），F. Yamashita（理事長）：京都下鴨病院整形外科（☎606-0866　京都市左京区下鴨東森ヶ前町 17；Dept. of Orthop. Surg., Kyoto Shimogamo Hospital, Kyoto）.
［利益相反：なし．]

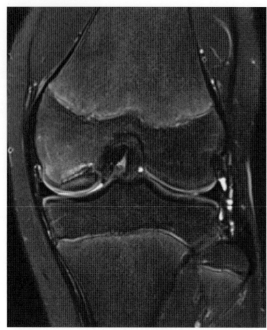 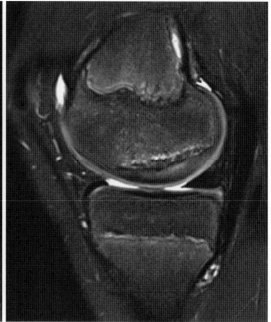

a．冠状断像　　　　　　　　　　　　b．矢状断像

図1．症例1．13歳，男．術前MRI． 大腿骨内顆に15×32 mmのOCDを認めるが，軟骨の亀裂や関節液の軟骨下への流入はない．

発生部位は大腿骨滑車部1膝，膝蓋骨2膝，大腿骨内顆8膝，大腿骨外顆9膝であった．大腿骨外顆9膝の全例が円板状半月（完全型6膝，不完全型3膝）を合併していた．術後の経過観察期間は平均11.8（8～42）ヵ月でスポーツ復帰は16例中14例が元の競技に復帰でき，残りの2例はもともとスポーツを行っていなかった．スポーツ復帰までの期間は平均6.5（3～12）ヵ月で，病期分類別ではgrade I 平均4.8（3～9）ヵ月，grade II 平均5.2（4～7）ヵ月，grade III 平均4.1（3～6.5）ヵ月，grade IV 平均6.6（4～12）ヵ月で，grade IIIが最短であったが，このうち2例は術後3ヵ月でスポーツを再開しており，1例1膝で症状再発のため抜釘・軟骨片摘出術を，1例2膝で違和感のため抜釘術をそれぞれ術後1年以内に再手術となっている．

III．症例提示

症例1．13歳，男．野球部員．

現病歴：練習時に転倒し左膝打撲後膝痛が持続した．近医でOCDの診断で3ヵ月程度保存的治療を施行されたが，症状が改善しないため当院に紹介された．

初診時所見：左膝にROM制限および不安定性はなく，過伸展テスト，McMurrayテスト，Wilson sign，膝蓋跳動（ballottement of patella）はすべて陰性で，内側関節裂隙に軽度の圧痛を認めるのみであった．

画像所見：X線像およびCTで大腿骨内顆に15×32 mmの軟骨下骨の透亮像を認め，MRIでは病巣部に軟骨の亀裂や関節液の軟骨下への流入はなかった（図1）．

患者本人が早期のスポーツ復帰を希望し，当院受診時点ですでに3ヵ月が経過し病巣に改善がないことから手術的治療を選択した．

手術所見：関節鏡所見では軟骨表面に亀裂はなく，プロービングで不安定性もなかったことからICRS病期分類stage 1と判断し，ドリリングを施行した（図2）．ドリリングは φ1.8 mmのKirschner鋼線を用いて5 mm間隔で2列に10ヵ所ドリリング施行後，駆血帯を弛めると骨穴からの出血を確認した．

術後経過：ROM・筋力トレーニングを施行しながら4週間の免荷後，1/3荷重より荷重を開始し，7週で全荷重とした．術後1ヵ月時点で膝痛，腫脹などの局所症状は消失した．術後6ヵ月のMRIでOCDは縮小し軟骨表面もスムースであったため（図3），スポーツ復帰を許可した．2年経過しても再発はない．

症例2．19歳，男．テニス部員．

現病歴：体育の授業でボールを蹴ったときに右膝痛を自覚した．その後テニスの練習中に何度か右膝に脱力感を自覚するようになり，発症から8ヵ月後当院を受診した．

初診時所見：右膝にROM制限および不安定性はなく，過伸展テスト，McMurrayテスト，Wilson testともに陰性で，膝蓋跳動は軽度に認めたが，関節裂隙の圧痛は

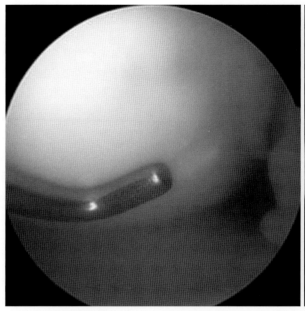 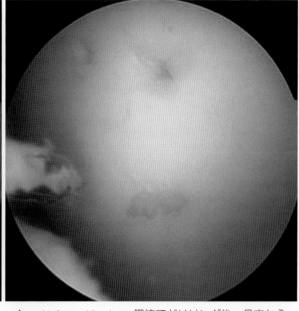

a．軟骨表面はスムースで不安定性もない．　　　b．φ1.8 mm Kirschner 鋼線でドリリング後，骨穴からの出血を確認する．

図2．症例1．手術所見

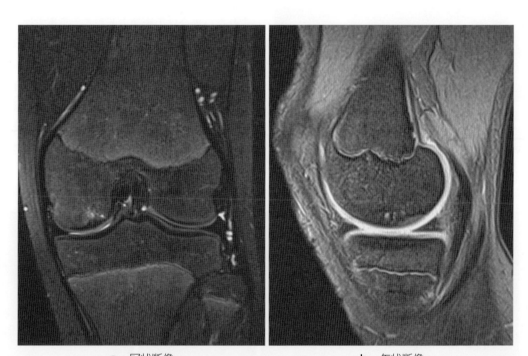

a．冠状断像　　　　　　　　　　　　　　　　b．矢状断像

図3．症例1．術後6ヵ月 MRI．OCD は縮小し軟骨表面もスムースである．

なかった．

画像所見：X線像では顆間顆撮影で内顆部後方外側に軟骨下骨の欠損像を認め，軸射撮影で膝蓋大腿関節部に骨性遊離体を認めた．3D-CT でも大腿骨内顆後外側部に幅7 mm×前後14 mm の軟骨下骨の欠損像と膝蓋大腿関節部の遊離体を認め（図4），MRI で同部の骨・軟骨欠損および関節液の欠損部への流入を認めた（図5）．

患者自身はテニスの継続を希望したため手術的治療を選択した．

手術所見：関節鏡所見では大腿骨内顆後外側部に骨・軟骨欠損および関節内遊離体を認めた（図6a）．ICRS 分類 grade IV と判断した．遊離骨軟骨片は変性し還納不可であったため摘出し，OAT を施行した．膝蓋骨内側部に約8 cm の皮切を加え関節を展開後，大腿骨内顆後外

側の軟骨欠損部を露出した．軟骨欠損部の大きさは8×16 mmであった．病巣部を十分に郭清した後，大腿骨外顆外側前方非荷重部よりφ8 mm，深さ14 mmの骨軟骨プラグを2本採取し病巣部に移植した（図6b）．

術後経過：荷重は2週間免荷後3週かけて全荷重とした．術後6ヵ月の時点でMRIで移植骨軟骨柱の生着は良好であり，膝痛なくテニスに復帰している（図7）．

Ⅳ．考　察

OCDは骨端線閉鎖前後に発生する軟骨直下の骨壊死により病巣部軟骨が分離・遊離状態となる疾患で，その病因としてスポーツなどにおける外力（剪断力）の繰り返しや成長軟骨損傷による骨化障害などの外傷説が有力である[1]．しかし両側例の報告も散見され[2]，当院でも16例中2例に両膝発症を認めたことから，外力以外の内因性因子の関与も疑われている．発生率の男女比では男性は女性の2〜3倍と多く[3]，当院でも7倍と男性に多かった．発生部位の報告ではAichorothは大腿骨内側顆（classical, extended classical, infero-central）が85%と高率であると述べているが[4]，戸松は内側顆59%，外側顆18%，膝蓋大腿関節23%と報告している[5]．出家らは日本では外側円板状半月の合併が多いため大腿骨外側顆の発症が多いと報告している[6]が，当院でも外側顆の発症率は45%で全例に外側円板状半月を合併していた（表2）．治療は，骨端線閉鎖前では保存的治療が原則で，患肢の免荷・運動制限を3〜6ヵ月施行するが，改善がみられない場合は手術適応となる．手術方法はICRS分類でgradeⅠ，Ⅱはドリリング，gradeⅡ〜Ⅳは*in situ* fixation, gradeⅢ，Ⅳは軟骨片固定術，gradeⅣはOATが一般的に報告されており[7]，骨端線閉鎖前後，遊離軟骨の状態を考慮して決定する．GradeⅣでは自家培養軟骨移植術（autologous chondrocyte implantation：ACI）［JACC：ジャパン・ティッシュ・エンジニアリング社，

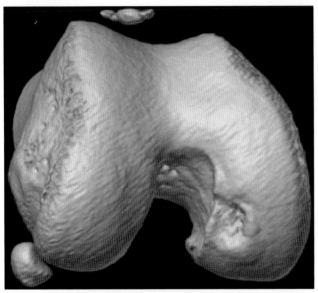

図4．症例2．19歳，男．初診時3D-CT．大腿骨内顆後外側部に幅7 mm×前後14 mmの軟骨下骨の欠損像と膝蓋大腿関節部の遊離体を認める．

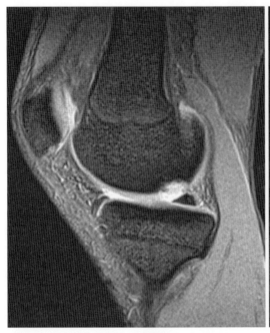

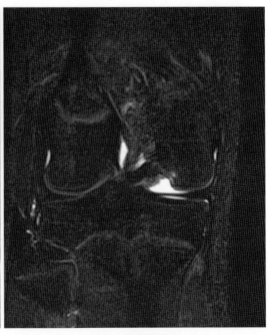

a．矢状断像　　　　　　　　　　　　　　b．冠状断像

図5．症例2．初診時MRI．骨・軟骨欠損および関節液の欠損部への流入を認める．

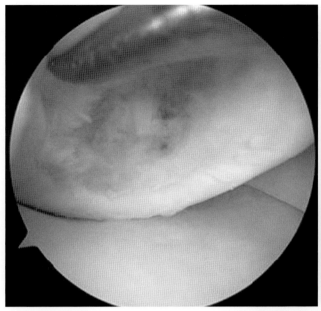 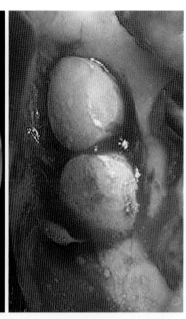

a．関節鏡画像．大腿骨内顆後外側部に骨・軟骨欠損を認める．　　b．骨軟骨プラグを2本採取し病巣部に移植する．

図6．症例2．手術所見

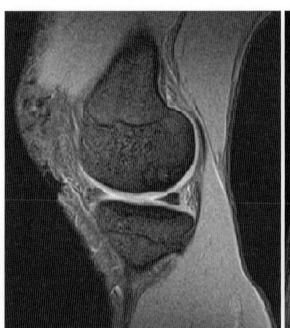 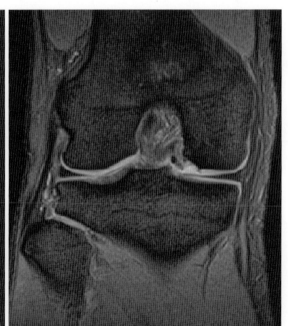

a．矢状断像　　　　　　　　　　　　　　b．冠状断像

図7．症例2．術後6ヵ月MRI．移植骨軟骨柱の生着は良好である．

表2．報告一覧

発生部位（％） ＼ 報告者（年）	Aichroth（1971）[4]	戸松（2004）[5]	本報告（2018）
大腿骨内側顆 （classical/extended classical/infero-central）	85	59	40
大腿骨外側顆 （infero-central/anterior）	13	18	45
膝蓋大腿関節	2	23	15

Ⅱ. 部位別各論 ◆ 5. 膝

蒲郡］も良好な成績が報告[8]されている.

スポーツ復帰時期は，保存的治療ではおよそ6ヵ月かかる[9,10)]と報告されている. また，手術例では熊橋[8]はgrade Ⅰ，Ⅱでドリリング施行例では3ヵ月（部分荷重2週間），grade Ⅲで *in situ* fixation 施行例では6ヵ月（部分荷重5週間），grade Ⅳで遊離骨片固定施行例も6ヵ月，ACI 施行例では2年（部分荷重4週間）としている. 当院でのスポーツ復帰では grade Ⅰ（4.8ヵ月），grade Ⅱ（5.2ヵ月），grade Ⅳ（6.6ヵ月）と，術後4〜7ヵ月の間で手術時の grade が低いほど早い傾向にあったが，grade Ⅲのみ 4.1ヵ月ともっとも早い結果となった. しかしこの grade では，術後3ヵ月と極端に早く復帰した2例3膝が復帰後1年以内に再手術となった. したがって，grade Ⅲにおいては grade Ⅱの術後平均である 5.2ヵ月程度以降を目処に個々の症状および MRI，CT などの画像所見を総合して，スポーツ活動再開時期を検討するとともに，患者本人へのきめ細かな指導が重要と考えられた.

ま と め

1）当院において手術を施行した膝 OCD 例 16 例 20 膝（男性 18 膝，女性 2 膝，両側例 4 膝を含む）について発症時の受傷機転（スポーツなど），OCD 発生部位，病期（ICRS 分類）と治療内容，術後スポーツ復帰までの期間などを検討した.

2）OCD 発症部位は，日本では円板状半月の合併例が多いため，大腿骨外顆部の発症が諸外国と比して多いとされていたが，当院においては 45％が大腿骨外顆部で全例円板状半月を合併していた.

3）術後スポーツ復帰に関しては手術時の grade が低いほど早い傾向にあったが，極端に早い場合では早期に再手術となった例があり，術時の grade を参考に個々の症状に応じた患者本人への指導が重要であると考えられた.

文 献

1）戸田泰介：膝離断性骨軟骨炎—病態と治療. 日整会誌 **66**：1266-1275，1992
2）出家正隆：膝離断性骨軟骨炎の診断と治療. MB Orthop **18**（5）：127-133，2005
3）Schenck RC, Goodnight JM；Osteochondritis dissecans；current concepts review. J Bone Joint Surg 78-A：439-456, 1996
4）Aichroth P：Osteochondritis dissecans of the knee；a clinical survey. J Bone Joint Surg 53-B：440-447, 1971
5）戸松泰介：膝離断性骨軟骨炎. MB Orthop **17**（3）：47-53，2004
6）Deie M, Ochi M, Sumen Y et al：Relationship between osteochondritis dissecans of lateral femoral condyle and lateral menisci types. J Pediatr Orthop **26**：79-82, 2006
7）熊橋伸之：離断性骨軟骨炎の診断と治療. MB Orthop **25**（2）：41-48，2012
8）熊橋伸之：膝離断性骨軟骨炎に対する手術的治療成績. 日関節病会誌 **32**：29-32，2013
9）高橋譲二：若年者大腿骨顆部離断性骨軟骨炎に対する保存療法の検討. JOSKAS **40**：182-183，2015
10）穂苅 翔：膝離断性骨軟骨炎に対する保存療法の経験. JOSKAS **40**：184-185，2015

＊　　　　＊　　　　＊

Ⅱ. 部位別各論 ◆ 5. 膝

膝骨軟骨病変に対する自家骨軟骨移植術後の
スポーツ復帰*

小林雅彦　　水野泰行　　馬谷直樹　　船越　登　　森　大祐
木崎一葉　　山下文治**

[別冊整形外科 73：197〜199, 2018]

はじめに

　膝骨軟骨病変に対する治療法としては，骨髄刺激療法（あるいは骨穿孔術），骨軟骨移植術（osteochondral autogenous transfer：OAT），自家培養軟骨移植術などがある．OAT は 2 cm² 程度までの，比較的小さな骨軟骨病変が適応となり，病変部を硝子軟骨で最初から置換しうることが最大の特徴である．また，骨壊死病変のような軟骨のみならず軟骨下骨まで病変が及ぶ場合にも，その両者を同時に置換できることもそのメリットである．対象疾患として膝軟骨損傷，離断性骨軟骨炎，骨壊死などがあげられる．

　膝骨軟骨病変に対する OAT 後の臨床成績は比較的良好であるが[1,2]，スポーツ復帰については不明な点が多い．本研究の目的は，OAT 後のスポーツ復帰について調べることである．

Ⅰ. 対象および方法

　2012 年 7 月〜2015 年 12 月に膝（骨）軟骨病変に対して OAT を施行した 40 例 40 膝の中で，高位脛骨骨切り術を同時に施行した 5 膝を除いた 35 膝を対象とした．男性 15 膝，女性 20 膝，手術時平均年齢 49.6±15.5（19〜71）歳，術後平均観察期間 18.8±8.6（12〜42）ヵ月であった．術前診断は軟骨損傷 21 膝，特発性膝骨壊死（SONK）10 膝，離断性骨軟骨炎（OCD）4 膝であった．病変部位は大腿骨内側顆 23 膝，外側顆 3 膝，大腿骨滑車 6 膝，膝蓋骨 2 膝，脛骨外顆 1 膝であった．病巣部の面積は平均 123.0±68.2 mm² であった．手術適応は，年齢制限は設けず，軟骨損傷症例については International Car-tilage Repair Society（ICRS）分類 grade Ⅲ 以上とし，病巣部面積は 4 cm² 以下で，3 ヵ月以上の保存的治療に抵抗するものとした．OCD 例については，ICRS 分類 grade Ⅲ と Ⅳ を対象とした．移植した骨軟骨柱は平均 1.9±1.0（1〜5）個で，合併手術は半月板切除術 7 膝，外側半月板縫合術 2 膝，半月板中心化手術（centralization）1 膝，前十字靭帯（ACL）再々建術 1 膝，遊離体摘出術 1 膝であった．

　術後リハビリテーションは，膝蓋大腿関節の症例は 2 週間免荷，大腿脛骨関節の症例は 3 週間免荷とし，その後 1 週ごとに 1/3，2/3 部分荷重，全荷重へとすすめていった．術後 3 ヵ月の MRI で骨軟骨柱の輝度が良好であればジョギングを許可し，術後 6 ヵ月で可動域（ROM）・筋力に問題なく，MRI でも良好であればスポーツ参加を許可した．

　術前・術後の日本整形外科学会膝疾患治療成績判定基準（JOA スコア），Lysholm スコア，変形性膝関節症患者機能評価尺度（JKOM），JKOM-visual analogue scale（VAS）について調べ，症状出現前と術後最終観察時の活動性を Tegner Activity Score で比較した．統計処理は対応のある t 検定で行い，$p < 0.05$ を有意差ありとした．

Ⅱ. 結　果

　JOA スコアは術前 74.6±12.6 が術後 98.4±2.8 へと，Lysholm スコアは術前 73.1±12.8 が術後 95.9±3.6 へと，JKOM-VAS は術前 42.7±28.5 が術後 2.7±4.2 へ，JKOM は術前 25.6±13.3 が術後 7.0±6.6 へと有意に改善した（図 1）．疾患別の各臨床成績もそれぞれ有意に改善していた（表 1）．疾患ごとの成績改善の優劣は明らかでなく，病

Key words

osteochondral autogenous transfer, osteochondral lesion, knee joint, return to sport

*Return to sport after osteochondral autogenous transfer for osteochondral lesion of the knee joint
**M. Kobayashi（院長），Y. Mizuno, N. Umatani, N. Funakoshi（副院長），D. Mori, K. Kizaki, F. Yamashita（理事長）：京都下鴨病院整形外科（〒606-0866　京都市左京区下鴨東森ヶ前町 17；Dept. of Orthop. Surg., Kyoto Shimogamo Hospital, Kyoto）．
[利益相反：なし．]

II. 部位別各論 ● 5. 膝

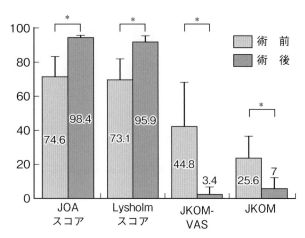

図1. 臨床成績の術前術後での比較. 術前・術後の JOA スコア, Lysholm スコア, JKOM-VAS, JKOM を示す. いずれも有意に改善している. *有意差あり, p<0.05.

表1. 疾患別の術前術後の臨床成績. 術前術後の JOA スコア, Lysholm スコア, JKOM-VAS, JKOM をそれぞれ示す.

	軟骨損傷	SONK	OCD
年齢（歳）	49.1±11.1	62.1±10.5	20.8±1.7
性（男/女）	9/12	3/7	3/1
JOAスコア（点）			
術　前	72.8±13.3	71.3±8.4	88.8±8.5
術　後	98.2±3.4	97.9±2.7	100±0
Lysholm スコア（点）			
術　前	71.5±12.6	69.8±10.7	86.8±10.7
術　後	96±3.4	94.4±3.7	98.8±2.5
VAS			
術　前	47.8±30.1	40.5±24.7	52.1±3.5
術　後	2.6±5.0	5.1±4.6	0.8±1.1
JKOM（点）			
術　前	27.7±13.3	27.3±14.5	15.7±3.8
術　後	7.7±8.4	8.6±5.5	2.0±2.7

表2. 最終経過観察時の Tegner Activity Score

スコア	スポーツ種目	症例数
7	バスケットボール	1
7	陸上競技	1
6	テニス	3
6	バレーボール	1
6	スキー	1
6	ボクシング	1
4	ランニング	2
4	野球	1
4	柔道	1
2	卓球	1
2	ゴルフ	1
2	ダンス	2
2	ウォーキング	19
合計		35

巣部位別の優劣も明らかでなかった. Tegner Activity Score は, 症状出現前 3.7±1.7（1～7）が術後 3.6±1.8（1～7）へとかわりなく, 活動性は保たれていた. バスケットボール, 陸上競技, テニス, バレーボール, スキー, ボクシングなどの活動性の高い種目への復帰も良好であった. 2例のみで3から2へとスコアが低下した.

低下した2例のうち1例は, 29歳, 女性（看護師）の大腿骨内顆軟骨損傷例で, 術後の MRI T1 強調画像で骨軟骨柱の低輝度領域の消失が遷延化していた. JOA スコアは術前75から術後95（階段昇降で減点）へ, Lysholm スコアは術前77から術後91（階段・疼痛で減点）へと, それぞれ改善していた. もう1例は, 44歳, 女性（テニスインストラクター）で, 他院で ACL 再建術および大腿骨内顆軟骨損傷への骨穿孔術施行後に, ACL 再断裂および膝内側痛があり, ACL 再々建術および OAT を施行した. 術後, 水腫が続き, 大腿骨滑車部に新たな軟骨損傷が認められ, 自家培養軟骨移植術を追加で施行した.

III. 考　察

OAT 術後の良好なスポーツ復帰の報告は散見される. 61例のエリートサッカー選手に OAT を施行後, 平均9.6（2～17）年経過観察した報告[3]では, 89％の症例で術後 ICRS スコアは good または excellent であった. 術後平均4.5ヵ月で67％がもとのレベルへ復帰可能であったが, プロレベルの89％およびアマチュアトップレベルの62％がもとのレベルへ復帰した. より若く, より小さい病変の症例は復帰率がよく, 大腿骨内外顆のほうが膝蓋大腿関節症例より成績がよいと報告している.

エビデンスレベル I と II をまとめたシステマティックレビュー[4]では, OAT はマイクロフラクチャーと比べて術後の臨床成績もよく, スポーツ復帰や膝機能回復もよかった. Krych ら[5]は, 48例ずつの OAT とマイクロフラクチャーの術後成績比較研究（術後5年）において, Short-Form（SF）-36 や International Knee Documentation Committee（IKDC）スコアでは差はないものの, Marx Activity Rating Scale での活動性比較では OAT のほうが優位に良好であったと報告している. Lynch

ら[4]は，OATと自家培養軟骨移植術（ACI）の成績に明らかな差はないと報告している．

われわれの研究では，Tegner Activity Levelにおいて，level 7はバスケットボールと陸上競技があり，level 6はテニス，バレーボール，スキー，ボクシングがあり，スポーツ復帰は良好である（表2）．ウォーキングが19例と，レクリエーションレベルの症例も多いが，全体として，2例を除いて症状発現前のレベルに復帰可能である．臨床スコアもそれぞれ有意に改善している．疾患や病変部の違いによる臨床成績の差は明らかでない．

本研究の限界として，①症例数が少ない，②対照術式がない，③観察期間が18.6ヵ月と短期であることなどがあげられた．

まとめ

1）膝骨軟骨病変に対する骨軟骨移植術後のスポーツ活動復帰は良好であった．

2）術前・術後のTegner Activity Scoreは保たれて

おり，高齢者でも若年者に劣らない結果を示した．

文　献

1) Matsusue Y, Yamamuro T, Hama H：Arthroscopic multiple osteochondral transplantation to the chondral defect in the knee associated with anterior cruciate ligament disruption. Arthroscopy **9**：318-321, 1993

2) Nakagawa Y, Matsusue Y, Nakamura T：Osteochondral graft transplantation for steroid-induced osteonecrosis of the femoral condyle. Lancet **362**：402, 2003

3) Pánics G, Hangody LR, Baló E et al：Osteochondral autograft and mosaicplasty in the football（soccer）athlete. Cartilage **3**〔Suppl 1〕：S25-30, 2012

4) Lynch TS, Patel RM, Benedick A et al：Systematic review of autogenous osteochondral transplant outcomes. Arthroscopy **31**：746-754, 2015

5) Krych AJ, Harnly HW, Rodeo SA et al：Activity levels are higher after osteochondral autograft transfer mosaicplasty than after microfracture for articular cartilage defects of the knee；a retrospective comparative study. J Bone Joint Surg **94-A**：971-978, 2012

＊　　　＊　　　＊

Ⅱ. 部位別各論 ◆ 6. 下 腿

下腿疲労骨折における治療期間*

奥 平 修 三　　瀬戸口 芳 正　　松 田 秀 一**

［別冊整形外科 73：200〜204, 2018］

は じ め に

　下腿はスポーツに伴う疲労骨折の頻度が高い部位とされ，陸上競技や軍隊に関する報告が多くみられる．その対策としてリスク因子の認識とリスクの修正（modification）が必要となる．現在までに，報告されているリスク因子には無月経，低骨密度[1]があるが，競技レベルや治療期間がリスク要因となるかに関する報告は少ない．日本陸上競技連盟[2]は2014年インターハイ全国大会とその予選（1地区大会）による調査を行い，すね（下腿）の疲労骨折は全国大会17.4％，1地区大会22.9％と報告しているが，リスク要因に関しては報告されていない．

Ⅰ. 対象および方法

　2011〜2017年に診療を行った16,081人中，下腿疲労骨折262人263例のうち，現在病歴と画像の入手が可能であった10〜20（平均年齢15.1）歳の40（男性24，女性16）人の下腿疲労骨折41（脛骨31，腓骨10）例を対象とした．下腿疲労骨折のリスク要因となりうる競技種目，競技レベル，左右，発生高位，診察所見［① 初診時の訴え（歩行困難，走行困難，全力で競技できない），② ホップテスト，③ 圧痛，④ 最終診察時の訴え（歩行可能，走行可能，競技可能）］，画像所見，治療期間［病院受診までの期間，競技復帰に要する期間（最終診察日までの期間）および病院治療期間］に関して検討を行った．

　ホップテスト[3,4]を病院受診時に行い，「走行可能」と回答した選手に対し「患側で10回以上片足ジャンプができるか」を確認した．

　画像診断は，全例単純Ｘ線撮影を行い，単純Ｘ線陽性

所見までの日数を算出した．武藤[5]の報告に基づき，単純Ｘ線所見を複数回答を可能として，0：所見なし，1：骨膜反応像，2：骨皮質肥厚像，3：骨硬化像，4：骨折像，5：海綿骨の骨梁濃化像，6：仮骨形成像，7：治癒像，8：偽関節，9：その他と分類した．MRI検査はT1強調画像，T2強調画像に加え脂肪抑制画像（STIR像）を撮像した．MRI所見はFredericson[6]の報告に基づきgrade 0：異常所見なし，grade 1：T2強調画像でのみ軽度から中等度の骨膜性浮腫あり，骨髄腔の異常所見なし，grade 2：T2強調画像でのみ強度の骨膜性浮腫と骨髄腔浮腫を認める，grade 3：T1およびT2強調画像で中等度から強度の骨膜および骨髄腔の浮腫を認める，grade 4：すべての画像で骨折線あり，T1およびT2強調画像で強度の骨髄腔の浮腫あり，強度の骨膜性浮腫と中等度の筋肉内浮腫も認める，と分類した．

　なお，画像所見および治療期間の検討時には，疼痛自覚日を症状発症0日とし，疼痛自覚日が某月の初旬/中旬/下旬，某月ごろ，某月末の場合は，それぞれ各月の5日，15日，25日，1日，31日（もしくは30日）とした．

　統計解析は，StatViewJ5.0を用い，部位間および競技レベル間の比較にはt検定もしくはMann-Whitney U検定を行った．また，病院治療期間と各因子（競技レベル，年齢，性別，受診までの期間，受傷高位）の関連に対して重回帰分析を行った．検定における有意水準は両側検定で$p < 0.05$とした．

Ⅱ. 結 果

　競技種目は，陸上14例，野球5例，バスケットボール・テニス各4例，バドミントン・サッカー各3例，ソ

Key words

stress fracture,　leg,　MRI,　treatment duration

*Treatment period in stress fracture of the lower leg
**S. Okudaira：京都大学整形外科（Dept. of Orthop. Surg., Faculty of Medicine, Kyoto University, Kyoto）；Y. Setoguchi：医療法人 MSMC みどりクリニック；S. Matsuda（教授）：京都大学整形外科.
［利益相反：なし.］

表1. 下腿疲労骨折部位と競技，競技レベル，性別（人）．10種目中9種目が球技系である．陸上14人中，瞬発系（短距離，投てき，跳躍）7人，中長距離7人である．

スポーツ	脛　骨				腓　骨				合計
	男		女		男		女		
	全国大会	地方大会	全国大会	地方大会	全国大会	地方大会	全国大会	地方大会	
陸上	4	1	0	4	0	3	0	2	14
野球	0	4	0	0	0	1	0	0	5
バスケットボール	0	2	0	1	0	1	0	0	4
テニス	0	1	2	1	0	0	0	0	4
バドミントン	0	1	0	0	0	1	0	1	3
サッカー	0	2	0	0	0	1	0	0	3
ソフトボール	0	0	0	2	0	0	0	0	2
ハンドボール	1	1	0	0	0	0	0	0	2
バレーボール	0	0	0	2	0	0	0	0	2
卓球	0	0	0	1	0	0	0	0	1
合計	5	12	2	11	0	7	0	3	40

表2. 受傷高位と左右（例）．脛骨腓骨で左右差に有意差はない．近位と遠位の発生割合は同じである．

	脛　骨	腓　骨	合計
近　位	14	2	16
中　央	6	3	9
遠　位	11	5	16
右	14	6	20
左	17	4	21

＊　脛骨近位両側例を2例として集計

表4. 単純X線の陽性所見確認までの日数．症状自覚から約3～4週間で脛骨近位および腓骨近位・中央に単純X線陽性所見を認める．

部　位		日数（平均±SD）
脛　骨	全　体	53.1±50.8
	近　位	36.7±17.8
	中　央	81.3±89.1
	遠　位	58.8±46.5
腓　骨	全　体	45.1±44.5
	近　位	34.0±0.0
	中　央	21.3±4.6
	遠　位	63.8±59.3

フトボール・ハンドボール・バレーボール各2例，卓球1例であった．競技レベルは全国大会レベル7例，地方大会レベル33例であった（表1）．

左右数は，脛骨は右/左：14例/17例（両側1例含），腓骨は右/左：6例/4例，受傷高位は，脛骨は近位/中央/遠位：14例/6例/11例，腓骨は近位/中央/遠位：2例/3例/5例であった（表2）．

病院受診時の訴えは「歩行困難」18例，「走行困難」14例，「全力で競技できない」7例，「未回答」1例であった．ホップテストが10回以上可能であったのは「全力で競技できない」と訴えた選手であった．圧痛は全例に認められた．最終診察時の訴えは「歩行可能」4例，「走行可能」13例，「競技可能」23例であった．

病院受診時に単純X線像で陽性所見を認めた症例は15例で，所見1：3例，所見2：11例，所見3：3例，所見4：5例，所見5：4例，所見6：2例であった（表3）．単純X線検査の陽性所見までの日数は脛骨近位36.7±

表3. 単純X線所見（病院受診時）[複数回答可能]．病院受診時に陽性所見を示したのは15例（36.6％）である．

所　見		症例数
0	所見なし	26
1	骨膜反応像	3
2	骨皮質肥厚像	11
3	骨硬化像	3
4	骨折像	5
5	海綿骨の骨梁濃化像	4
6	仮骨形成像	2
7	治癒像	0
8	偽関節	0
9	その他	0

17.8日，脛骨中央81.3±89.1日，脛骨遠位58.8±46.5日，腓骨近位34.0±0.0日，腓骨中央21.3±4.6日，腓骨遠位63.8±59.4日であった（表4）．このうち，競技復帰まで

II. 部位別各論 ◆ 6. 下 腿

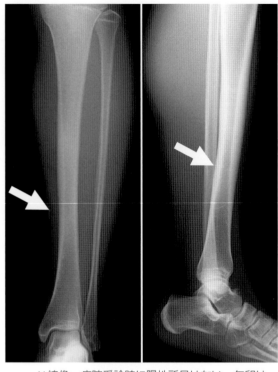

a．X線像．病院受診時に陽性所見はない．矢印は疼痛部に添付したマーク位置を示す．

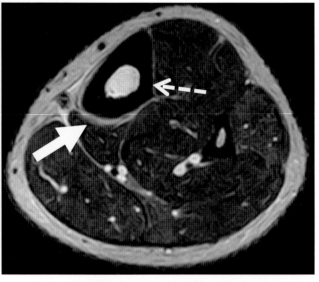

b．MRI T2強調画像（Fredericson分類 grade 2）．強度の骨膜性浮腫（矢印）と骨髄腔浮腫（点線矢印）を認める．

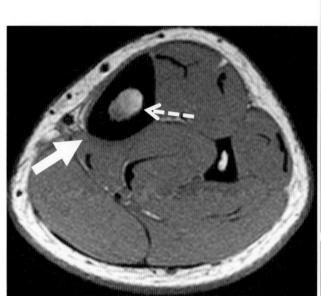

c．MRI T1強調画像．骨膜性浮腫（矢印）と骨髄腔浮腫（点線矢印）は認めない．

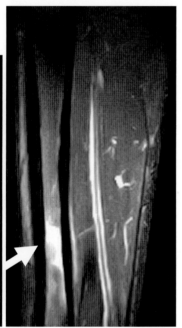

d．MRI STIR像．骨髄腔浮腫（矢印）を認める．

図1．症例1．女，15歳．全国大会レベルテニス選手．画像所見

単純X線検査で陽性所見のなかった症例は3例で，いずれも脛骨遠位部で全国大会レベルであった．

MRI検査は7例に行い，所見はすべてgrade 2であった（図1）．

病院受診までの期間は，脛骨近位25.7±19.3日，脛骨中央75.8±92.8日，脛骨遠位39.9±47.5日，腓骨近位8.0±11.3日，腓骨中央4.7±4.7日，腓骨遠位46.6±65.4日であった．受傷レベルによる統計学的有意差はなかった．

競技復帰に要する期間は，脛骨近位80.1±37.3日，脛骨中央259.0±194.2日，脛骨遠位112.1±46.3日，腓骨近位106.0±75.0日，腓骨中央77.7±32.1日，腓骨遠位136.4±100.6日であった．

表5. 受傷部位と治療期間および競技レベル. 競技レベルによる違いは病院治療期間において全国大会レベルが有意に長くなっていた.

	病院受診までの期間（日）	競技復帰に要する期間（日）	病院治療期間（日）		p値
			全　国	地　方	
脛骨全体	38.7±52.8	127.6±111.8	189.0±153.1	63.6±32.2*	0.025
脛骨近位	25.7±19.3	80.1±37.3		54.4±28.4	
脛骨中央	75.8±92.8	259.0±194.2	403.5±50.2	73.0±33.0*	0.001
脛骨遠位	39.9±47.5	112.1±46.3	103.2±48.0	57.3±33.0	0.094
腓骨全体	26.3±48.8	112.7±78.0		86.4±47.7	
腓骨近位	8.0±11.3	106.0±75.0		98.0±86.3	
腓骨中央	4.7±4.7	77.7±32.1		73.0±29.1	
腓骨遠位	46.6±65.4	136.4±100.6		89.8±51.2	

*$p<0.05$：全国レベル vs 地方大会レベル

表6. 重回帰分析結果. 競技レベルは $p=0.013$ で有意な係数である.

	回帰係数 B	標準誤差 SE	標準回帰係数 β	p値
病院受診までの期間	0.323	0.332	0.183	0.340
年　齢	7.843	8.427	0.192	0.361
性　別	−14.298	31.781	−0.077	0.657
競技レベル	146.789	40.317	0.678	0.001
受傷高位	−30.236	17.877	−0.294	0.104

病院治療期間は全国大会レベルは脛骨中央403.5±50.2日，脛骨遠位103.2±48.0日に対し，地方大会レベルでは脛骨近位54.4±28.4日，脛骨中央73.0±33.0日，脛骨遠位57.3±33.0日，腓骨近位98.0±86.3日，脛骨中央73.0±29.1日，脛骨遠位89.8±51.2日であった（表5）. 競技レベルによる違いは脛骨疲労骨折の病院治療期間において全国大会レベルが有意に長くなっていた（$p=0.025$）. 重回帰分析においても，競技レベルは $p=0.013$ で脛骨疲労骨折の病院治療期間の予測因子であることがわかった（表6）. 手術を行ったのは1例で，全国大会レベルの脛骨中央部の症例であった.

Ⅲ. 考　　察

本研究で，全国大会レベルは地区大会レベルに比べ病院治療期間が長くなること，競技復帰に要する期間は全国大会レベル267.6±207.9日，地方大会レベル104.7±71.5日であり，下腿疲労骨折からの回復には3ヵ月以上要することがわかった.

治療期間が長くなる要因として① 全国大会レベルの脛骨遠位部疲労骨折5例中3例は競技復帰まで単純X線検査で骨膜反応像や骨皮質肥厚像などの変化は認めず，MRI検査による追跡が必要であったこと，② 下肢疲労骨折の診断に有用とされるホップテストは，全国大会レベルの選手は10回以上可能で，初診時に「全力で競技できない」と訴えていたことが考えられる.

受傷高位に関して，競技レベル別の病院治療期間は全国大会レベル（脛骨中央403.5±50.2日，脛骨遠位103.2±48.0日）に対し，地方大会レベル（脛骨近位54.4±28.4日，脛骨中央73.0±33.0日，脛骨遠位57.3±33.0日）であったが，難治性といわれる脛骨中央や脛骨遠位ともに競技レベルによる有意差はなかった.

病院受診までの期間は，全国大会レベル78.6±75.8日，地方大会レベル37.8±55.4日で受傷レベル・競技レベルともに統計学的有意差はなかった（$p=0.11$）. 大西[4]によると単純X線所見陽性率は症状発症日を0日とした場合，4週で脛骨は96％，腓骨は79％陽性であったと述べている. 本例では，症状自覚から病院受診時までの期間は，脛骨38.7±52.8日，腓骨26.3±48.8例と4週間前後であったが，病院受診時に単純X線像で陽性所見を認めた症例は15例（36.6％）であった. また，大西は発症4週以内の265例でホップテストは97％陽性で，このうち10回以上可能な割合は47％であったと述べているが，本例でホップテストが10回以上可能であったのは「全力で競技ができない」と訴えた7例（35％）であった. 大西の報告では病院受診までの期間に関する記載はないが，病院受診までの期間が長くなることが，病院治療期間の増加やホップテストの可能な割合が低下する一因になったと考えられる.

中嶋[7]は疲労骨折の初期には高速動作でのみ痛みを自覚し，本人の痛みの最大時から2週間程度経過して単純

X線で変化がとらえられることが多いと述べているが，競技復帰まで単純X線検査で陽性所見がなかった3例は病院受診時の訴えは「全力で競技ができない」と高速動作での痛みと類似した訴えであったが，競技復帰まで痛みに変化はなかった．このため競技復帰時期の決定に際し，下腿の荷重伝達割合は足関節中間位において脛骨93%・腓骨約7%，その伝達割合は足部・足関節の位置にともない腓骨からみて6〜30%まで変動し，最大負荷は足関節背屈かつ足部回外で生じるとされている[8]などのバイオメカニクス的要素を取り入れ，指導者・コーチ・トレーナーと連携し足関節背屈かつ足部回外とならないように確認を行いながら，MRI検査とバウンディングや切り返し動作で痛みが出現しないことを指標とした．

すね（下腿）の疲労骨折は，「陸上競技ジュニア選手のスポーツ外傷・障害調査—第1報（2014年度版）」[2]の回答者3,418例中，男女とも全疲労骨折中2番目に多く，男性17.2%（47例），女性21.3%（53例）に認められていると報告されている．（オッズ比男/女0.67）．また，前出の「第2報（2016年度版）」[9]のインターハイおよび全国高校駅伝大会出場者2,823例に対する調査では，下腿（すね）の疲労骨折の割合は，競歩50%，駅伝34.8%，中・長距離34.3%，投てき18.4%，走り高跳び・棒高跳び16.7%および短距離13.2%と，長距離以外の選手でも1〜2割認められると報告されている．本例では陸上競技以外が6割を越えていた．中嶋[7]の調査でも国立スポーツ科学センターを受診した脛骨疲労骨折10例中8例が陸上競技以外であったことから，今後その他の競技においても大規模調査が行われることが期待される．

本研究の限界は，①症例数が少ないこと，②競技特性別の分類を行うための活動量による指標はなく，自験例をMETsで分類を行った場合，ほとんどが10METs程度になり競技種目別分類が困難であったことである．

ま　と　め

1）競技レベルの違いが脛骨疲労骨折の病院治療期間の予測因子となる可能性が示された．

2）競技レベルが高い選手の治療期間を短くするためにMRI検査の活用，早期受診の啓蒙や新たな競技復帰指標の作成が必要である．

文　献

1) Nattiv A, Kennedy G, Barrack MT et al：Correlation of MRI grading of bone stress injuries with clinical risk factors and return to play；a 5-year prospective study in collegiate track and field athletes. Am J Sports Med **41**：1930-1941, 2013

2) 日本陸上競技連盟：陸上競技ジュニア選手のスポーツ外傷・障害調査—第1報（2014年度版）.〈www.jaaf.or.jp/pdf/about/resist/medical/20170418-1.pdf〉［Accessed 2017 Sep 1］

3) Matheson GO, Clement DB, McKenzie DC et al：Stress fractures in athletes；a study of 320 cases. Am J Sports Med **15**：46-58, 1987

4) 大西純二：陸上長距離選手の下肢疲労骨折．スポーツ傷害 **15**：38-40，2010

5) 武藤芳照（編）：第13章巻末資料．疲労骨折—スポーツに伴う疲労骨折の原因・診断・治療・予防，文光堂，東京，p186，1998

6) Fredericson M, Bergman AG, Hoffman KL et al：Tibial stress reaction in runners；correlation of clinical symptoms and scintigraphy with a new magnetic resonance imaging grading system. Am J Sports Med **23**：472-481, 1995

7) 中嶋耕平：疲労骨折．トレーニング・ジャーナル **25**：32-36，2003

8) Goh JC, Mech AM, Lee EH et al：Biomechanical study on the load-bearing characteristics of the fibula and the effects of fibular resection. Clin Orthop **279**：223-228, 1992

9) 日本陸上競技連盟：陸上競技ジュニア選手のスポーツ外傷・障害調査—第2報（2016年度版）.〈www.jaaf.or.jp/pdf/about/resist/medical/20170418-2.pdf〉［2017 Sep 1］

＊　　　＊　　　＊

Ⅱ. 部位別各論 ◆ 6. 下 腿

脛骨・腓骨骨幹部疲労骨折の診断と治療*

大 西 純 二**

[別冊整形外科 73：205～210, 2018]

は じ め に

　走種目において疲労骨折は下腿に好発し，陸上長距離選手では脛骨が46％，腓骨が5％と両者で全体の半数以上を占める．特徴的な疲労骨折に脛骨，腓骨各々に疾走型，跳躍型と命名されているが，その認識には誤解もある．これらの診断・治療には各々の特徴の理解が必要であり，まず疾走型の概念を明確にする必要がある．そのためには，典型的な疾走型である陸上長距離選手の疲労骨折の分析をするのが最適である．

　本稿では，筆者の経験した陸上長距離選手の疲労骨折を検討し，疾走型の概念を確立したうえで診断と治療について詳述する．

Ⅰ. 対　　　象

　当院およびきたじま田岡病院に来院した陸上長距離選手の疲労骨折，全556（骨盤23，大腿骨117，脛骨258，腓骨28，中足骨97，その他33）例のうち，脛骨・腓骨骨幹部疲労骨折282（脛骨254，腓骨28）例を対象とした．

Ⅱ. 発 症 年 齢

　疲労骨折の発症年齢は，全体では11～57（平均17.9±6.3）歳，脛骨骨幹部が11～52（平均17.0±4.3）歳，腓骨骨幹部が12～57（平均18.8±8.2）歳で，平均で腓骨発症が脛骨より2歳弱年上であった．腓骨は脛骨の約1/6しか荷重がかからないため脛骨より疲労骨折が生じにくく，運動量の増加する高学年での発症が多くなるものと考えられた．

Ⅲ. 発 症 部 位

　脛骨骨幹部疲労骨折のうち，疾走型，つまりランニングによる圧縮ストレスのかかる後方・後内方の凹側に発症するものは250例（98％）であった．前方凸側に生じる跳躍型疲労骨折は長距離選手ではないと考えられていたが，4例（2％）にみられた．

　疾走型の発生高位をみると図1のごとく，脛骨の後方・後内方の近位から遠位まで特に分かれることなく，近位1/3，遠位1/3はもちろん中位1/3にも多く発症していた．従来疾走型は近位1/3，遠位1/3[1]に多いとされ，中位1/3の前方に発生する跳躍型と区別されているが，実際は近位，遠位に分かれることはなく，中央部を含む後方，後内方のどの高位にも発生していた．したがって疾走型の概念は上・下1/3という発生高位ではなく，（跳躍型が前方から発生するのに対して），後方・後内方から発生するものとしたほうが適切[2]で，従来の概念には誤解があるので注意が必要である．

　腓骨は近位1/3は跳躍型[3]，遠位1/3は疾走型といわれてきた．前者はウサギ跳びにより好発し，これが盛んに行われていた約50年前に跳躍型と名づけられたようであるが，疾走型の典型である陸上長距離選手では28例中，近位5例（18％），中位2例（7％），遠位21例（75％）と遠位発症が多いものの，約1/5は近位にも発症し，疾走型，跳躍型の呼び方，区別は適切ではないと考えられた．また疾走型は遠位1/3の部位に発生するといわれているが，長距離選手ではより遠位の約1/7の部位，つまり遠位脛腓靱帯結合のすぐ近位の部位（腓骨遠位端から平均5.5±1.0 cm）に集中していた．いずれの部位も仮骨は外・後方から発生し，進行すると全周性にみられるも

▐ Key words

stress fracture, running fracture, MRI, hop test

*Diagnosis and treatment of diaphyseal stress fractures of tibia and fibula
**J. Ohnishi（副院長）：田岡病院（☎ 770-0941　徳島市万代町 4-2-2；Dept. of Orthop. Surg., Taoka Hospital, Tokushima）.
［利益相反：なし．］

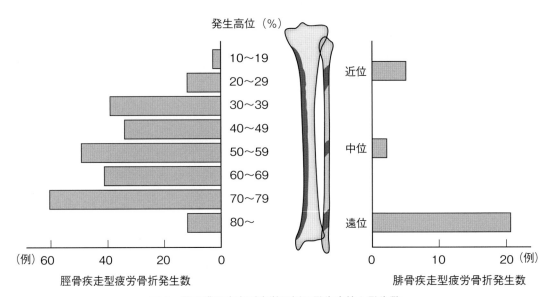

図1. 脛骨腓骨疾走型疲労骨折の発生高位と発生数

のが多かった[4]．

脛骨，腓骨とも骨折線が生じることはまれで，内外側を貫通するものは脛骨近位，腓骨近位に各1例，内側皮質のみ貫通したものは脛骨遠位に1例，外側皮質のみ貫通したものは腓骨遠位1例にみられたのみであった．

IV. 画像診断

単純X線像での診断は通常正面・側面の2方向撮影であるが，脛骨・腓骨骨幹部では病変部の検出が困難なことが多く，両斜位を加えた4方向の撮影が必要である．X線像での経時的陽性率は部位により差があり，発症1，2，3，4週での各陽性率は脛骨で51，81，95，96％，腓骨で7，23，58，79％である[5]．発症2週では脛骨が約8割でX線診断が可能であるが，逆に腓骨は約8割でX線診断が困難であった．腓骨は脛骨に比べかかるストレスがかなり小さいため，仮骨も小さく出現も遅いので診断に注意が必要である．

CTは脛骨跳躍型疲労骨折に対して必要である．ランナーで跳躍型はまれであるが，CTは前方皮質内の透亮像の描出が可能である[6]．

MRIは発症早期から疲労骨折の描出が可能で早期診断に非常に有用である．脛骨疾走型疲労骨折では脂肪抑制画像（STIR像など）で，骨髄の後内方を中心とした広範囲，もしくはスポットな高輝度変化（浮腫）と，後方の厚い骨膜高輝度変化（浮腫）が合わさると疲労骨折と診断可能である[7]（図2）．画像は患側・患部のみ撮影したほうが鮮明ではあるが，脛骨では正常・異常の判断に悩むことも多く，両側を撮影し左右を比較したほうが病変の確定には有用であるため，通常はSTIR像で冠状断像と横断像の2方向を撮影する（図3）．腓骨では病変部が狭いので患側のみの撮影が鋭敏でよい．T1，T2強調画像では病変が描出されないことが多く，通常割愛している．

脛骨疾走型疲労骨折では骨折線がみられないものがはるかに多く，病変部位である脛骨後方の骨髄・骨膜の浮腫性変化を合わせて評価し診断する．骨髄変化がなく，後方骨膜浮腫のみみられる場合もまれである（図4）．疲労骨折初期あるいは前疲労骨折の可能性があり，疲労骨折と同様に慎重に対応する．横断像で前内方の骨膜浮腫も後方の骨膜浮腫とともに疲労骨折でみられることが多いが，前内方単独での骨膜浮腫は疲労骨折にはみられない（図5）．また単スライスのみでの変化は横走血管の描出で正常像であり，浮腫は複数スライスで評価するべきである．

脛骨跳躍型では骨皮質内の判読は病変部が大きくないと困難なことが多く，早期診断というよりは腫瘍，骨髄炎などとの鑑別に有用となる．

腓骨疲労骨折ではSTIR像で骨髄の高輝度変化と骨膜浮腫像を認める（図6）．

従来よく行われていた骨シンチグラフィーは，被曝や時間の問題と確定診断にいたらないものであるため，近年行われることはほとんどない．

V. 治療

脛骨，腓骨ともほとんどが保存的治療で治癒する．骨折線のないものは外固定せず荷重歩行は必要最小限で許可し，ランニングは休止，水中運動（泳ぐ，走る）・自転車トレーニングは早期より許可し，筋力・心肺機能の維

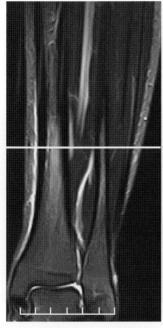
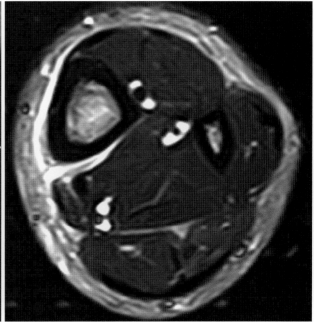

a．冠状断像．脛骨遠位に骨髄の高輝度領域がある．

b．横断像．骨髄の後方を含む広範な高輝度領域と前内側から後方骨膜の厚い高輝度膜状変化（浮腫）がある．

図2．症例1．16歳，男．左脛骨疾走型疲労骨折．MRI 脂肪抑制画像（STIR 像）．典型的な脛骨疾走型疲労骨折の所見である．

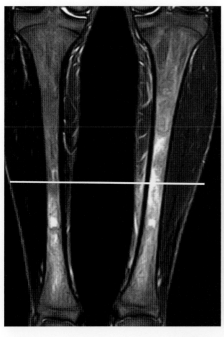
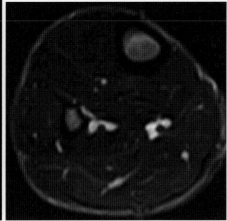
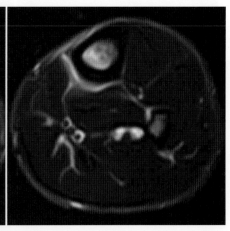

右　　　　　　　　　　　　左

a．冠状断像．両側とも広範な高輝度領域がある．これのみでは診断は不可能である．

b．横断像．左のみ後内側中心の骨髄高輝度変化と，後方骨膜の厚い高輝度膜状変化があり，疲労骨折の所見である．右のような骨膜変化を伴わない骨髄変化は長管骨では新鮮疲労骨折の所見ではない．

図3．症例2．15歳，男．左脛骨疾走型疲労骨折．MRI STIR 像

Ⅱ．部位別各論 ◆ 6．下 腿

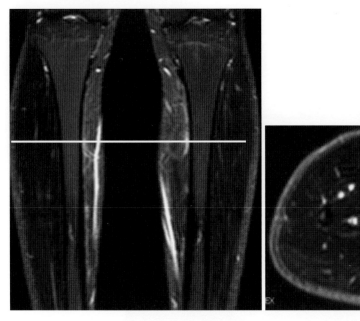
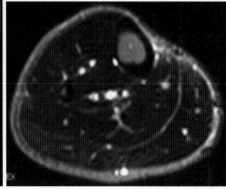
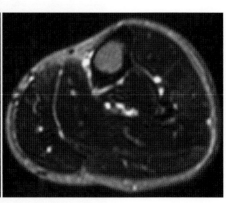

　　　　　　　　　　　　　　　　　　　　　　　　　　　　　　　　　右　　　　　　　　　　左

　　a．冠状断像．骨髄の高輝度変化はない．　　　b．横断像．左で後方骨膜の厚い高輝度膜状変化があるが，骨髄の高輝度変化はない．
図4．症例3．22歳，女．左脛骨疾走型疲労骨折．MRI STIR像．本例は単純X線像で仮骨形成像がみられ，疲労骨折と診断した．

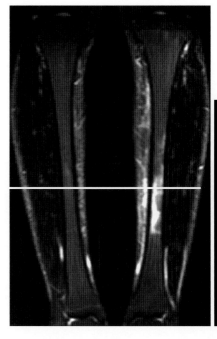
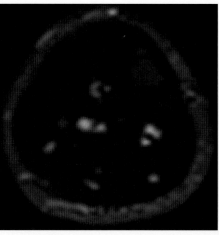
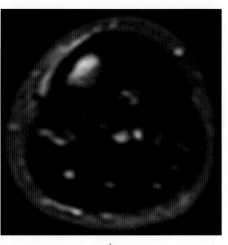

　　　　　　　　　　　　　　　　　　　　　　　　　　　　　　　　　右　　　　　　　　　　左

　　a．冠状断像．患側左に骨髄の高輝　　b．横断像．患側左の骨髄高輝度変化は前内方にみられ，疲労骨折でみられる後内方
　　　度変化がみられる．　　　　　　　　　　ではない．
図5．症例4．14歳，女．左シンスプリント．MRI STIR像

持に努める．疼痛が消失しても発症から最低4週間はランニングを中止する．訓練としてのウォーキングは，ある程度疼痛の軽減する3週目ごろから開始する．疼痛が強い場合や，発症後もしばらくランニングを継続していて治療開始が遅れた場合は1～2週遅れとなる．開始の目安は片足ジャンプで疼痛の有無をみるホップテストで行う．当院ではこれを4段階に分類して使用している[6]．Grade 0：疼痛なし，grade 1：疼痛はあるが10回跳べる，grade 2：痛くて数回しか跳べない，grade 3：ほとんど跳べないである．ウォーキングはホップテストで

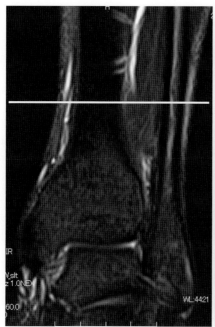
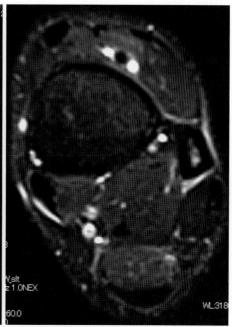

a．冠状断像．腓骨遠位の骨髄に高輝度変化がある．　　b．横断像．骨髄高輝度変化と，腓骨の外方から後方に骨膜高輝度変化がある．

図6．症例5．24歳，男．左腓骨疲労骨折．MRI STIR像

grade 1に軽減してから開始し，1週間は歩行のみで様子をみる（時間制限はない）．それで疼痛の悪化がなく，ホップテストで grade 0となればジョギングを開始する．3〜4週後に60分のジョギングを目標とし，それができたら本練習へすすめ，そこから1ヵ月後（発症から約3ヵ月後）のレース復帰をめざす．

X線像はトレーニング計画の参考にはするが，発症から4〜6週経過後であれば，練習を再開するのに十分な仮骨形成をまつ必要はない．ホップテスト，圧痛などに注意し，復帰へ向けてのトレーニング中に疼痛が悪化すれば練習量を減らす．

MRIは頻繁にチェックすることが困難で，また輝度変化は長く残るため骨癒合の早期判定には使えず，復帰の目安にはしていない．

ランナーに生じる疲労骨折は3ヵ月以上疼痛が遷延し練習に支障があったものを難治例とすると，脛骨の近位完全骨折1例，脛骨跳躍型4例，腓骨遠位2例が難治で，全体の2.5％を占めていた．骨折線のあるものはキャストや機能装具固定，荷重制限を要し，ランニング開始を遅らせざるをえなかった．自験例で手術にいたったものはないが，脛骨では転位を生じたものや跳躍型でランニングが困難なもの，腓骨では遷延癒合のものなどは手術が必要となる可能性がある．脛骨跳躍型は難治であるが腓骨跳躍型は難治ではなく通常に治癒し，この点からも腓骨近位の疲労骨折を跳躍型と区別する必要はないと考えられる．

低出力超音波パルス（LIPUS）は骨形成に有効であると考えられるが，非手術例では保険適用されない．

VI．予　防

疲労骨折の予防は困難である．十分な休養をとることを忘れてはいけない．発症前には，ランニングで疼痛がなくても，圧痛が生じている疲労骨折の前段階の時期があり，セルフチェックが重要である．休養を含めたランニング量の調整はもちろんであるが，身体機能の向上も予防につながると考える．体幹，下肢関節の柔軟性向上や左右筋力バランスを整えることは，下肢骨にかかる負担の軽減に役立つ．成長期は特に下肢筋のタイトネスが出現するため，ジャックナイフストレッチ[8]による体幹，ハムストリングスの柔軟性向上や，大腿四頭筋，アキレス腱のストレッチングは必須である．股関節や足関節の関節可動域が低下している例も多い．胡坐がかけなかったり，踵を着けてかがめなかったり，身体の硬さや筋力の左右差のある例も多い．こうした症例ではバランスがわるく特定の部位に負担がかかり，故障につながりやすいのでこれらの解消に努める．

まとめ

1）ランナーに生じる疲労骨折は純粋な疾走型であるが，脛骨，腓骨骨幹部疲労骨折に関しては歴史的な疾走

Ⅱ．部位別各論 ◆ 6．下 腿

型の概念には誤解があり，再認識することが必要である．

　2）診断にはMRIがよく用いられるようになってきたが，その判読には注意が必要で見誤らないようにしなくてはならない．

　3）保存的治療で治癒するものが大半であるが，十分な休養期間とホップテストなどを目安とした復帰計画は重要である．

　4）予防は容易ではないが，身体機能改善による発症減とセルフチェックによる早期発見に努めなくてはならない．

文　献

1）萬納寺毅智：下腿の疲労骨折—shin splints．MB Orthop **9**（4）：105-115，1996

2）大西純二，後東知宏：陸上長距離選手の脛骨疲労骨折—発生高位とX線像について．整スポ会誌 **23**：254-258，2003

3）佐々田武，初山一夫，真下武己：両側腓骨疲労骨折．災害医学 **9**：357-364，1966

4）大西純二：陸上長距離選手の腓骨疲労骨折．整スポ会誌 **26**：304-308，2007

5）大西純二：陸上長距離選手の下肢疲労骨折—診断と治療．臨スポーツ医 **28**：327-334，2011

6）大西純二：脛骨疲労骨折の診断と治療．関節外科 **30**：763-770，2011

7）大西純二：脛骨疲労骨折とシンスプリントのMRIによる鑑別診断．整スポ会誌 **33**：286-291，2013

8）長谷部清貴，西良浩一，出沢　明：スポーツ選手に対するストレッチ法—ジャックナイフストレッチを中心に．臨スポーツ医 **29**：839-845，2012

＊　　　＊　　　＊

Ⅱ. 部位別各論 ◆ 7. 足・足関節

アスリートにおけるアキレス腱断裂に対する
手術的治療の成績*

四本忠彦**

［別冊整形外科 73：211〜215, 2018］

はじめに

アキレス腱断裂の 60〜80％がスポーツ中の受傷であり, 好発年齢は 30〜40 歳代といわれている[1]. 一般的には保存的治療でも良好な成績が報告されているが, 固定療法より早期運動療法が有用であるとの報告が多い[2]ことから, より早い競技復帰には早期運動療法を許容できる治療法が重要であることは間違いないと考える. アスリートの場合, 早期の競技復帰を望むケースが多いため, また保存的治療より手術的治療の再断裂率が低い[3,4]ことからも, 手術的治療が選択される機会が増えている.

われわれも, 早期競技復帰を希望し, 術後に早期運動療法を行ううえでの注意を十分に守れるアスリートに対しては, 手術と早期運動療法を行い, 良好な成績を報告してきた[5〜7]. 本研究の目的は, アスリートにおけるアキレス腱断裂に対する手術的治療の成績を報告し, その有用性を明らかにすることである.

Ⅰ. 対象および方法

対象は, 2011〜2016 年に当院で手術を行った, 29〜65 (平均 41.6) 歳のアキレス腱断裂のアスリート 19 例 20 足 (男性 13 例, 女性 6 例) である. 受傷競技は, バドミントン 4 例, フットサル・サッカー 3 例, バレーボール 3 例, ダブルダッチ 2 例, 剣道 1 例, バスケットボール 1 例, テニス 1 例, ラグビー 1 例, スキューバダイビング 1 例, 陸上 1 例, 卓球 1 例であった. 術後経過観察期間は 12〜60 (平均 31.5) ヵ月であった.

手術は, 全身麻酔下に腹臥位で行った. アキレス腱断裂部を中心に, 近位は外側 (腓腹神経を確認できるよう)

から遠位内側 (皮線を避けるよう) に向かう約 7 cm の皮切を加えた. パラテノンを腱実質部より丁寧に剝離し支え縫合 (stay suture) をおいた. 腱断端より近位・遠位それぞれ 3 cm 以上を引き出し, 中心縫合として 5 号ポリエチレン編糸 (FiberWire：Arthlex 社, Naples) でside-locking loop 法[5]を行い, ノットは腱に作製したスリット内につくった (図 1a). ノット作製の際は近位・遠位の locking loop に十分緊張がかかった状態で, 足関節底背屈 0° となる位置で縫合した (図 1b). その後, 断端同士の線維を 3-0 号吸収性編糸で可及的に縫合し腱の太さを整え (図 2a), 周囲補助縫合として 2-0 号ポリプロピレン単糸で cross stitch 法を行った (図 2b). パラテノンを 3-0 号吸収性編糸で修復後 (図 2c), 筋膜・皮下・皮膚と各層ごとに縫合し, 手術を終了した.

❶ 後 療 法

術後の固定や装具は一切用いず, 術翌日から自他動の足関節可動域 (ROM) 訓練を開始した. 足関節背屈が 0° 以下のうちは, 補高を装着し部分荷重歩行を開始した. 無理なく踵接地ができるよう, 背屈 0° 以上になった時点で素足部分荷重歩行訓練を開始し, 術後 4 週より全荷重歩行訓練, 術後 8 週より single-legged heel raise 訓練, 術後 12 週よりスポーツへの復帰を許可した.

❷ 評価項目

評価項目は, Achilles Tendon Total Rupture Score (ATRS, 100 点満点), 患側足関節 ROM が健側と同等に回復した時期 (週), 患側 single-legged heel raise が可能となった時期 (週), スポーツ復帰時期 (週) を調査し

▌Key words

tendon repair, Achilles tendon rupture, braided polyblend suture, athlete

*Clinical outcome of Achilles tendon repair for Achilles tendon rupture in athletes
**T. Yotsumoto (部長)：京都九条病院関節・スポーツ整形外科 (☎ 601-8453　京都市南区唐橋羅城門町 10；Dept. of Joint and Sports Orthop. Surg., Kyoto Kujo Hospital, Kyoto).
［利益相反：なし.］

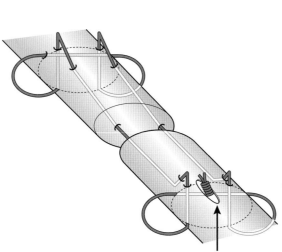
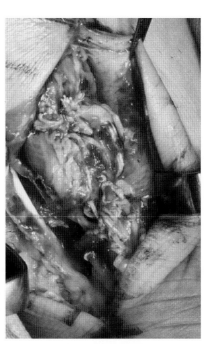

a．Side-locking loop 法．ノットは腱に作製したスリット内に埋没している（矢印）[文献5より引用改変].

b．5号ポリエチレン編糸で中心縫合を行った．近位・遠位のlocking loopに十分緊張がかかった状態で，足関節底背屈0°となる位置で縫合した．

図1．手術所見（1）

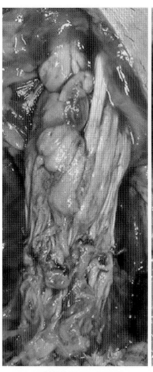
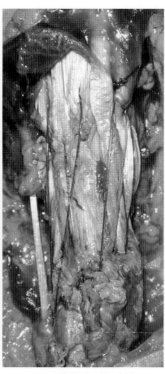
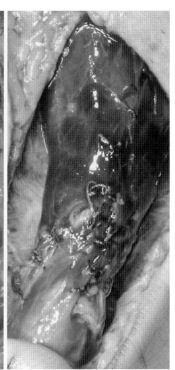

a．断端同士の線維を3-0号吸収性編糸で可及的に縫合し腱の太さを整えた．

b．2-0号ポリプロピレン単糸で周囲縫合（cross stitch法）を行った．

c．3-0号吸収性編糸でパラテノンを修復した．

図2．手術所見（2）

表1. 術後評価

ATRS	95.5±4.8 点
足関節 ROM 回復時期	3.1±0.1 週
single-legged heel raise	9.7±0.3 週

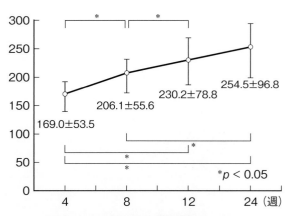

図3. 術後エコーで計測した腱修腹部の厚さ（健側を100とした場合）の経時的変化

た．超音波診断装置（エコー）で修復部の厚さを計測し健側と比較した（4, 8, 12, 24週）．また，術後のMRIを撮影した（4, 8, 12, 24週）．統計学的検討はFriedman検定を用い，$p<0.05$ を有意差ありとした．

II. 結　果

感染・神経損傷などの合併症はなかった．1例に再断裂を認めたが，再手術して2週遅れでリハビリテーションをすすめ，競技復帰した．術後6ヵ月目のATRSは平均95.5±4.8（85～100）点であった．術後平均3.1±0.1（2～6）週で患側足関節ROMが健側と同等に回復し，術後平均9.7±0.3（8～16）週でsingle-legged heel raiseが可能となった．また，術後平均13.9±1.4（12～16）週でスポーツへの復帰が可能であった（表1）．術後エコーでの腱修腹部の厚さは（健側を100とした場合），術後4，8，12，24週でそれぞれ，169.0±53.5，206.1±55.6，230.2±78.8，254.5±96.8と増加した（図3）．術後のMRIでは経時的に腱の太さ・連続性ともに良好な修復を確認できた（図4）．

III. 考　察

アキレス腱断裂に対する治療法で重要なのは早期運動療法である．手術のほうが再断裂率が低く[3,4]，底屈筋力は大きいとされ[8]，さらに腱延長があると筋力低下につながる[9]ことから，早期かつ確実に競技復帰を希望するアスリートは，手術が選択される場合が多いと考える．装具歩行は素足歩行よりアキレス腱に負荷がかかる[10]などの報告もあることから，強固な腱縫合後に早期から素足歩行を行うことが，早期復帰につながると考えられる．本法の最大破断強度は約850 Nで，300 Nの繰り返し負荷では断端にギャップを生じないことから，術後療法中の腱延長のリスクが少なく，早期運動療法が可能と

考えている．背屈0°を超えるまでは補高を使用するが，その後は素足荷重歩行訓練を行い，スムーズな歩行の獲得をめざした．

固定や装具を用いないため，患側に過度の負荷をかけないよう患者本人への説明と理解は十分になされなければならない．本研究では再断裂を1例経験したが，患者が安静度を意識せず自宅で転倒したために生じた．再手術を行い2週遅れでリハビリテーションをすすめ，競技復帰した．この患者は競技復帰1年で反対側も断裂し，手術して安静度を守り，3ヵ月で再度競技復帰できている．

競技復帰時期の判断には議論の余地がある．本研究でも競技内容や年齢，筋力の回復具合に差があったことから，どの時点での復帰許可が妥当か今後検討すべきと考える．アキレス腱断裂後のエコーで，腱の厚さが健側の2～2.2倍で日常生活動作（ADL）上は問題がないと報告されている[11,12]．また，スポーツ復帰の指標として，single-legged heel raiseが20回以上獲得としている報告もある[13]．本研究では，エコーで修復腱の厚さを計測し健側の2.2倍以上になった時期が術後12週であった．そしてsingle-legged heel raiseが可能となった時期が平均9.7週であり，その後12週程度で20回以上可能となることを考慮し，術後12週を競技復帰の目安としている．

早期に競技復帰を希望するアキレス腱断裂のアスリートには，腱延長のリスクが低く，積極的な早期運動療法に耐えうる強固な手術である本法は有用と考える

まとめ

本法を用いたアキレス腱断裂に対する手術的治療・後療法は，早期競技復帰を望むアスリートの治療に有用であった．

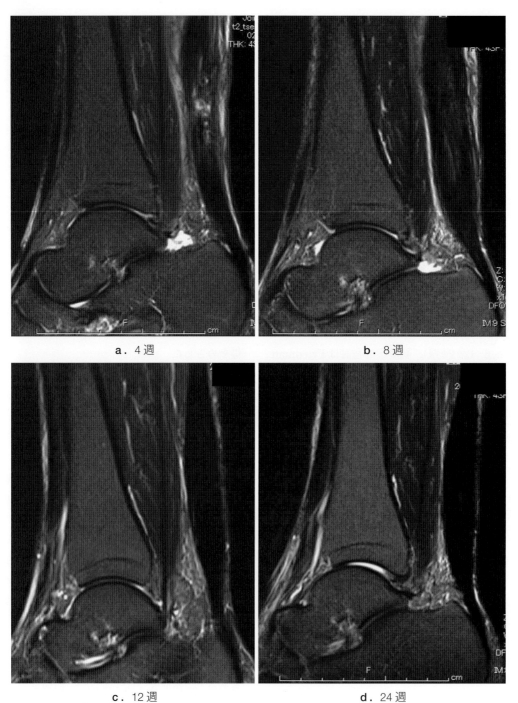

a. 4週　　b. 8週　　c. 12週　　d. 24週

図4. 術後MRI T2強調画像. 術後12週で修復部の信号は均一化している.

文献

1) Moller A, Astron M, Westlin N : Increasing incidence of Achilles tendon rupture. Acta Orthop Scand 67 : 479-481, 1996
2) Suchak AA, Spooner C, Reid DC et al : Postoperative rehabilitation protocols for Achilles tendon ruptures ; a meta-analysis. Clin Orthop 445 : 216-221, 2006
3) Wong J, Barrass V, Maffulli N : Quantitative review of operative and nonoperative management of Achilles tendon ruptures. Am J Sports Med 30 : 565-575, 2002
4) Verqkvist D, Astrom I, Josefsson PO et al : Acute Achilles tendon rupture ; a questionnaire follow-up 487 patients. J Bone Joint Surg 94-A : 1229-1233, 2012
5) Yotsumoto T, Miyamoto W, Uchio Y : Novel approach to repair of Achilles tendon rupture ; early recovery without postoperative fixation or orthosis. Am J Sports Med 38 : 287-292, 2010
6) 加藤勇輝, 林美菜子, 四本忠彦ほか : 新鮮アキレス腱断裂縫合術後に外固定なしで行う早期運動療法と運動機能回復. 理学療法 45 : 265-269, 2011
7) 四本忠彦 : 腱縫合法—強固な縫合を目指して. 別冊整形外科 66 : 126-129, 2014

8) Willits K, Amendola A, Bryant D et al：Operative versus nonoperative treatment of acute Achilles tendon ruptures；a multicenter randomized trial using accelerated functional rehabilitation. J Bone Joint Surg **92-A**：2767-2775, 2010

9) Suydam SM, Buchanan TS, Manal K et al：Compensatory muscle activation caused by tendon lengthening post-Achilles tendon rupture. Knee Surg Sports Traumatol Arthrosc **23**：868-874, 2015

10) Froberg A, Komi P, Ishikawa M et al：Force in the Achilles tendon during walking with ankle foot orthosis. Am J Sports Med **37**：1200-1207, 2009

11) 奥脇　透, 小倉　雅, 林浩一郎：アキレス腱断裂の保存療法における超音波検査の有用性について．日整外スポーツ医会誌 **18**：51-58, 1998

12) 石西　滋, 浜崎晶彦, 佛坂俊輔ほか：早期荷重が可能になったアキレス腱縫合法―臨床成績及び超音波による評価．整外と災外 **50**：145-147, 2001

13) 今屋　健, 内山英司, 深井　厚ほか：アキレス腱縫合術後の足関節機能と動作獲得時期について―ヒールレイズの評価方法の標準化．日臨医会誌 **25**：215-222, 2017

* * *

II. 部位別各論 ◆ 7. 足・足関節

腓腹筋筋膜を用いて再建を行った陳旧性アキレス腱断裂およびアキレス腱再断裂の治療成績*

酒井康臣　中島浩敦　藤田友樹　高津哲郎　金村徳相**

[別冊整形外科 73：216〜219, 2018]

は じ め に

アキレス腱断裂は日常よくみられる外傷で，新鮮例は保存的治療および手術的治療で良好な成績が得られている．しかし，陳旧例に遭遇することはまれで報告も少ない．本稿では陳旧性アキレス腱断裂およびアキレス腱再断裂に対して行った有茎腓腹筋膜弁による再建術の治療成績を報告する．

I. 対　　象

2008年4月〜2016年4月に有茎腓腹筋膜弁を用いて再建術を行った陳旧性アキレス腱断裂3例およびアキレス腱再断裂4例である（男性4例，女性3例）．受傷時平均年齢は38.8（23〜54）歳であった．受傷原因はスポーツ外傷4例，労働災害2例，深屈曲時1例であった（表1）．

II. 手 術 方 法

まず腱断裂部に介在する瘢痕組織を切除し，腱断端を健常部分が出るまで切除する．次に足関節を中間位とし，筋膜弁の長さを決定するために腱断端間の距離を測る．腓腹筋膜の中央で，幅1.5 cmの適当な長さの筋膜弁を短冊状に起こす．近位はカットし，遠位はカットせず有茎にし反転させ，反転した腓腹筋膜弁を遠位断端と縫合した（図1）．再建時の縫合糸は2号サージロン（コヴィディエンジャパン社，東京）を使用し，足関節自然下垂位よりやや底屈するくらいの緊張で縫合した．7例中1例では欠損部が大きく足底筋腱を採取し補強した．

表1. 症例一覧

a. 陳旧性アキレス腱断裂

年齢（歳）・性	要　因	受傷〜手術（月）
39・男	誤診（アキレス腱炎）	5
23・男	放　置	7
42・男	不適切治療（皮膚縫合のみ）	9

b. アキレス腱再断裂

年齢（歳）・性	初期治療	再断裂の受傷機転	初期治療〜再断裂（月）
39・女	保存的治療	足関節過伸展	4
54・女	腱縫合	ジャンプ後着地	11
36・男	腱縫合	足関節過伸展	4
36・男	腱縫合	足関節過伸展	4

後療法は最初の4例は膝下ギプスを2週とし，その後中間位で膝下ギプスを4週の計6週行った後に，積極的な足関節可動域（ROM）訓練とアキレス腱装具での荷重歩行訓練を開始し，術後16週でジョギングを開始した（図2）．この方法で問題がなかったため5例目以降は術後2週の膝下ギプスとし，その後中間位で2週の計4週の膝下ギプスとし，固定期間を短くした．

III. 結　　果

術後平均観察期間は15（6〜23）ヵ月であった．腱断端間の欠損の長さは平均7.25（4〜12）cmであった．最終経過観察時の日本足の外科学会足関節・後足部判定基

Key words

Achilles tendon, neglected, rupture, gastrocnemius fascia, reconstruction

*Reconstruction of neglected Achilles tendon ruptures with gastrocnemius fascia pedicle flap
要旨は第129回中部日本整形外科災害学会において発表した．
**Y. Sakai, H. Nakashima（主任医長），T. Fujita, T. Takatsu（部長）：岐阜県立多治見病院整形外科（〒507-8522　多治見市前畑町5-161；Dept. of Orthop. Surg., Gifu Prefectural Tajimi Hospital, Tajimi）；T. Kanemura（副院長／部長）：江南厚生病院整形外科．
［利益相反：なし．］

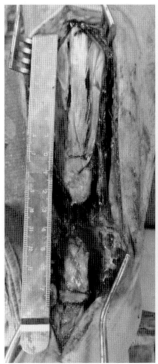 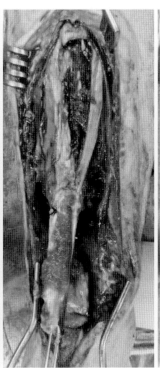 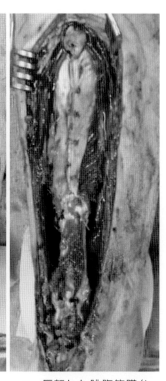

a．腱断裂部に介在する瘢痕組織を切除し，腱断端を健常部分が出るまで切除し，足関節を中間位とし，腱断端間の距離を測る．

b．腓腹筋膜の中央で幅1.5 cmの適当な長さの筋膜弁を短冊状に起こす．近位はカットし，遠位はカットせず有茎で反転させる．

c．反転した腓腹筋膜弁を足関節自然下垂位よりやや底屈するくらいの緊張で，遠位断端と縫合（採取部の筋膜も縫合）する．

図1．手術方法

準は平均97.9（94〜100）点で，1例のみ創部感染を認めたが，抗生物質の内服で治癒した．競技者は全例競技に復帰し，現在のところ再断裂例はない．

Ⅳ．症例提示

症 例．39歳，男，陳旧例．

トラックから飛び降りた際に足関節痛を自覚した．疼痛・腫脹・跛行が持続するため，受傷後5ヵ月で当院を受診した．陳旧性アキレス腱断裂と診断し手術を行った．断裂部の瘢痕組織を切除新鮮化した後の欠損部は12 cmであった．欠損部が大きく有茎腓腹筋膜弁で再建し，足底筋腱で補強した（図3）．術後6週の膝下ギプス固定の後，アキレス腱装具を装着し歩行訓練を開始した．術後6ヵ月で，足関節ROMに左右差はなく，爪先立ちも可能で，日常生活に支障はない．

Ⅴ．考 察

陳旧性アキレス腱断裂の診断は新鮮例と同様で，腱の断裂部の陥凹の触知，Thompsonテスト陽性などあるが[1]，足関節底屈力低下を主訴として受診することが多

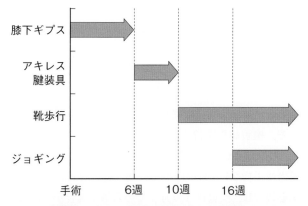

図2．後療法．術後6週間の膝下ギプス固定後，アキレス腱装具を装着して全荷重歩行開始した．

い[2]．生田は，陳旧性アキレス腱断裂の40〜50％が初診時の見逃しと述べており[2,3]，自験例では，陳旧性断裂の3例中2例が初診時の見逃しであった．

一般的に受傷後3週間以上経過したアキレス腱断裂例が陳旧性とされている[2,3]．陳旧性アキレス腱断裂の治療は，手術的治療を選択されることが多く，さまざまな手術方法がある．陳旧性アキレス腱断裂では下腿三頭筋が

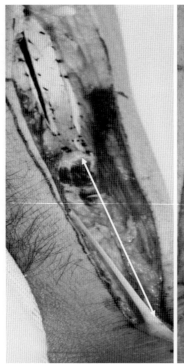
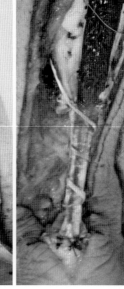

a. 腱断裂間距離は12cm(両矢印)

b. 有茎腓腹筋膜弁を遠位断端と縫合. 足底筋腱で補強している.

図3. 症例39歳, 男. 陳旧例. 手術所見

表2. 腓腹筋腱膜弁による再建術の後療法の比較

報告者（年）	再建法	症例数	可動域訓練開始時期（週）	全荷重開始時期（週）
生田（2015）[2]	遊離反転腓腹筋腱膜弁	5	5	1
鈴木ら（2016）[6]	遊離腓腹筋腱膜弁	9	2	2
筆者ら（2017）	有茎腓腹筋腱膜弁	7	6*	6*

*後半の症例からは4週に変更

短縮し, 腱断端間は離開して瘢痕組織により満たされている. 瘢痕組織を除去し新鮮化を行うと断端間が広がり, 端々縫合がむずかしくなる可能性がある. 生田[3]は, 受傷後平均2.1ヵ月の陳旧例に端々縫合を行い良好な結果を報告し, 受傷後4ヵ月までなら端々縫合が可能と述べた. Porterら[4]は, 新鮮化した後の欠損部が3cm以下であれば端々縫合できると述べた. Uquillasら[5]は, 欠損部が3～5cmであれば近位断端のV-Y延長術が可能と述べた. 自験例の陳旧性断裂例は受傷から平均7ヵ月と長く, 新鮮化した後の欠損部は平均7.25cmと大きかった. そのため無理に端々縫合を行えば足関節の過度な底屈位となり, 将来的な背屈制限をきたす可能性もあり, また, V-Y延長も到達させることは困難と考え再建術を選択した.

再建術は機能的なアキレス腱長を再現し早期運動療法を行うことができる強度が求められる. 再建方法は ① 腓腹筋筋膜を使用する方法[2,6,7], ② 自家組織の移植や腱移行（長母趾屈筋腱[8], 短腓骨筋腱[9], 半腱様筋腱[10]など）, ③ 人工靱帯による再建[11] などが報告されている. いずれも良好な成績が報告されており, 比較研究はなく, どの再建術を選択するか明確な基準はない. しかし, 自家腱移植の場合は, ほかの健常な組織を犠牲にすることになり, 手技が煩雑である. 人工靱帯を用いた再建術は欠損部分が大きい場合や強度を補強するのに有用であるが, 生体に対する親和性に乏しく感染に弱い[6]. われわれは, 手技が簡便である有茎腓腹筋膜弁を用いて再建を行った. 陳旧例では筋膜が肥厚しているため, 欠損部を十分に補うサイズの移植筋腱が採取でき, かつ採取した移植筋膜の影響は少なく済むことがあげられる[2]. また, 通常の新鮮例の展開を近位方向へ延ばすだけで手術

が可能であり，どのようなアキレス腱再建術を行っても一定の瘢痕形成や肥厚は避けられないが，有茎腓腹筋膜弁はそれを少なくすることができると考える．

後療法については当初，6週間の外固定の後にROM訓練および荷重を開始していた．術後経過が良好であったために，後半の症例では外固定を4週と短縮した．しかし再断裂はない．鈴木ら[6]は遊離腓腹筋膜弁を用いて再建を行い，術後2週からROM訓練を開始している．生田[2]は，腓腹筋膜弁で再建し，術後5週でROM訓練を開始している（表2）．腓腹筋腱膜弁を用いた再建は，早期運動療法が可能な強固な縫合ができる再建方法であり，われわれの有茎腓腹筋膜弁を用いた再建も，強固な縫合が可能であるため，外固定をさらに短縮し，早期にROM訓練を開始できる可能性がある．

ま　と　め

1）陳旧性アキレス腱断裂およびアキレス腱再断裂に対する有茎腓腹筋膜弁を用いた再建術の治療成績を報告した．

2）手技は簡便で，ほかの健常組織を犠牲にする必要はなく，比較的大きな欠損でも再建でき，強固に縫合できる有用な方法である．

文　献

1）伊藤博元：診療ガイドラインからみたアキレス腱断裂の診断・治療．日整会誌 **84**：38-46，2010

2）生田拓也：アキレス腱陳旧性断裂に対する腓腹筋筋膜を用いた腱再建術の経験．整外と災外 **64**：697-699，2015

3）生田拓也：アキレス腱陳旧性断裂の治療経験．整外と災外 **57**：463-465，2008

4）Porter DA, Mannarino FP, Snead D et al：Primary repair without augmentation for early neglected Achilles tendon ruptures in the recreational athlete. Foot Ankle Int **18**：557-564, 1997

5）Uquillas CA, Guss MS, Ryan DJ et al：Everything Achilles；knowledge update and current concepts in management；AAOS exhibit selection. J Bone Joint Surg **97-A**：1187-1195, 2015

6）鈴木朱美，佐竹寛史，高木理彰ほか：陳旧性アキレス腱断裂に対する遊離腓腹筋膜弁を用いた再建術の治療成績．別冊整形外科 **69**：229-233，2016

7）舩本知里，麻田義之，松田康孝ほか：陳旧性アキレス腱断裂に対して再建法を行った2例．中部整災誌 **60**：509-510，2017

8）Wegrzyn J, Luciani JF, Philippot R et al：Chronic Achilles tendon rupture reconstruction using a modified flexor halluces longus transfer. Int Orthop **34**：1187-1192, 2010

9）Maffulli N, Oliva F, Costa V et al：The management of chronic rupture of the Achilles tendon. Bone Joint J **97-B**：353-357, 2015

10）酒井隆士朗，高松浩一，伊代田一人ほか：陳旧性アキレス腱断裂に対する再建術の治療成績．中部整災誌 **55**：477-478，2012

11）金　憲周，道野邦男，梶原　一：陳旧性アキレス腱断裂に対して人工靱帯を用いて再建した1例．整形外科 **56**：1231-1233，2005

＊　　　　＊　　　　＊

トップアスリートの os subtibiale を合併した足関節挫傷に対する治療
―― 経験と文献的考察*

福田　誠　白木隆之**

はじめに

われわれは，トップアスリートの os subtibiale を合併した足関節挫傷に対して治療およびリハビリテーションを行った経験をした．治療期間中の経過を報告し，参考文献とともに考察する．

I. 症例提示

症　例．21歳，女．体操選手．

家族歴・既往歴：特記すべきことはない．

現病歴：体操競技（段違い平行棒）の練習中，着地に失敗し足が着地用マットの隙間に挟まり過外反されるかたちで受傷した．救急外来を受診しX線像で足関節内果骨折を指摘され外固定を施行され帰宅した（図1）．

初診時所見：翌日，当科を受診し，足関節内側に圧痛と同部位やや遠位に軽度皮下血腫を認めた．

画像所見：X線像で内果の骨折線が鈍化しており，CT検査を実施した．CTでは内果骨片は陳旧例であり，線維性に癒合しているような所見であった（図2）．

過去の画像を検索したところ，受傷5年前の右足関節X線像でも同様に骨片を認めた．そのため，骨片は os subtibiale と診断した（図3）．また受診時に疼痛はないが，左足関節にも同様の所見を認めた（図4）．

Os subtibiale を合併した足関節挫傷の精査のため MRI を実施した．結果，圧痛部位に一致する三角靱帯および os subtibiale の浮腫像を認めた（図5）．

治療経過：患部安静のための足関節中間位で外固定（シーネ）を3週間行った．腫脹を認める期間はクーリングを指導した．選手および体操指導コーチと相談し，大会などのスケジュールの関係から体操競技からの長期離脱は避けたい意向も考慮しながら，外固定除去後はリハビリテーション担当トレーナーのもとテーピング法に指

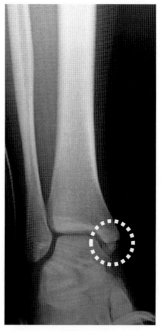

図1．受傷時X線像．足関節内果に小骨片を認めるが（円内），骨片の辺縁はやや鈍化しており陳旧性である印象を受ける．

Key words
athlete, os subtibiale, conservative treatment

*Treatment of ankle contusion with Os subtibiale in gymnast top athlete Case report and review
**M. Fukuta(第2整形外科副部長)：名古屋市立東部医療センター整形外科(☎464-8547　名古屋市千種区若水1-2-23；Dept. of Orthop. Surg., Nagoya East Medical Center, Nagoya）；T. Shiraki：小牧市民病院リハビリテーション科．
[利益相反：なし．]

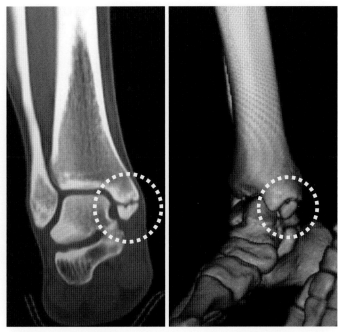

a. 冠状断像　　　　b. 3D-CT

図2　CT. 骨片の周囲は骨硬化しており，線維性に癒合している（円内）.

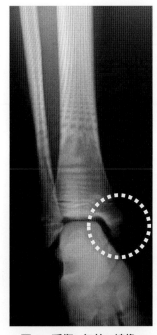

図3. 受傷5年前X線像．受傷日と同様に内果に小骨片を認める（円内）．

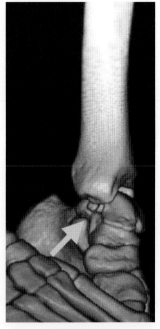

図4. 左足関節（健側）3D-CT. 矢印：os subtibiale

導を実施した（表1）．

患部の腫脹は外固定期間中に改善した．テーピングをした状態での荷重を許可し，徐々に足関節の可動域（ROM）を増やす訓練を実施した．受傷後2ヵ月には，着地など足関節に過度の負荷がかかる動作を制限しながら練習を開始し，受傷後3ヵ月にはMRIで内果部の浮腫像が改善したことを確認して，すべての体操競技を許可した．

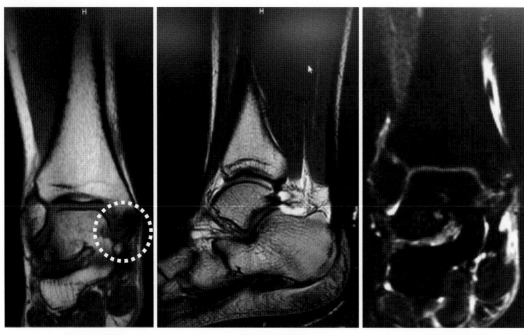

図5. MRI. T1強調画像では内果 os subtibiale 部分に浮腫像を認める（a 円内）．また足関節および後距踵関節に関節内水腫の増大を認める（b, c）．

表1. リハビリテーションアウトライン

炎症期（〜2週）：受傷〜3日は基本的には RICE 　足関節周囲軟部組織拘縮予防→rest position でのマッサージ・リリースなど 　足関節周囲筋萎縮予防→足関節固定下 isometric MSE 炎症期以降（2週〜） 　可動域制限の改善 　足関節の instability 評価：結果によりテーピング処方 　筋力評価：isokinetic exercise 　　➡　・筋力アップによる下肢支持機構の強化 　　　　・テーピングによる足関節の安定化（テーピング技術習得）

RICE：rest, icing, compression, elevation, MSE：muscle strengthening exercise

II. 考　察

　Os subtibiale は足関節内果下端部に存在する骨端核の副核由来の過剰骨である．成長期に内果は7歳ころまで軟骨成分であるが，8歳ころから副骨核を認める．そのころのスポーツなどにより牽引（剥離骨折など）や持続的刺激によって副骨核と内果の連続性が途絶えることによって発生すると考えられており，その発生頻度は0.001〜1.2％程度とされている[1,2]．また，os subtibiale は外傷などの際に足関節X線像を撮影した際にみつかることが多く，内果骨折と誤診されやすい[3,4]．本例についても，救急外来での診察は骨折であったため，日ごろの足関節骨折の診断において注意が必要である．また，os subtibiale は本例のように両足関節に認めることも少な

くないため診断の参考になる．Os subtibiale の治療は，保存的治療と手術的治療に分けられる．保存的治療は3〜4週のギプスなどを用いた外固定によって炎症を抑え，その後はアーチサポートなどで足のアーチを維持する．手術的治療には，骨片の骨接合術，直視下もしくは足関節鏡視下に骨片切除がある．

　これまで国内外でまとまった数の症例報告はないが，保存的治療に抵抗する症例に対して手術的治療が選択される傾向にある[5]．特にアスリートにとっては早期の競技復帰を希望されるため，骨片摘出術が選択される傾向が強い[6,7]．直視下手術では骨片摘出のためには三角靱帯の部分切離が必要であるのに対して，鏡視下手術は三角靱帯に対する侵襲が少ないと考えられている[8]．しかし，骨片のサイズが大きい場合は三角靱帯の再建術を併用す

る必要がある．本例では，外固定による保存的治療に良好に反応したため手術的治療を選択しなかった．リハビリテーションでは，外固定後のアーチサポートについては，素足で競技するという体操の競技特性からアーチサポートの使用はむずかしいと判断し，テーピング指導を実施した．体操競技は床・平均台などは足底の知覚や足のグリップ力が成績に影響するため，同競技を行う場合は極力床との接地部位にはテーピングを巻かないように工夫し，跳馬や段違い平行棒など着地の際に大きな負荷が足関節にかかる競技では足関節の固定力を優先させたテーピングを実施した．また，選手および指導者と面談を行い，審美性を評価される競技であるため，テーピングの色，量や面積についても競技し，無駄のないテーピング法を検討した．

ま　と　め

1）本例においては，os subitibiale を合併した足関節挫傷に対して保存的治療およびその後のリハビリテーションによって良好な結果を得た．

2）今後も中長期間の経過観察をしながら，コーチや監督など指導者との連携もはかり，選手をサポートしていきたいと考えている．

3）体操競技をはじめ，フィギュアスケートやサッカーなど成長期に足関節に衝撃負荷がかかる種目ではos subtibiale の頻度が高いと推測される．

4）これらの競技のキャリアハイの若年化がすすむな

かで，定期的な検診（エコー，MRI など）は os subtibiale の早期発見もしくは有症候性にならない予防策として有用ではないかと考えられた．

文　献

1) Lapidus PW：Ossubtibiale；inconsistent bone over the tip of the medial malleolus. J Bone Joint Surg **15-A**：766-771, 1933
2) 佐久間克彦，水田博志，坂本憲史ほか：Os subtibiale 障害について．整外と災外 **36**：268-272，1987
3) Coral A：Os subtibiale mistaken for a recent fracture. Br Med J **292**：1571-1572, 1986
4) Madhuri V, Poonnoose PM, Lurstep W：Accessory os subtibiale；a case report of misdiagnosed fracture. Foot Ankle Online J **2**：3, 2009
5) Bellapianta JM, Andrews JR, Ostrander RV：Bilateral os subtibiale and talocalcaneal coalitions in a college soccer player；a case report. J Foot Ankle Surg **50**：462-465, 2011
6) Iliev AA, Georgiev GP, Landzhov BV et al：Symptomatic os subtibiale associated with chronic pain around the medial malleolus in a young athlete. Folia Med (Plovdiv) **58**：60-63, 2011
7) Bellapianta JM, Andrews JR, Ostrander RV：Bilateral os subtibiale and talocalcaneal coalitions in a college soccer player；a case report. J Foot Ankle Surg **50**：462-465, 2011
8) 中空繁登，西村明展，福田亜紀ほか：鏡視下切除を行った os subtibiale の2例．日臨スポーツ医会 **21**：S200, 2013

＊　　　＊　　　＊

Ⅱ. 部位別各論 ◆ 7. 足・足関節

バレエダンサーの三角骨傷害*

平 石 英 一　　池 澤 裕 子　　宇佐見則夫**

[別冊整形外科 73：224〜230, 2018]

は じ め に

三角骨は距骨の二次骨化中心として距骨後方に発生し，骨の成熟に従い距骨体部と癒合し後外側結節となるものが多いが，そのまま骨性に癒合せず足関節単純X線側面像で三角形を呈するものをいう．発生頻度は最大で約13%[1]，両側例はそのうち約50%とされている．元来無症状であるが，捻挫などの外傷を契機として[2]，あるいは，バレエ[3]，サッカー[4]など足関節の底屈の繰り返しによる使い過ぎでしばしば疼痛の原因となる[2〜4]．近年では，足関節の底屈強制で足関節後方に疼痛を惹起する病態を足関節後方インピンジメント症候群（posterior ankle impingement syndrome：PAIS）と総称し議論がなされているが[2〜7]，三角骨による傷害がもっとも多い[2〜5]．

本稿では，手術例を中心にX線やMRIなどの画像所見と手術所見を対比し，一般に三角骨傷害として疼痛を惹起する骨性インピンジメントの病態について検討し，術後疼痛の残存や可動域（ROM）制限などの成績不良例の要因にも考察を加えた．

Ⅰ. 対象および方法

2007年9月〜2017年8月に足関節・足部の愁訴を主訴として受診したバレエダンサーと少数であるが新体操選手（週3回以上バレエのレッスンを受けている）を対象とした．その中で，PAISのため初回手術として後足部内視鏡手術を行った120例136足を中心に調査・検討した．手術時年齢は11〜56（平均20.7）歳であり，そのうち男性は8例10足であった．併発傷害がない場合には，出血と腫脹を予防するため術後2日間のギプスシーネ固定後にROM訓練を開始した．荷重は4病日から疼痛や腫脹が強くならない範囲で開始し，約2週間で抜糸を行い，状況に応じバーレッスンから許可した．

主な調査項目として，三角骨や距骨後外側結節の骨性要素が主因と診断した症例の病態を，また，足関節痛を引き起こす併発傷害について，身体所見，単純X線像，CT，MRIと手術所見を対比して検討した．手術の合併症や予後不良例についても調査した．

Ⅱ. 結　　果

初診時の身体所見では疼痛のため底屈角度の低下や外果・腓骨筋腱後方の圧痛，下肢をリラックスさせ足関節を底屈強制する底屈テストで疼痛の誘発をほぼ全例に認めた．三角骨は距骨の後外側に位置するため，爪先を内側に向ける鎌足（sickle-in）で底屈テストを行うと疼痛は弱まり，爪先を外側に向ける逆鎌足（sickle-out）では疼痛が増強された．下肢の力が抜けないと骨性インピンジメントがみられない長母趾屈筋腱損傷例でもしばしば疼痛が誘発された．

画像所見として，われわれは初診時に立位X線側面像と最大底屈位側面像を撮影し，三角骨の有無とその可動性，そして三角骨と脛骨ならびに踵骨との間隔を比較し

∎Key words

posterior ankle impingement syndrome, os trigonum, ballet dancer, pathology, treatment

---

*Posterior ankle impingement syndrome due to os trigonum in ballet dancers
　要旨は第42回日本整形外科スポーツ医学会，第36, 38, 39, 41回日本足の外科学会，第2, 4, 5, 8回日本関節鏡・膝・スポーツ整形外科学会，第82, 87回日本整形外科学会学術総会，第23, 24回国際ダンス医科学会，第30回北米関節鏡学会，第14回欧州スポーツ外傷・膝・関節鏡学会，第25回米国整形外科足の外科学会において発表した．
**E. Hiraishi（部長），H. Ikezawa（部長）：ライフ・エクステンション研究所永寿総合病院整形外科（☎110-8645　東京都台東区東上野2-23-16；Dept. of Orthop. Surg., Eiju General Hospital, Tokyo）；N. Usami（院長）：うさみ整形外科．
［利益相反：なし．］

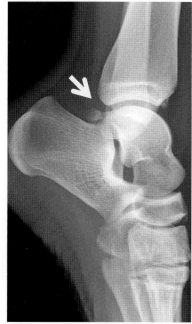 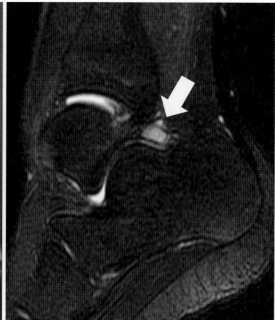 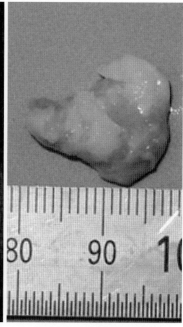

a. 足関節最大底屈位 X 線側面像. 三角骨と脛骨間隔の開大を認める（矢印）.

b. MRI 脂肪抑制 T2 強調画像. 三角骨に骨髄浮腫を認める.

c. 摘出した三角骨. 軟骨と軟骨下骨に損傷を認める.

図1. 症例1. 16歳, 女

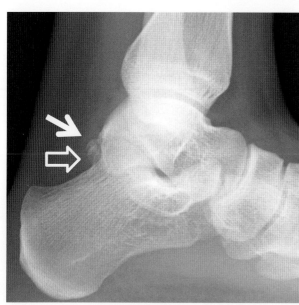 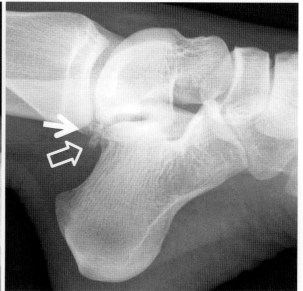

a. 荷重位　　　　　　　　　　　　　　　　b. 最大底屈位

図2. 症例2. 15歳, 女. X 線像. 荷重位（a）に比べ最大底屈位（b）では踵骨は距骨に対し後方に移動し, 三角骨（⇒）と後外側結節の骨片（→）も移動している.

ている. 三角骨傷害では, ほぼ全例で最大底屈角度が減少し, 三角骨と脛骨の間隔が踵骨との間隔より広がっていた（図1）. また, 最大底屈位では距骨に対し踵骨が後方に移動している症例（図2）, 三角骨だけではなく後外側結節部の小骨片を有する症例もまれではなかった（図2）.

MRI 検査では大多数の症例で三角骨とそれに対向する距骨後部に骨髄浮腫がみられ（図3, 4）, 三角骨の後下方の距骨下関節や足関節後方長母趾屈筋腱周囲に水腫を認めた症例（図4）も少なくなかった. 単純 X 線像で三角骨と診断したが, MRI や CT による精査により骨片が後内側結節に及ぶ症例もあった.

II. 部位別各論 ● 7. 足・足関節

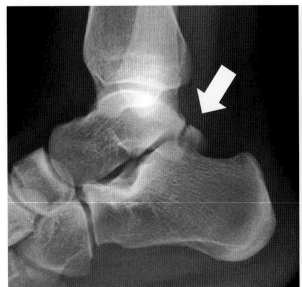

a. 足関節X線側面像. 三角骨を認める（矢印）.

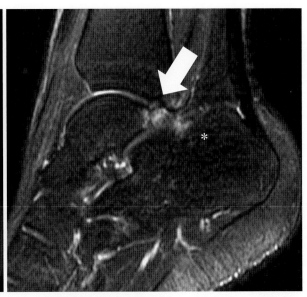

b. MRI脂肪抑制T2強調画像. 三角骨とそれに対応する距骨後部に骨髄浮腫と滑膜炎を認める（矢印・＊）.

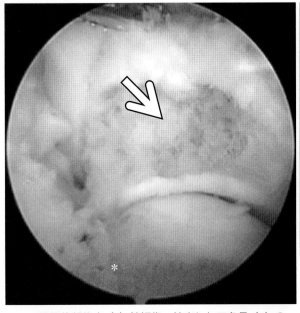

c. 距骨体部後方（c）鏡視像. 摘出した三角骨（d）の海綿骨部分に肉芽組織と思われる赤色の部分を認める. 軟骨結合損傷が確認できる（矢印）. 距骨下関節後方のガターには充血した滑膜（＊）を認める

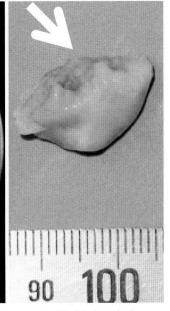

d. 摘出した三角骨

図3. 症例3. 13歳, 女. 軟骨結合損傷

　総合的に三角骨による骨性インピンジメントが主病態と判定された症例の多くは軟骨結合損傷であり, 内視鏡手術時に可動性を認めたが背側は靱帯様線維組織でおおわれ軟骨結合部分が不明瞭で（図4, 5）, 距骨下関節からは軟骨結合部は陥凹として観察された（図5）. 少数ながら距骨体部から完全に分離され可動性のある三角骨や小骨片がみられた症例があり（図2, 5）, 距骨後外側結節や三角骨の骨折と診断した. また, 三角骨とそれに対向する踵骨の距骨下後関節面に限定し明瞭な関節症性変化を認めた症例もあった（図5）.

　手術例のうち三角骨をはじめとする骨性要素が関与していると判定された症例は115例131足（96.3％）であり, 単独の原因と診断されたのは36例37足（27.2％）で, 85例94足（69.1％）は長母趾屈筋腱の実質損傷を合併していた. その他, 後果間靱帯の介在, 破格筋の存在, 距骨骨軟骨損傷, 陳旧性外踝裂離骨折, 陳旧性足関節外

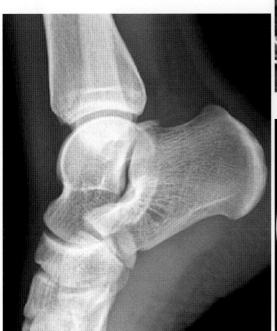
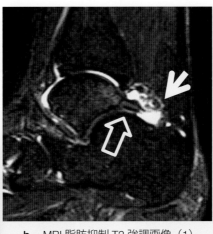
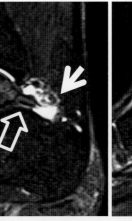
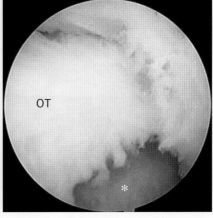
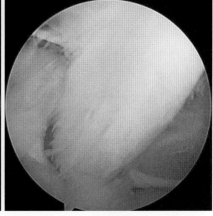

a．足関節最大底屈位X線側面像　　　　　b．MRI 脂肪抑制 T2 強調画像（1）　　　c．MRI 脂肪抑制 T2 強調画像（2）
　　　　　　　　　　　　　　　　　　　　d．鏡視像（1）　　　　　　　　　　　e．鏡視像（2）

図4．症例4．15歳，女．足関節最大底屈位X線側面像で三角骨と脛骨後部との間隔が広がっている（a）．MRI 脂肪抑制 T2 強調画像では三角骨（白矢印）および距骨全体の骨髄浮腫と足関節，距骨下関節（黒矢印），長母趾屈筋腱（c 矢頭）周囲の水腫を認める（b，c）．鏡視像では三角骨（OT）背側は線維組織でおおわれ，距骨下関節の滑膜の充血（d＊）と長母趾屈筋腱損傷（e）を認める．

側靱帯損傷，足関節前方インピンジメント，Haglund 変形などの併発例も少なくなかった．

　手術の合併症では，6ヵ月以上最大底屈時の疼痛とROM 制限が残存したのは 7 例 8 足で，踵部の一時的な知覚障害が 3 例 3 足，1 年以上継続した腓腹神経障害 1 足，手術瘢痕のつっぱり感により 3 ヵ月以上継続した最大背屈角度の低下（グラン・プリエが困難）が 4 例 4 足にみられた．通院に際し距離的・経済的問題もあり，必ずしも定期的な経過観察はできていないが，大半の症例は術後 3 ヵ月で疼痛や ROM 制限がなくバレエや新体操などに復帰した．しかし，術前の有症候期間が長く画像所見も明確ではない症例，重度の長母趾屈筋腱損傷例，術後に著明な腫脹が発生し数ヵ月間継続した症例の中に，術後 6 ヵ月以上疼痛や ROM 制限が残存した症例がみられた．

　後足部の腫脹が消失しても最大底屈時に術前と同様の詰まる感じや疼痛を術後 3 ヵ月以上訴える症例には適宜MRI 検査を行ったが，1 足を除き術前にあった骨髄浮腫や後距骨下関節・足関節の水腫，切除部の瘢痕形成はみられなかった．また，下肢をリラックスさせて行う底屈テストも陰性となっていた症例が多かった．それらの症例では，距骨下関節の可動性が低下しており，レッスン最中にグキッとなってから最大底屈時の疼痛や底屈制限が消失した症例も少数ながら経験した．

III．考　　察

　PAIS の原因として最初に三角骨が注目され，主に三角骨の摘出方法と予後に関する報告がなされた[3,7,8]．2000 年に van Dijk ら[9]が発表した後足部内視鏡手術が普及し，同時に CT や MRI などの画像診断も進歩し[10,11]，三角骨傷害のほか多様な病態が明らかとなった[2,11〜14]．本研究でも Hamilton らの報告[3]のとおり，バレエダンサーでは大半の症例で長母趾屈筋腱損傷など三角骨傷害と別個の病態が同時に併発しており，治療法を決定するために的確な診断を行うことが肝要である．足関節最大底屈位 X 線側面像で三角骨の移動が明らかな症例（図

II. 部位別各論 ◆ 7. 足・足関節

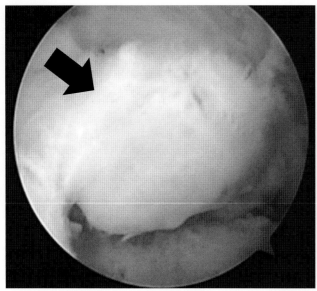

a. 後方から観察すると三角骨（矢印）とそれに対向する踵骨後部に充血を認める．

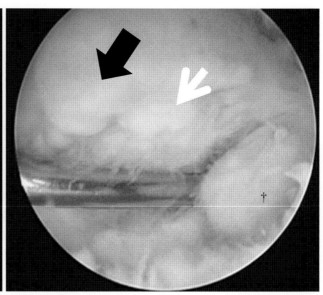

b. 距骨下関節からは三角骨（黒矢印）と距骨後外側結節（白矢印）の関節軟骨の変性と遊離した小骨片（†）を認める．

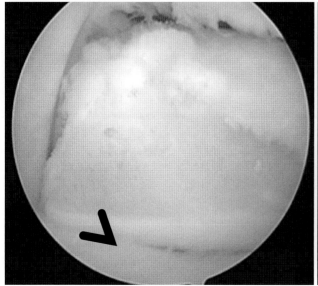

c. 三角骨と後外側結節を切除すると健常な距骨下関節軟骨（矢頭）がみられる．

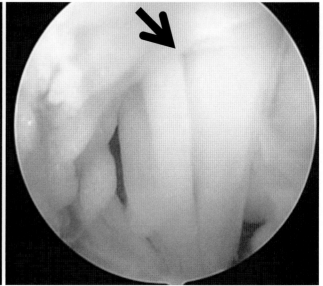

d. 長母趾屈筋腱の縦断裂（矢印）も合併している．

図5. 症例5．18歳，女．三角骨・後突起骨折・限局性変形性関節症．鏡視像

2)，三角骨と脛骨後方関節唇の距離が離れている症例（図1, 4）では，1ヵ月程度の底屈禁止などの運動制限や局所麻酔薬とステロイドの注射では疼痛が再発し，多くが手術的治療を必要とした．MRI検査で三角骨に骨髄浮腫がみられた症例（図1, 3, 4）の多くに，術中に三角骨の可動性と変色，後距骨下関節の軟骨欠損や後方ガターの充血した滑膜の増生がみられた（図3, 4）．また，三角骨と後外側結節に限局した関節症性変化がみられた症例（図5）も散見され[15]，インピンジの主体は三角骨と踵骨であると考えている．足関節X線側面像で荷重位と最大底屈位を比較すると，後者で踵骨が距骨に対し後方に移動している過可動性を有する症例（図2）も少なくなく[16]，そのため，Albisettiら[17]が提唱する底屈時の踵骨の後方移動を抑制する筋力トレーニングが十分に達成できれば，疼痛が減少するものと考えられた．

手術を前提としたMRI検査では長母趾屈筋腱損傷，破格筋，後果間靱帯の介在，その他足関節痛を引き起こす距骨骨軟骨損傷，足関節外側靱帯損傷や前方インピンジメントなど併発傷害にも留意する必要がある．なかには，他医でX線像とMRIで三角骨障害と診断された距骨踵骨癒合例[18]，骨片が大きく分裂距骨に分類される距骨後内側結節を含む症例もあり[19]，診断と治療の選択に

228

は細心の注意が必要である.

大きな三角骨があってもまったく症状のない人,小さくても強い症状を引き起こす人,両側に同じような三角骨が存在しても片側のみ有症候性となる症例,あるいは,発症時期が異なる症例もあり,捻挫などの外傷や繰り返される底屈動作により軟骨結合損傷や三角骨や後外側結節の骨折・微細骨折などが発生することに関係するものと考えている.病態を把握し適切に治療することが肝要である.

手術方法に関して,Calderら[4]はエリートサッカー選手を後足部内視鏡手術で治療すると競技復帰(29〜72日,平均41日)が早いとしているが,後にハイレベルのバレエダンサーに対してはばらつきがあり,最長20週かかっていると報告している[20].Hamiltonらは主に後内側進入での切開手術を行い,31例中29例のプロバレエダンサーが平均25(6〜96)週で完全復帰していると報告し[3],Heyerら[21]もバレエダンサーに対し後内側進入での切開手術を行い平均17.7(6〜52)週で完全復帰したと報告している.現在まで,われわれは切開手術[5]と後足部内視鏡手術[13,14]それぞれ100例以上の経験から,いずれの方法でも少数ながら復帰までに6ヵ月以上を要した症例があり,手術方法の違いではなくバレエでは足関節最大底屈位で全体重を支えなくてはならず,負荷が大きいためと考えている.内視鏡手術では後足部の病変を広く観察でき,同時に併発傷害にも対処可能なことも多いため頻用しているが,最大底屈位での荷重状態を再現できないことが限界と感じている[13].そのため,時に長母趾屈筋腱後方に残存する後外側結節に骨折例もみられ,同腱と干渉する可能性がある後果間靱帯を最近では切除している[14].

成績不良例の検討の結果,術後に明らかな後足部の腫脹が数ヵ月間継続した症例は特に成績が不良で,通常の軟部組織を含めたモビリゼーションや交代浴などの理学療法だけではなく,非ステロイド性抗炎症薬(NSAIDs)の内服やステロイドの注射も併用し,疼痛を増幅し炎症を継続させる末梢性感作[22]の原因を早期に鎮静化すべきと最近では考えている.また,術後後足部の腫脹が消失しても最大底屈時に術前と同様の詰まる感じや疼痛を長期間訴える症例で,MRIでは明らかな変化がないが,底屈角度と距骨下関節の可動性の低下が多くみられたことから,ルルヴェなど自動底屈動作時の長母趾屈筋や腓骨筋・腱の収縮や緊張感,軽度の疼痛が術前の症状に対する不安や恐怖と結びつき,十分に可動域訓練ができないという中枢性感作[22]の関与が疑われた症例も少なくなかった.そして,術後の背屈制限(グラン・プリエのときに踵が早く上がってしまう)も,創部とともに腓骨筋

腱の疼痛や緊張感による中枢性感作[22]のための逃避反応が長期に継続する症例もみられた.そのため,底屈時の後足部痛が継続する症例には,早期から距骨下関節のモビリゼーションと下肢筋群のリラクセーションなどの理学療法を中心に,消炎鎮痛薬の処方や局所麻酔薬とステロイドの手術部や腱鞘内注射も適宜使用している.同様に,背屈制限をきたす手術創部の肥厚性瘢痕には適宜ステロイドの貼付薬や局所注射を,腓骨筋などの腱鞘炎にも腱鞘内注射を行うとともに,視覚を利用した運動療法を行うことで,早期の改善を図っている.Hamiltonら[3]はアマチュアダンサーに成績不良例が多いと,Abramowitzら[8]も手術前に疼痛が2年以上継続していた症例では成績が劣ると,また,Scholtenら[2]は外傷を契機として発症した症例では成績が劣ると報告しており,いずれも中枢性感作の関与を暗示していると思われた.

まとめ

1)バレエダンサーの三角骨による足関節後方インピンジメント症候群の病態について手術例を中心に検討した.

2)発症は三角骨の大小ではなく,主に後距骨下関節で起きるインピンジによるもので,三角骨以外の距骨後外側結節部分にも起きた症例があった.

3)バレエダンサーでは三角骨単独の傷害はむしろ少なく,長母趾屈筋腱損傷や果間靱帯の陥入,距骨骨軟骨損傷や足関節外側靱帯損傷などの併発傷害にも留意すべきである.

4)発症後長期にわたる疼痛や術後の疼痛により,ある種の中枢性感作が起こらないように,理学療法を中心として注射を含めた薬物療法も適時行うことが早期復帰に大切と考えられた.

文 献

1) 鶴田登代志,塩川靖夫,加藤 明ほか:足部過剰骨のX線学的研究.日整会誌 55:357-370, 1981

2) Scholten PE, Sierevelt IN, van Dijk CN:Hindfoot endoscopy for posterior ankle impingement. J Bone Joint Surg 90-A:2665-2672, 2008

3) Hamilton WG, Geppert MJ, Thompson FM:Pain in the posterior aspect of the ankle in dancers:differential diagnosis and operative treatment. J Bone Joint Surg 78-A:1491-1500, 1996

4) Calder JD, Sexton SA, Pearce CJ:Return to training and playing after posterior ankle arthroscopy for posterior impingement in elite professional soccer. Am J Sports Med 38:120-124, 2010

5) 平石英一:足関節後方骨性インピンジメントの病態と治療—三角骨症候群を中心に.関節外科 29:831-836, 2010

6) Best A, Giza E, Sullivan M：Posterior impingement of the ankle caused by anomalous muscles；a report of four cases. J Bone Joint Surg **87-A**：2075-2079, 2005

7) Marumoto JM, Ferkel FD：Arthroscopic excision of os trigonum；a new technique with preliminary clinical results. Foot Ankle Int **18**：777-784, 1997

8) Abramowitz Y, Wollstein R, Barzilay Y et al：Outcome of resection of a symptomatic os trigonum. J Bone Joint Surg **85-A**：1051-1057, 2003

9) Van Dijk CN, Scholten PE, Krips R：A 2-portal endoscopic approach for diagnosis and treatment of posterior ankle pathology. Arthroscopy **16**：871-876, 2000

10) Karasic D, Schweitzer ME：The Os trigonum syndrome；imaging features. AJR **166**：125-129, 1996

11) Peace KA, Hillier JC, Hulme A et al：MRI features of posterior ankle impingement syndrome in ballet dancers；a review of 25 cases. Clin Radiol **59**：1025-1033, 2004

12) 平石英一：足関節後方インピンジメント症候群―三角骨障害を含む. 今日の整形外科治療指針, 第7版, 土屋弘行, 紺野愼一, 田中康仁ほか（編）, 医学書院, 東京, p870-871, 2016

13) 平石英一：後足部内視鏡手術の有用性. 整形外科 **62**：914-919, 2011

14) 平石英一, 竹島憲一郎, 工藤加奈子ほか：バレエダンサーの足関節後方インピンジメント症候群　―後果間報

帯の関与. 別冊整形外科 **69**：239-242, 2016

15) 平石英一, 竹島憲一郎, 工藤加奈子ほか：三角骨による後距骨下関節後方に限局した変形性関節症. ライフエクステンション研紀 **25**：19-23, 2013

16) 平石英一, 竹島健一郎, 森岡　健ほか：女性バレエダンサーの足関節後方インピンジメントと距骨下関節の可動性. ライフエクステンション研紀 **26**：26-29, 2014

17) Albisetti W, Ometti M, Pascale V et al：Clinical evaluation and treatment of posterior impingement in dancers. Am J Phys Med Rehabil **88**：349-354, 2009

18) 平石英一, 竹島憲一郎, 工藤加奈子ほか：バレエダンサーの有症候性距骨踵骨癒合症の診断と手術治療. ライフエクステンション研紀 **27**：39-44, 2015

19) 平石英一, 池澤裕子, 宇佐見則夫：距骨後内側結節を含む後突起骨片による足関節後方インピンジメントの3例. ライフエクステンション研紀 **29**：23-27, 2017

20) Roche AJ, Calder JDF, William RI：Posterior ankle impingement in dancers and athletes. Foot Ankle Clin N Am **18**：301-318, 2013

21) Heyer JH, Rose DJ：Os trigonum excision in dancers via an open posteromedial approach. Foot Ankle Int **38**：27-35, 2017

22) Claus AP, MacDonald DP：Interpreting pain symptoms and how pain affects neuromuscular control in dancers；if I'm in pain, how should I train? J Dance Med Sci **27**：5-12, 2017

＊　　　＊　　　＊

Ⅱ. 部位別各論 ◆ 7. 足・足関節

スポーツに起因する外脛骨障害の治療*

大橋秀基　雑賀建多　尾﨑敏文**

[別冊整形外科 73：231～234, 2018]

は じ め に

外脛骨障害は外来診療において一般的に遭遇するスポーツ障害の一つである. 10～15歳に好発し, 一定期間の局所安静や骨成長の停止とともに自然治癒することが多いが, スポーツ復帰を希望する患者の治療には難渋することが少なくない.

本稿ではスポーツ障害としての外脛骨障害に対する治療について, 手術的治療を中心とした文献レビューおよび当院における治療経験を述べる.

Ⅰ. 外脛骨の特徴

外脛骨は足舟状骨の内側に位置する過剰骨である. 発生学的には舟状骨を構成する第3の要素であることがわかっており, 英語ではほとんどが "accessory navicular" と記載されている[1]. 『足の外科学用語集(第3版)』には, 本邦においても概念を正し,「外脛骨」を「副舟状骨」と記載するのが適当であるとする意見もある[2]. 健常者の15%前後に認められ, そのうち10～30%がなんらかの症状を呈するとされている[3~5]. また遺伝的因子の関与も報告されている[6]. X線学的分類として Veitch 分類[7](図1)が有名であるが, 症候性となるのは軟骨結合を有する type Ⅱ がほとんどであり, 軟骨結合部に後脛骨筋腱を介した伸張力, 剪断力あるいは圧迫力がかかり発症すると考えられている[8,9]. 運動中に繰り返される微小外力や捻挫などの外傷, 扁平足をはじめとする中足部形態異常, 靴による圧迫などが原因となり, 運動中または歩行中の足部内側痛を訴える. 身体所見としては舟状骨内側に骨性隆起を触れ, 圧痛を認める. 単純X線像で同部位の過剰骨を認め, MRI では軟骨結合周囲に骨髄浮腫像を認める(図2).

Ⅱ. 治 療

❶ 保存的治療

軟骨結合部の負荷や炎症を軽減する目的で運動制限や局所ステロイド注射, 足底装具, キャスト固定などが行われる. 症状の推移によってはスポーツの変更も検討することがある. 症状が軽快しない場合には手術的治療を検討する. 多くは保存的治療で症状軽減が得られるが, 保存的治療には限界があるとする報告も散見される[10,11].

❷ 手術的治療

保存的治療で症状が軽快しない場合や, スポーツへの早期復帰を希望する場合には手術的治療が選択される. またアスリートとノンアスリートにおける外脛骨障害の治療成績を比較した報告では, アスリートはノンアスリートに比べて保存的治療に抵抗性であり, 早期の手術的治療を考慮されると述べられている[12]. 術式としては外脛骨と舟状骨の癒合(bone to bone union)を目的とする経皮的ドリリング・骨接合術と, 舟状骨と後脛骨筋腱の癒合(bone to tendon union)を目的とする外脛骨摘出術(後脛骨筋腱の縫着を含む)に分けられる.

a. 経皮的ドリリング

侵襲が少なく, 骨端線閉鎖前の症例によい適応とされる. X線透視下に1mm径の Kirschner 鋼線を用いて, 外脛骨より舟状骨へ向けて5～7ヵ所ドリリングを行う. 術後は3週間のキャスト固定が行われる[13,14]. Nakayama らは Veitch 分類 type Ⅱ に対する経皮的ドリリン

Key words

symptomatic accessory navicular,　posterior tibial tendon,　modified Kidner procedure

*Treatment of symptomatic accessory navicular caused by sports
**H. Ohashi, K. Saiga, T. Ozaki(教授):岡山大学大学院整形外科(Dept. of Orthop. Surg., Okayama University Graduate School of Medicine, Dentistry and Pharmaceutical Sciences, Okayama).
[利益相反:なし.]

Ⅱ. 部位別各論 ◆ 7. 足・足関節

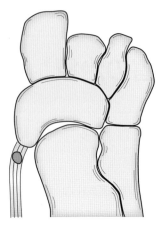 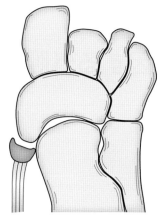 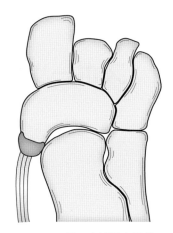

a．Type Ⅰ：舟状骨体部との結合はなく，後脛骨筋腱内に位置する．
b．Type Ⅱ：舟状骨と連続しているが，線維軟骨板で区切られている．
c．Type Ⅲ：舟状骨と骨性に結合している．

図1．Veitch 分類（文献7より引用改変）

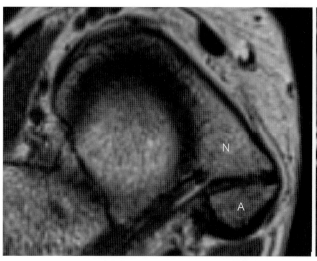 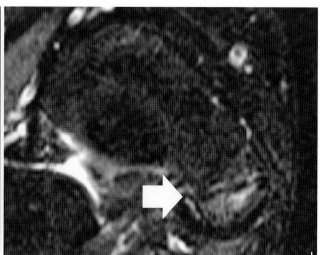

a．T1強調画像．N：舟状骨，A：外脛骨
b．脂肪抑制T2強調画像．線維軟骨結合部周囲に骨髄浮腫像を認める（矢印）．

図2．外脛骨障害のMRI冠状断像（右足）

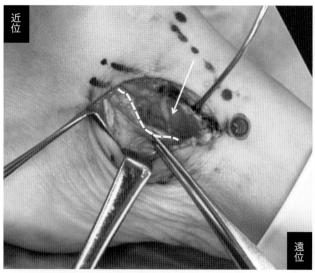 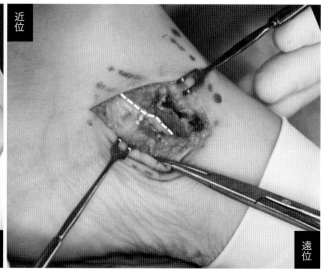

a．後脛骨筋腱の上縁（破線）を剥離し，外脛骨を切除している．矢印：舟状骨側の断面
b．スーチャーアンカーを用いて後脛骨筋腱を縫着している．

図3．Kidner 変法の手術所見

グの治療成績を報告している．24/31足（77%）でexcellentであったが，骨癒合率は18/31足（58%）であり，骨端線閉鎖前と閉鎖後では骨癒合率に有意差があったとしている[13]．

b．骨接合術

外脛骨-舟状骨間の軟骨結合部を切除し骨接合術を行う方法と，軟骨結合部だけでなく舟状骨結節部を十分に切除し，外脛骨・後脛骨筋腱を末梢へ前進して舟状骨と骨接合術を行う外脛骨前進骨接合術がある[15,16]．仁木らはbone to tendon unionに比してbone to bone unionは，腱と骨の結合部の石灰化線維軟骨層と骨層の間の複雑なanchoring構造が温存できることから力学的に有利であるとしている[17]．また数は少ないが，鏡視下に軟骨結合部を切除し，舟状骨-外脛骨間をスクリュー固定する方法も報告されている[18]．

c．外脛骨摘出術

外脛骨摘出術には，外脛骨を摘出するだけの単純摘出と外脛骨摘出後に後脛骨筋腱を再縫着するKidner変法がある．再縫着の方法としてはスーチャーアンカー[19]，骨トンネル[20]，ノットレスアンカー[21]などさまざまな報告があり，いずれも良好な成績が報告されている．

手術方法を比較した報告も散見され，Scottらは骨接合術とKidner変法の手術成績を比較し，両手術とも臨床スコアの改善があるものの，スコアの改善度は骨接合術の方が有意に大きく，Kidner変法を行った症例の30%において術後，内側縦アーチの減少を認めたとしている[22]．

またChaらは単純摘出術とKidner原法を比較し，治療成績，縦アーチの改善度ともに同等であったと報告している[23]．

III．治療経験

当院では保存的治療としてまずアーチサポート目的の足底装具を用い，次にヒール付きキャスト固定を行っている．キャスト固定の期間は症状に応じて2〜6週程度としている．他院での経過も含めて3〜6ヵ月以上の保存的治療が無効であった症例についてKidner変法（外脛骨切除術とスーチャーアンカーを用いた後脛骨筋腱縫着術（図3）を行っている．

当院で2013年4月〜2017年3月の4年間に外脛骨障害の診断のもと治療を行った全20例のうち，スポーツ障害であった15例について検討した．男性5例，女性10例，発症時の平均年齢は11.9（8〜17）歳であった．12例（80%）は保存的治療で症状の軽減を認め，症状軽減が得られなかった3例（20%）に対して手術的治療を行った（図4）．手術は後脛骨筋腱の外脛骨付着部を上縁から剥がし，軟骨結合部を含めて外脛骨を切除した後，スーチャーアンカーを用いて後脛骨筋腱を縫着する．スーチャーアンカーの脱転を1例経験してからは，後脛骨筋

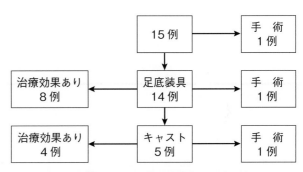

図4．当院における外脛骨障害の治療の流れ

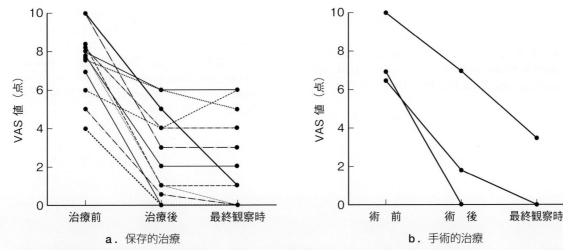

図5．治療前後におけるVAS値の推移．治療後，最終観察時において，保存的治療では疼痛が残存している症例が多い．

腱の過度の前進は行わず，軽度内がえし位で弛みのないように縫着している．後療法は術後3週間シーネ固定で免荷とし，4週目よりキャスト固定下の部分荷重を開始し，術後8週での全荷重歩行を目標としている．

手術的治療群と保存的治療群の治療前・治療後のvisual analogue scale（VAS）の推移を比較すると，保存的治療群では治療後に十分な除痛が得られていない症例が多かった（図5）．また保存的治療を行った12例のうち4例（33％）はスポーツ復帰できなかった．一方手術的治療群では，症例数は少ないが，3例ともスポーツ復帰をはたした．当院の治療結果からも，スポーツに起因する外脛骨障害に対する保存的治療には限界があることが示唆される．

ま と め

1) 外来診療において一般的に遭遇するスポーツ障害の一つである外脛骨障害の治療について，手術的治療を中心とした文献レビュー，当院での治療経験を述べた．

2) 特にスポーツ障害としての外脛骨障害の治療においては，手術的治療も念頭においた治療が必要である．

文 献

1) Kelikian AS（ed）：Sarrafian's Anatomy of the Foot and Ankle：Descriptive, Topographic, Functional. 3rd Ed, Wolters Kluwer Health/Lippincott Williams & Wilkins, Philadelphia, 2011

2) 日本足の外科学会（編）：足の外科学用語集，第3版，日本足の外科学会，東京，2017

3) 田中康仁，北田 力（編）：図説足の臨床，第3版，メジカルビュー社，東京，p175-178，2010

4) Coughlin MJ, Saltzman CL, Anderson RB（ed）：Mann's Surgery of the Foot and Ankle, 9th Ed, Saunders/Elsevier, Philadelphia, 2014

5) Kalbouneh H, Alajoulin O, Alsalem M et al：Incidence and anatomical variations of accessory navicular bone in patients with foot pain；a retrospective radiographic analysis. Clin Anat 30：436-444, 2017

6) Cheong IY, Kang HJ, Ko H et al：Genetic influence on accessory navicular bone in the foot；a Korean twin and family study. Twin Res Hum Genet 20：236-241, 2017

7) Veitch JM：Evaluation of the Kidner procedure in treatment of symptomatic accessory tarsal scaphoid. Clin Orthop 131：210-213, 1978

8) Sella EJ, Lawson JP, Ogden JA：The accessory navicular synchondrosis. Clin Orthop 209：280-285, 1986

9) Sella EJ, Lawson JP：Biomechanics of the accessory navicular synchondrosis. Foot Ankle 8：156-163, 1987

10) Grogan DP, Gasser SI, Ogden JA：The painful accessory navicular；a clinical and histopathological study. Foot Ankle 10：164-169, 1989

11) 橋本禎敬，桜井 実，北 純ほか：有痛性外脛骨の治療経験─保存療法の限界．日足の外科会誌14：286-287, 1993

12) Jegal H, Park YU, Kim JS et al：Accessory navicular syndrome in athlete vs general population. Foot Ankle Int 37：862-867, 2016

13) Nakayama S, Sugimoto K, Takakura Y et al：Percutaneous drilling of symptomatic accessory navicular in young athletes. Am J Sports Med 33：531-535, 2005

14) 林 宏治，田中康仁：足部の成長期スポーツ外傷．関節外科32：330-339, 2013

15) Malicky ES, Levine DS, Sangeorzan BJ：Modification of the Kidner procedure with fusion of the primary and accessory navicular bones. Foot Ankle Int 20：53-54, 1999

16) 仁木久照，平野貴章，秋山 唯ほか：外脛骨障害による成人期扁平足に対する外脛骨前進骨接合術（FANBA）および併用手術の治療成績．日整会誌90：S937, 2016

17) 仁木久照：難治性足部スポーツ傷害の治療─扁平足に伴う外脛骨障害の診断と治療．臨整外47：749-755, 2012

18) Lui TH：Endoscopic accessory navicular synchondrosis fusion. Arthrosc Tech 5：E1267-E1272, 2016

19) Dawson DM, Julsrud ME, Erdmann BB et al：Modified Kidner procedure utilizing a Mitek bone anchor. J Foot Ankle Surg 37：115-121, discussion 174, 1998

20) Miyamoto W, Takao M, Yamada K et al：Reconstructive surgery using interference screw fixation for painful accessory navicular in adult athletes. Arch Orthop Trauma Surg 132：1423-1427, 2012

21) 野口幸志，副島 崇：外脛骨障害に対して suture-bridge technique による Kidner 変法を施行した1例．日足の外科会誌37：342-345, 2016

22) Scott AT, Sabesan VJ, Saluta JR et al：Fusion versus excision of the symptomatic type Ⅱ accessory navicular；a prospective study. Foot Ankle Int 30：10-15, 2009

23) Cha SM, Shin HD, Kim KC et al：Simple excision vs the Kidner procedure for type 2 accessory navicular associated with flatfoot in pediatric population. Foot Ankle Int 34：167-172, 2013

＊　　　　＊　　　　＊

『別冊整形外科』No. 73
スポーツ傷害の予防・診断・治療

2018 年 4 月 25 日　発行	編集者　安達伸生
	発行者　小立鉦彦

発行所　株式会社 南 江 堂
〒113-8410 東京都文京区本郷三丁目 42 番 6 号
☎ (出版) 03-3811-7619　(営業) 03-3811-7239
ホームページ http://www.nankodo.co.jp/
印刷 三報社／製本 ブックアート

ⓒ Nankodo Co., Ltd., 2018

定価は表紙に表示してあります.
落丁・乱丁の場合はお取り替えいたします.
ご意見・お問い合わせはホームページまでお寄せください.

Printed and Bound in Japan
ISBN 978-4-524-27773-5

本書の無断複写を禁じます.
JCOPY 〈(社)出版者著作権管理機構 委託出版物〉

本書の無断複写は,著作権法上での例外を除き禁じられています.複写される場合は,そのつど事前に,
(社)出版者著作権管理機構(電話 03-3513-6969,FAX 03-3513-6979,e-mail: info@jcopy.or.jp)の
許諾を得てください.

本書をスキャン,デジタルデータ化するなどの複製を無許諾で行う行為は,著作権法上での限られた例外
(「私的使用のための複製」など)を除き禁じられています.大学,病院,企業などにおいて,内部的に業
務上使用する目的で上記の行為を行うことは私的使用には該当せず違法です.また私的使用のためであっ
ても,代行業者等の第三者に依頼して上記の行為を行うことは違法です.

『別冊整形外科』要旨募集

『別冊整形外科』No.75「整形外科診療における最先端技術」

近年，コンピュータ技術などの急速な発展に伴い，医療をとりまく状況も著しく変化してきました．整形外科の領域におきましても，三次元の手術計画は比較的身近なものになり，手術時のコンピュータナビゲーションはわが国に導入されてすでに15年以上が経過しています．それらの技術につきましては有用性が評価できる症例の蓄積もできているかと思います．また，手術教育においても virtual reality, augmented reality を用いた取り組みもはじまっており，さらには人工知能を用いた画像診断の開発もすすめられているところです．

本特集号のテーマは最先端技術といたしましたが，非常に新しい技術はもちろんですが，プランニングやナビゲーションのようにある程度時間が経過した技術の有用性や，使用することによって明確になってきた手術目標などの知見についてもぜひ応募していただければと思います．一方，最新の画像診断，動態解析，ロボットを応用した医療などは，どこの施設でもできるわけではありませんが，新しい情報を提供していただければありがたく思います．

さまざまな技術についての論文を広く募集します．ふるってご応募いただけますと幸いです．

募集テーマ

Ⅰ．診断・評価
  1．新しい画像・機能診断
    1）MRI（拡散テンソル法，fMRI，T1ρ/T2 マッピング，7T-MRI，など）
    2）高解像度 CT
    3）超音波診断［滑膜炎，組織硬度評価（エラストグラフィ）など］
    4）PET の応用
    5）電磁気診断
    6）その他
  2．人工知能（画像診断，組織診断など）
  3．ウェラブルデバイスを用いた評価（リストバンド，スマートフォンなど）
  4．形態評価
    1）3 次元アライメント評価システム（Knee CAS など）
    2）イメージングシステム（EOS，トモシンセシスなど）
    3）その他（KOACAD, Synapse Vincent など）
  5．動的評価
    1）超音波を用いた評価
    2）2D-3D レジストレーションを用いた動態解析
    3）カメラを用いた動態解析

    （VICON, point cluster 法など）
    4）磁気センサーを用いた評価
    5）その他
  6．コンピュータを用いた病態・手術の生体力学解析
    1）筋骨格系モデル［三次元体幹筋骨格系モデル，TKA(Knee SIM) など］
    2）FEA
    3）その他

Ⅱ．手術教育・手術シミュレーション
  1．virtual reality を用いたシミュレーション
  2．augmented reality を用いたシミュレーション
  3．3D プリンタを用いたシミュレーション
  4．その他の手術シミュレーション

Ⅲ．術前計画［術前 CT，MRI，計画ソフト (ZedPlanning, Orthoview など) を用いた計画］
  1．骨接合術
  2．脊椎外科
  3．人工関節
  4．骨切り術（CPO, around knee osteotomy，など）
  5．変形矯正
  6．その他

Ⅳ．手術支援
  1．ロボット手術
  2．ナビゲーション
    1）image-based navigation
    2）image-free navigation
    3）portable navigation (Knee Align など)
  3．その他の手術支援
    1）patient specific instrumentation
    2）術中画像（MRI/CT/O-arm ほか）
    3）augmented reality
    4）人工関節の術中評価（靱帯バランス，圧センサー，ナビゲーションなど）
    5）その他

Ⅴ．カスタムメイドインプラント
  1．積層造形を用いたインプラント作成技術
  2．人工関節・人工距骨
  3．脊椎インプラント
  4．その他

Ⅵ．リハビリテーション・義肢・装具
  1．ロボットリハビリテーション（HAL など）
  2．ロボット義肢
  3．スマート装具
  4．その他

『整形外科』編集委員会

*　　　　　　*　　　　　　*

ご応募くださる方は，タイトルおよび要旨（1,000 字以内）を，**2018 年 8 月末日**までに下記『整形外科』編集室・『別冊整形外科』係宛にお送りください（**E-mail でも受け付けます**）．2018 年 9 月末日までに編集委員会で採否を決めさせていただき，その後ご連絡いたします．なお，ご執筆をお願いする場合の原稿締め切りは採用決定から 2ヵ月後（2018 年 11 月末日），発行は 2019 年 4 月予定となります．

送付先：〒113-8410 東京都文京区本郷三丁目 42 番 6 号
株式会社南江堂　『整形外科』編集室・『別冊整形外科』係
（TEL 03-3811-7619／FAX 03-3811-8660／E-mail：pub-jo @ nankodo.co.jp）

＜『整形外科』編集室＞

別冊整形外科 ORTHOPEDIC SURGERY

監修
「整形外科」編集委員

No. 1	救急の整形外科	*品切
No. 2	頸椎外科の進歩	*品切
No. 3	人工股関節	*品切
No. 4	義肢・装具	*品切
No. 5	プアーリスクと整形外科	*品切
No. 6	肩関節	*品切
No. 7	対立する整形外科治療法(その1)	*品切
No. 8	骨・軟骨移植の基礎と臨床	*品切
No. 9	対立する整形外科治療法(その2)	*品切
No. 10	骨・関節外傷に起りやすい合併障害	*品切
No. 11	整形外科用器械	*品切
No. 12	高齢者の脊椎疾患	*品切
No. 13	新しい画像診断	*品切
No. 14	慢性関節リウマチとその周辺疾患	*品切
No. 15	骨・関節感染症	*品切
No. 16	人工関節の再手術・再置換	*品切
No. 17	骨・軟部悪性腫瘍	*品切
No. 18	先端基礎研究の臨床応用	*品切
No. 19	創外固定	*品切
No. 20	腰椎部のインスツルメンテーション手術	*品切
No. 21	経皮的もしくは小切開からの整形外科手術	*品切
No. 22	膝関節の外科	*品切
No. 23	外傷性脱臼の治療	*品切
No. 24	整形外科疾患の理学療法	*品切
No. 25	足の外科	*品切
No. 26	肘関節外科	*品切
No. 27	整形外科領域における疼痛対策	*品切
No. 28	一人で対処する整形外科診療	*品切
No. 29	頸部脊髄症	*品切
No. 30	整形外科鏡視下手術の評価と展望	*品切

No. 31	手関節部の外科	*品切
No. 32	小児の下肢疾患	*品切
No. 33	骨粗鬆症	*品切
No. 34	慢性関節リウマチ	*品切
No. 35	特発性大腿骨頭壊死症	*品切
No. 36	肩関節	*品切
No. 37	外傷治療の Controversies	
No. 38	画像診断技術	
No. 39	人工股関節の再置換・再手術の現況	*品切
No. 40	整形外科手術の周術期管理	
No. 41	四肢骨折治療に対する私の工夫	
No. 42	変形性膝関節症および周辺疾患	
No. 43	骨・軟部腫瘍の診断と治療	
No. 44	私のすすめる診療器械・器具	
No. 45	脊柱靱帯骨化症	
No. 46	関節不安定性と靱帯再建	
No. 47	骨・軟骨移植	*品切
No. 48	骨壊死	*品切
No. 49	末梢神経障害の基礎と治療戦略	*品切
No. 50	脊椎疾患における鑑別診断と治療法選択の根拠	*品切
No. 51	整形外科 office-based surgery	*品切
No. 52	高齢者骨折に対する私の治療法	*品切
No. 53	変形性関節症	*品切
No. 54	上肢の外科	
No. 55	創外固定の原理と応用	*品切
No. 56	関節周辺骨折最近の診断・治療	*品切
No. 57	股関節疾患の治療 up-to-date	*品切
No. 58	肩関節・肩甲帯部疾患	*品切
No. 59	運動器疾患に対する最小侵襲手術	
No. 60	骨粗鬆症	*品切
No. 61	難治性骨折に対する治療	

No. 62 運動器疾患の画像診断
広島大学教授 越智 光夫 編集

No. 69 足関節・足部疾患の最新治療
京都大学教授 松田 秀一 編集

No. 63 腰椎疾患 up-to-date
東京医科歯科大学教授 大川 淳 編集

No. 70 骨折(四肢・脊椎脊髄外傷)の診断と治療(その1)
新潟大学教授 遠藤 直人 編集

No. 64 小児整形外科疾患診断・治療の進歩
九州大学教授 岩本 幸英 編集

No. 71 骨折(四肢・脊椎脊髄外傷)の診断と治療(その2)
新潟大学教授 遠藤 直人 編集

No. 65 人工関節置換術
最新の知見
新潟大学教授 遠藤 直人 編集

No. 72 高齢者(75歳以上)の運動器変性疾患に対する治療
自治医科大学教授 竹下 克志 編集

No. 66 整形外科の手術手技
私はこうしている
とちぎリハビリテーションセンター所長 星野 雄一 編集

No. 73 スポーツ傷害の予防・診断・治療
広島大学教授 安達 伸生 編集

No. 67 変形性膝関節症の診断と治療
広島大学教授 越智 光夫 編集

No. 74 しびれ・痛みに対する整形外科診療の進歩
東京医科歯科大学教授 大川 淳 編集 (2018年10月発売予定)

No. 68 整形外科領域における移植医療
東京医科歯科大学教授 大川 淳 編集

No. 75 整形外科診療における最先端技術
京都大学教授 松田 秀一 編集 (2019年4月発売予定)

〒113-8410 東京都文京区本郷三丁目42-6／☎03(3811)7619(編集)・7239(営業)

南江堂

腰痛診療
～エキスパートの診かた・考えかた・治しかた～

著 松平 浩・竹下克志

● 執筆協力　笠原 諭

原因，メカニズムから症状，診断，治療，予防まであらゆる角度から腰痛を解説したテキスト．2名の著者が最新の知見を徹底的に調べ，診療のためのアイディアやヒントを豊富に盛り込んだオリジナリティあふれる仕立てとなっている．
原因の特定できない非特異的腰痛にも多くの紙幅を割いており，医師のみならず，ワンランク上をめざす看護師や理学療法士にとっても必読書．

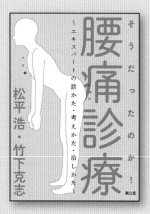

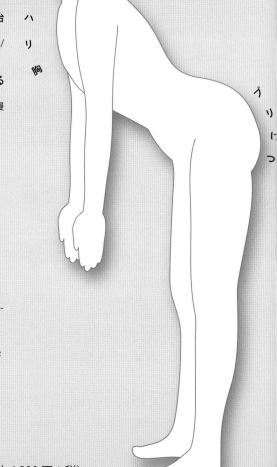

目次

Ⅰ．腰痛とは
A．腰痛の実態
プロローグ / 非特異的腰痛が意味すること / グローバルな疫学的知見と趨勢 / 最重視されている危険因子 / 今後のキーワード「層化システム」の重要性 / 遷延化の主犯「FA ウイルス感染」

B．腰痛の定義
痛みの定義——歴史と臨床的意義を踏まえて / 疫学的研究をするうえでの定義

C．腰痛診療ガイドライン
なぜガイドラインが必要か？/ 海外での腰痛診療ガイドライン / 日本の腰痛診療ガイドライン / ガイドラインの限界

Ⅱ．腰痛の原因とメカニズム（とらえ方）
A．特異的腰痛
特異的腰痛とは？/ 内臓器由来の特異的腰痛 / 脊椎由来の特異的腰痛 / 神経症状（神経圧迫）が主因の腰痛

B．腰痛出現のメカニズム
痛みの感覚的体験の基本的メカニズム——侵害受容性疼痛 / 代表的な腰椎由来の侵害受容性疼痛 / 神経障害性疼痛 / 心因性疼痛

C．内因性鎮痛機構
脳と痛み / 下行性疼痛制御（調節）系 / 形態学的異常でなく機能的異常を主軸とした腰痛のとらえ方

Ⅲ．プライマリケアでの対応
A．プライマリケアでの診察・検査
問診，診察のポイント / 非特異的腰痛であることの暫定的な判断基準 / フォローアップ方針 / 専門医相談のタイミング / 診察の実際 / 知っておきたい画像検査の意義と知識 / 血液（尿）検査

B．プライマリケアでの特異的腰痛に対する治療
脊椎由来の特異的腰痛 / 神経症状が主因の腰痛 / 分離（すべり）症（主に若年者について）

C．プライマリケアでの非特異的腰痛に対する治療
非特異的な範疇の急性腰痛に対する初期治療 / 慢性腰痛の主要な管理手段

Ⅳ．知っておきたい知識
近年の手術の趨勢

Ⅴ．付録
- 付録1　日本語版 SSS-8（身体症状スケール）
- 付録2　Keele STarT Back スクリーニングツール
- 付録3　【日本語暫定版】筋骨格痛スクリーニング質問票（短縮版）[ÖMPSQ-SF-J]
- 付録4　破局的思考尺度：Pain Catastrophizing Scale（PCS）
- 付録5　日本語版 FABQ（The Fear-Avoidance Beliefs Questionnaire, Japanese version：FABQ-J）
- 付録6　日本語版 TSK（Tampa Scale for Kinesiophobia）[TSK-J]
- 付録7　Pain Self-Efficacy Questionnaire 日本語版
- 付録8　Roland-Morris Disability Questionnaire（RDQ）日本語版．腰痛による生活能力障害の評価
- 付録9　オズウェストリー腰痛障害質問票日本語版（Oswetry Disability Index：ODI）
- 付録10　日本語版 COMI（Core Outcome Measures Index）
- 付録11　チューリヒ跛行質問票（ZCQ）

■B5 判・204 頁　2017.11.　ISBN978-4-524-25837-6　定価（本体 4,800 円＋税）

南江堂　〒113-8410　東京都文京区本郷三丁目42-6（営業）TEL 03-3811-7239　FAX 03-3811-7230

定価は消費税率の変更によって変動いたします
消費税は別途加算されます

症候診断から始まる治療選択，
保存的治療の実際と奥の手，
知っておくべき最新治療を一冊に凝縮！

専門医の整形外科外来診療

Clinical Practice for Advanced Orthopaedic Surgeons

冨士武史／田辺秀樹／大川 淳 編

―― 最新の診断・治療

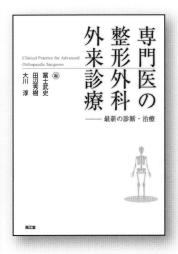

ベテラン医による症候診断の解説，疾患別の保存療法の実際と外来治療の奥の手，患者説明や病診連携を円滑化する最新の治療知識を一冊にまとめた．
病院勤務医・開業医・大学勤務医という異なる立場の編集による，130名を超えるスペシャリストの臨床における創意・工夫，経験がトレイスできる，専門医による専門医のための外来診療ガイド．

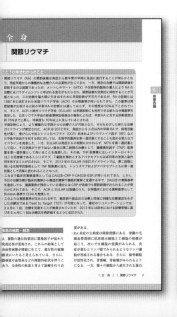
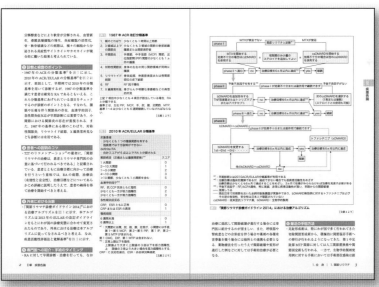
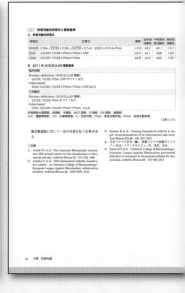

今の整形外科がよくわかる！

- 入室時からの患者観察，徹底的な症候診断
- 各疾患の「ここ10年でかわったこと，わかったこと」
- ベテラン医による治療の技
- 専門医への紹介・手術のタイミング

専門医による
専門医のための
外来診療ガイド

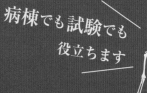

病棟でも試験でも役立ちます

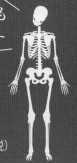

■B5判・458頁　2017.4.　ISBN978-4-524-25836-9　定価（本体9,500円＋税）

 南江堂　〒113-8410　東京都文京区本郷三丁目42-6（営業）　TEL 03-3811-7239　FAX 03-3811-7230

定価は消費税率の変更によって変動いたします．
消費税は別途加算されます．

20170328tsu

続 あなたのプレゼン誰も聞いてませんよ！
とことんシンプルに作り込むスライドテクニック

渡部 欣忍（わたなべ よしのぶ）

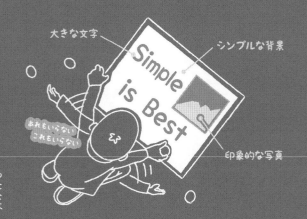

■A5判・184頁 2017.10. ISBN978-4-524-25128-5 定価（本体2,800円＋税）

続『あなプレ』待望の第2弾!!

本続編では，著者がこれまでに磨き上げてきたプレゼンにおけるスライド作成技術の原則から具体的な修正方法までのすべてを解説．実例の多くが講演の紙上再現という形式で紹介されており，好みのスライドの型が獲得できるはずである．ポスター作成の前提と実践も収載，読者の必要に応える内容となっている．

主要目次

第1章　プレゼンの極意：わかりやすい学会発表のためのスライド作り10ヵ条
- Ⅰ　自己紹介
- Ⅱ　スライドとは，プレゼンとは
- Ⅲ　プレゼンの大原則
- Ⅳ　わかりやすいプレゼンのためのスライド作成10ヵ条
  大きいことはよいことだ／読ませる書体と見せる書体を区別せよ！／"箇条書き"を撲滅せよ／シンプルな背景を使う／4つの色を決める／グラフの強調／入れ子の箇条書きは"表"にする／表は項目を減らす／ホワイトスペースを大切にする／印象的な写真を使う

第2章　スライド Before and After
- Ⅰ　スモール・グループでの症例報告
- Ⅱ　結節性紅斑をきたす疾患の鑑別診断を中心としたケースカンファレンス
- Ⅲ　2型糖尿病における慢性腎臓病とメタボリック症候群の血管障害リスク因子
- Ⅳ　漢方薬による薬物性肝障害を疑う

第3章　よく使うテクニック
- Ⅰ　タイトル画面の工夫
- Ⅱ　検査データの作り方
- Ⅲ　アライメントを整える
- Ⅳ　グループ分けを明確にする
- Ⅴ　比率を考慮する

第4章　ポスター発表
- Ⅰ　一般的なポスターと研究発表のポスター
- Ⅱ　ポスター作成の前提と目的
- Ⅲ　ポスター作成の原則
  大きな文字を使う／フォントを区別する／（長い文や句が入った）箇条書きを撲滅する／図にできないかを考える／シンプルな背景を使う／4つの色を決める／グラフの強調は明確に／入れ子の箇条書きは"表"にする／表は項目を減らす／ホワイトスペースを大切にする／印象的な写真はあまり活用しない
- Ⅳ　ポスターを修正してみよう
  正方形／横長／縦長／症例報告

あなたのプレゼン誰も聞いてませんよ！

『あなプレ』第1弾!!

渡部 欣忍（わたなべ よしのぶ）

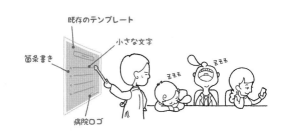

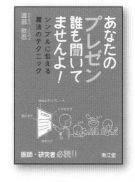

すばらしい研究内容，なのに眠くなってしまう…．どうすれば聴衆を飽きさせない，よいプレゼンテーションができるのか．多数の賞を受賞してきた著者が，『シンプルプレゼン』をベースに，これまで実践してきた研究発表のプレゼン・テクニックをビジュアルに解説．スライド例を豊富に掲載し，文字の色や大きさ，図表の見せ方についても詳しく説明．研究デザインのコツや，臨床データのまとめ方も掲載．よりよい学会発表を行うための知識を凝縮．

■A5判・226頁　2014.4. ISBN978-4-524-26127-7 定価（本体3,000円＋税）

 南江堂　〒113-8410 東京都文京区本郷三丁目42-6（営業）TEL 03-3811-7239　FAX 03-3811-7230

定価は消費税率の変更によって変動いたします．
消費税は別途加算されます．

成人脊柱変形治療の最前線

The Cutting Edge of Adult Spinal Deformity

成人脊柱変形に対する積極的な手術的治療を安全に完遂するための知識を集約した一冊。

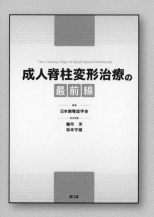

■B5判・368頁 2017.7.
ISBN978-4-524-25986-1
定価(本体8,000円+税)

編集：日本側彎症学会
責任編集：種市 洋　松本守雄

成人脊柱変形は，小児脊柱変形の遺残に加え，高齢化や脊椎固定術後変形などの変性変化により近年増加しており，痛みや神経障害・消化器症状など患者のQOL・ADL低下の要因となっている．
本書では日本側彎症学会の事業として，これら成人脊柱変形に対する積極的な手術的治療を安全に完遂するための知識を集約した．
脊柱グローバルバランスの評価や発症機序，病態から，手術適応の判断・治療戦略の立案や実際の手術手技までを網羅した一冊．

目次

I章 総論
A．成人脊柱変形治療の歴史
B．病態
　1．病因による分類
　2．立位グローバルアライメント・バランス
　3．SRS-Schwab 分類
　4．疫学
　　a．住民検診
　　b．加齢と脊柱・骨盤パラメータの変化
　　c．脊柱矢状面アライメントの基準値と民族間の違い
　　d．医原性後弯症
　　e．骨粗鬆症性椎体骨折と脊柱変形
　5．症状と問題点
C．診断・評価
　1．診かたと注意点
　2．画像診断
　3．成人脊柱変形に対する健康関連QOL評価
　4．特殊な病態評価：Slot-scanning 3D X-ray Imager（EOS），立位バランス，歩行解析
D．治療
　1．保存的治療
　2．手術適応の考え方
　3．手術計画の立て方と実際
　4．麻酔管理（周術期管理）
　5．術後管理
　6．合併症と対策

II章 各論
A．各病態における治療戦略
　1．変性側弯症（de novo，二次性を含む）
　　a．成人側弯症を伴った腰部脊柱管狭窄症
　　b．変性側弯症（側弯 Cobb 角30°以上）
　　c．変性後弯症（側弯 Cobb 角30°未満）
　　d．パーキンソン病に伴う脊柱変形
　　e．頚椎変形
　2．脊椎固定術後後弯症
　3．骨粗鬆症性後弯症
B．手術手技
　1．各種解離法と骨切り術
　　a．椎間解離法　後方進入法（PLIF, TLIF）／側方アプローチによる前側方解離矯正
　　b．Ponte 骨切り術（下関節突起切除を含む）
　　c．Pedicle subtraction osteotomy（PSO）
　　d．Vertebral column resection（VCR）
　2．インストゥルメンテーション
　　a．後方法
　　b．骨盤固定法
　　c．前方法
　　d．MIS（minimally invasive surgery）
　　e．骨粗鬆症対策

付録
　1．Oswestry Disability Index（ODI）
　2．日本整形外科学会腰痛疾患質問票（JOABPEQ）
　3．Scoliosis Research Society 22（SRS-22）日本語版
　4．Roland-Morris Disability Questionnaire（RDQ）

南江堂　〒113-8410 東京都文京区本郷三丁目42-6（営業）TEL 03-3811-7239 FAX 03-3811-7230

定価は消費税率の変更によって変動いたします。
消費税は別途加算されます。

別冊整形外科 ORTHOPEDIC SURGERY 72

編集 竹下克志（自治医科大学教授）

発売中

特集● 高齢者（75歳以上）の運動器変性疾患に対する治療

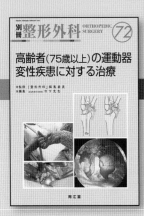

■A4判・188頁 2017.10.
ISBN978-4-524-27772-8
定価（本体 6,300 円＋税）

部位別に，上肢では腱板断裂や母指CM関節症などへの治療，下肢では膝OAや股OA・強剛母趾への運動療法や骨切り，人工関節まで幅広い治療，脊椎では歯突起後方偽腫瘍，椎体骨折，びまん性特発性骨増殖症などへの知見，さらにロコモ・サルコペニア，高齢者治療の併存疾患・合併症の診断や対策，治療デバイスや意識変容・チーム医療への論文を紹介する．診療活動の一助として役立つ一冊．

I．上肢の変性疾患に対する高齢者治療

1．肩関節変性疾患
- 高齢者（75歳以上）の腱板断裂に対する鏡視下腱板修復術の治療成績
  熊本久大
- 75歳以上の高齢者に対する鏡視下腱板修復術の術後成績
  白石勝範
- 75歳以上の高齢者腱板断裂に対する鏡視下腱板修復術
  飯島裕生

2．手関節・手の変性疾患
- 高齢者の母指手根中手関節症に対する ligament reconstruction withinterposition arthroplasty と suture-buttonsuspensionplasty の併用手術——hybrid suspensionplasty
  川崎恵吉
- 高齢者の母指手根中手関節症に対する治療——Thompson 法による関節形成術の検討
  南野光彦
- Dupuytren 拘縮に対するコラゲナーゼ注射療法
  安食孝士

II．下肢の変性疾患に対する高齢者治療

1．股関節変性疾患
- 高齢者変形性股関節症に対する立位脊椎・骨盤矢状面アライメントの影響
  小山博史
- 高齢者における変形性股関節症の治療——合併症予防と早期退院をめざして
  宮武和正
- 高齢者の変形性股関節症に対する dual mooility cup を用いた人工股関節全置換術の治療経験 39
  牛牧誉博
- 80歳以上の高齢者に対する人工股関節全置換術
  松浦正典
- 高齢者における人工股関節全置換後脱臼
  庄司剛士

2．膝関節変性疾患
- 変形性膝関節症に対する軟骨温存をうながす振り子運動療法
  山野慶樹
- 高齢者における開大式楔状高位脛骨切り術
  花田弘文
- 重篤な合併症を有する高齢者の変形性膝関節症に対する侵襲を考慮した人工膝関節単顆置換術
  山神良太
- 85歳以上の超高齢者における人工膝関節全置換術の治療成績——再置換術例も含めて
  松本善企

3．足関節・足部の変性疾患
- 中足趾節関節固定術を行った強剛母趾の1例
  近藤直樹

III．脊椎の変性疾患に対する高齢者治療

1．頚椎変性疾患
- 非リウマチ性歯突起後方偽腫瘍の疫学と発症要因
  百貫亮太
- 高齢者の midcervical central cord syndrome に対する頚椎前方固定術
  寺井秀富
- 高齢者頚髄症に対する頚椎前方手術の成績
  猪瀬弘之
- 高齢者の頚椎症性脊髄症に対する内視鏡下椎弓形成術の有用性
  上田康博

2．胸腰仙椎変性疾患
1）変形性腰椎症・腰部脊柱管狭窄症
- 80歳以上の高齢者に対する脊椎疾患の手術的治療と周術期合併症
  山下正臣
- 80歳以上の高齢者に対する脊椎固定術
  石川慶紀
- 80歳以上の高齢者腰部脊柱管狭窄例に対する後方除圧術の治療成績
  大田 亮
- 高齢者（80歳以上）の腰椎変性すべり症に対する経皮膜的椎弓根スクリュー併用椎間関節固定術の臨床成績——その安全性と有用性
  高岡宏光
- 頚椎と腰椎骨盤部の両方にアライメント異常をもつ変性疾患の治療
  大江 慎

2）変形性胸椎症・骨粗鬆症やびまん性特発性骨増殖症（DISH）に関連した病態
- 骨粗鬆症性椎体骨折を生じた高齢者治療の問題点と治療法
  檜山明彦
- 高齢者（75歳以上）の骨粗鬆症性椎体骨折に対する椎体不安定性の定量評価に基づいた最適な治療アルゴリズムの確立に向けた試み
  船山 徹
- 日本およびスウェーデンにおけるびまん性特発性骨増殖症の有病率
  平澤敦彦
- びまん性特発性骨増殖症に伴う椎体骨折に対する治療法とその問題点
  田中真弘

IV．ロコモティブシンドロームの視点からみた高齢者治療

- ロコモティブシンドロームと筋力・転倒リスク・骨強度の関係
  永井隆士
- 高齢者のサルコペニアの診断と治療
  飛田哲朗

V．高齢者の併存疾患・合併症に対する対策

- 超高齢者における関節リウマチ治療の問題点と実際
  近藤直樹
- せん妄の現状と対策・診療
  大下優介
- 高齢者脊椎変性疾患における術後合併症発生の危険因子——周術期栄養状態評価の重要性
  鈴木智人

VI．高齢者の診療に焦点を合わせた医療，デバイス，教育

- 保存的治療のための新規治療デバイス
  青山朋樹
- 手術的治療における新規治療デバイス
  大下優介
- 骨粗鬆症治療を継続するための患者教育・啓発の重要性——市民・患者向け院内フォーラムによる意識変容調査
  前田浩行
- 高齢者の運動器変性疾患の周術期におけるリハビリテーションとチーム医療の実践
  南角 学
- 急性期病院整形外科における在院死亡——整形外科医は超高齢社会にどのように対応すべきか
  井上三四郎

南江堂 〒113-8410 東京都文京区本郷三丁目42-6（営業） TEL 03-3811-7239 FAX 03-3811-7230

定価は消費税率の変更によって変動いたします．消費税は別途加算されます．

発売中

『整形外科』編集委員 監修
広島大学整形外科教授 安達伸生 編集

ORTHOPEDIC SURGERY
臨床雑誌 **整形外科** Vol.68 No.8
2017-7月増刊号

特集 四肢関節の骨切り術

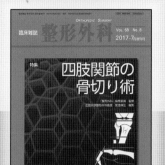

■A4変型判・230頁
定価（本体6,000円＋税）

罹患関節の機能的温存を図る四肢関節の骨切り術は整形外科を代表とする手術法であり，適切な手術適応と術前計画，正確な手術やリハビリテーションにより良好な術後成績が獲得される．適応年齢も広く，術後の活動性も維持することが可能である．四肢の骨切り術を適切に行い良好な成績を得るためには，適切な手術適応の判断，手技のコツや pitfall，リハビリなどの幅広い知識が必要である．本特集では四肢の関節ごとに代表的な骨切り術について，臨床の第一線で活躍されているエキスパートの先生方に各術式を詳細に解説していただいた．

（「編集にあたって」より抜粋）
広島大学整形外科教授　安達伸生

目次

◆編集にあたって　安達伸生

I．肘・手関節

1．小児肘変形に対する三次元矯正骨切り術　稲垣克記
2．橈骨遠位端骨折変形治癒に対する橈骨骨切り術　織田 崇
3．Kienböck 病に対する骨切り術の変遷と最新治療——有頭骨部分短縮骨切り術　有光小百合
4．三角線維軟骨複合体（TFCC）損傷に対する尺骨短縮骨切り術　中村俊康
5．リウマチ性手関節炎に対する Sauvé-Kapandji 法と Darrach 法　岩本卓士
6．母指手根中手関節症に対する第1中手骨伸展骨切り術　副島 修
7．前腕変形に対する手術支援システムを用いた変形矯正手術　村瀬 剛
8．Cross finger deformity に対する簡便な新しい矯正骨切り術　阿部圭宏

II．股関節

1．小児の臼蓋形成不全症に対する Salter Z 法　西須 孝
2．変形性股関節症に対する寛骨臼回転骨切り術——術式と最近の工夫　山崎琢磨
3．変形性股関節症に対する寛骨臼移動術　中島康晴
4．変形性股関節症に対する periacetabular osteotomy　帖佐悦男
5．変形性股関節症に対する curved periacetabular osteotomy——手術支援　宮坂 大
6．変形性股関節症に対する寛骨臼回転骨切り術（前方アプローチ）[curved periacetabular osteotomy]——原法を中心に　木下浩一
7．変形性股関節症に対する大腿骨外反骨切り術の適応と手術手技　森谷光俊
8．Bone impaction grafting を併用した転子間弯曲内反骨切り術による特発性大腿骨頭壊死の治療　長谷川幸治
9．大腿骨頭壊死症に対する大腿骨頭高度後方回転骨切り術——理論・適応・手技　渥美 敬
10．大腿骨頭前方回転骨切り術　山本卓明

III．膝関節

1．膝蓋骨不安定症に対する脛骨粗面移行術　木村由佳
2．変形性膝関節症に対する開大式楔状高位脛骨骨切り術　赤松 泰
3．開大式楔状高位脛骨骨切り術の合併症に対する予防と治療　中村立一
4．高度内側型変形性膝関節症に対する奈良医大式アーチ型高位脛骨骨切り術　岡橋孝治郎
5．変形性膝関節症に対する double level osteotomy　中山 寛
6．変形性膝関節症に対する片側仮骨延長法を用いた脛骨骨切り術　中村英一
7．変形性膝関節症に対するハイブリッド閉鎖式楔状脛骨骨切り術　齊藤英知
8．変形性膝関節症に対する脛骨顆外反骨切り術——手術適応と術前プランニング　米倉暁彦
9．膝蓋大腿関節症に対する脛骨粗面前方移動術　中前敦雄
10．外側型変形性膝関節症に対する大腿骨遠位骨切り術　大沢亜紀

IV．足関節・足趾

1．変形性足関節症に対する下位脛骨骨切り術　谷口 晃
2．変形性足関節症に対する遠位脛骨斜め骨切り術　寺本 司
3．外反母趾重症度による術式の選択　三木慎也
4．外反母趾に対する distal liner metatarsal osteotomy　関 広幸
5．外反母趾における近位骨切り術　中佐智幸
6．外反母趾に対する中足骨遠位骨切り術　嶋 洋明
7．外反母趾に対する水平骨切り術　田中康仁
8．関節リウマチにおける足趾変形に対する中足骨頚部斜め骨切り短縮術　羽生忠正
9．関節リウマチにおける足趾変形に対するオフセット短縮骨切り術　大脇 肇
10．関節リウマチにおける足趾変形に対する中足骨近位短縮骨切り組み合わせ手術（CMOS）のコツとピットフォール　仁木久照
11．成人期扁平足に対する踵骨骨切り内側移動術と外側支柱延長術　生駒和也

NANKODO 南江堂　〒113-8410　東京都文京区本郷三丁目42-6（営業）TEL 03-3811-7239　FAX 03-3811-7230

定価は消費税率の変更によって変動いたします．
消費税は別途加算されます．

日本整形外科学会 診療ガイドライン

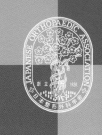

エビデンスに基づいた診断・治療,患者さんへの説明のよりどころとなる,整形外科医必携のシリーズ。

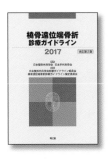

橈骨遠位端骨折 診療ガイドライン2017 改訂第2版

- ■監修 日本整形外科学会／日本手外科学会
- ■編集 日本整形外科学会診療ガイドライン委員会／日本整形外科学会橈骨遠位端骨折診療ガイドライン策定委員会

初版以降のエビデンスを加え,橈骨遠位端骨折の合併損傷を含めた診断法,各種治療法の有用性や合併症についてエビデンスに基づいて推奨度を示して解説.また,疫学的事項やリハビリテーションおよび機能評価・予後にいたるまで,計59のクリニカルクエスチョンを設けて,診療の指針を示した.

■B5判・164頁　2017.5.　ISBN978-4-524-25286-2　定価（本体3,800円＋税）

日本整形外科学会 症候性静脈血栓塞栓症予防 ガイドライン2017

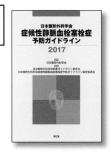

- ■監修 日本整形外科学会
- ■編集 日本整形外科学会診療ガイドライン委員会／日本整形外科学会症候性静脈血栓塞栓症予防ガイドライン策定委員会

既存のガイドラインおよび国内の臨床データを踏まえてまとめられた,外来・入院を含むすべての整形外科診療に関連して発生する症候性静脈血栓塞栓症（VTE）の一次予防を目的とした独自のガイドライン.
画一的な予防法を適用できないVTEに対し,個々の症例に即した意思決定を支援する一冊.

■B5判・98頁　2017.5.　ISBN978-4-524-25285-5　定価（本体2,800円＋税）

変形性股関節症 診療ガイドライン2016 改訂第2版

変形性股関節症の疫学・病態等の基本的知識から,診断・各種治療法,また新たに「大腿骨寛骨臼インピンジメント（FAI）」に関するクリニカルクエスチョンを設け,主要文献のメタ解析と委員会の合議によって推奨gradeを定めた.

■B5判・242頁　2016.5.　ISBN978-4-524-25415-6　定価（本体4,000円＋税）

骨・関節術後感染予防 ガイドライン2015 改訂第2版
■B5判・134頁　2015.5.　ISBN978-4-524-26661-6　定価（本体3,200円＋税）

頚椎症性脊髄症 診療ガイドライン 2015 改訂第2版
■B5判・116頁　2015.4.　ISBN978-4-524-26771-2　定価（本体3,000円＋税）

外反母趾診療ガイドライン 2014 改訂第2版
■B5判・156頁　2014.11.　ISBN978-4-524-26189-5　定価（本体3,500円＋税）

腰痛 診療ガイドライン 2012
■B5判・88頁　2012.11.　ISBN978-4-524-26942-6　定価（本体2,200円＋税）

前十字靱帯（ACL）損傷 診療ガイドライン2012 改訂第2版
■B5判・220頁　2012.5.　ISBN978-4-524-26981-5　定価（本体4,000円＋税）

軟部腫瘍診療ガイドライン 2012 改訂第2版
■B5判・132頁　2012.3.　ISBN978-4-524-26941-9　定価（本体3,600円＋税）

頚椎後縦靱帯骨化症 診療ガイドライン 2011 改訂第2版
■B5判・182頁　2011.11.　ISBN978-4-524-26922-8　定価（本体3,800円＋税）

腰部脊柱管狭窄症 診療ガイドライン 2011
■B5判・78頁　2011.11.　ISBN978-4-524-26438-4　定価（本体2,200円＋税）

大腿骨頚部／転子部骨折 診療ガイドライン 改訂第2版
■B5判・222頁　2011.6.　ISBN978-4-524-26076-8　定価（本体3,800円＋税）

腰椎椎間板ヘルニア 診療ガイドライン 改訂第2版
■B5判・108頁　2011.7.　ISBN978-4-524-26486-5　定価（本体2,600円＋税）

アキレス腱断裂診療ガイドライン
■B5判・92頁　2007.6.　ISBN978-4-524-24786-8　定価（本体2,600円＋税）

上腕骨外側上顆炎 診療ガイドライン
■B5判・64頁　2006.6.　ISBN978-4-524-24346-4　定価（本体2,000円＋税）

南江堂　〒113-8410 東京都文京区本郷三丁目42-6（営業）TEL 03-3811-7239　FAX 03-3811-7230

定価は消費税率の変更によって変動いたします.
消費税は別途加算されます.

201706

Must & Never
大腿骨頚部・転子部骨折の治療と管理

【編集】安藤 謙一

Treatment and Management of Femoral Neck or Trochanter Fractures

大腿骨頚部・転子部骨折診療のスタンダードを，生命予後やQOLの観点で重要となる，早期の手術治療・リハビリテーションに焦点を当てて解説．各部位・骨折型・術式ごとに実際の症例を提示し，高齢患者の活動性や基礎疾患を念頭においたケースごとの対応を学べる．Must（行わねばならないこと）とNever（してはならないこと）が一見して分かるよう要所ごとに提示した．

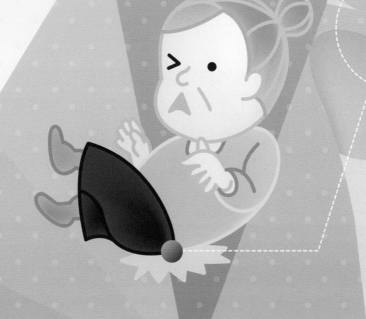
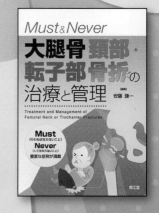

◉執 筆（執筆順）
高平　尚伸
長谷川正裕
大橋　弘嗣
佐藤　公治
渡部　欣忍
中澤　明尋
野々宮廣章
加来　信広
福田　文雄
井上　尚美
生田　拓也
安藤　謙一
塩田　直史
大橋　俊郎

■B5判・192頁　2017.5.　ISBN978-4-524-26697-5　定価（本体6,000円＋税）

南江堂　〒113-8410 東京都文京区本郷三丁目42-6（営業）TEL 03-3811-7239　FAX 03-3811-7230

定価は消費税率の変更によって変動いたします．
消費税は別途加算されます．

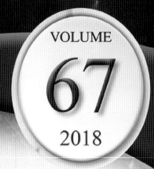

INSTRUCTIONAL COURSE LECTURES

米国整形外科学会コースレクチャー, 第67巻

Instructional Course Lectures, Vol.67 (2018)

T.L. Gerlinger & J. Parvizi (eds.)

　本書は2017年AAOS（米国整形外科学会）年次総会において最新の臨床に関連した発表を包括的に編集している．講演に参加した著名な整形外科専門医によって執筆されており，経験に基づく解決策を提示する実践本となっている．手術手技のストリーミング動画も閲覧可能で，日々の臨床業務に応用させることができる．

■978-1-62552-704-2　　AAOS　　定価43,578円（税込）

日本総代理店
（株）南江堂洋書部

〒113-8410　東京都文京区本郷3-42-6　URL: http://foreign.nankodo.co.jp
E-mail : adv-yosho@nankodo.co.jp　☎ : (03)3811-9957

Endoscopic Spine Surgery

Daniel H. Kim
Gun Choi
Sang-Ho Lee
Richard G. Fessler

Second Edition
plus videos

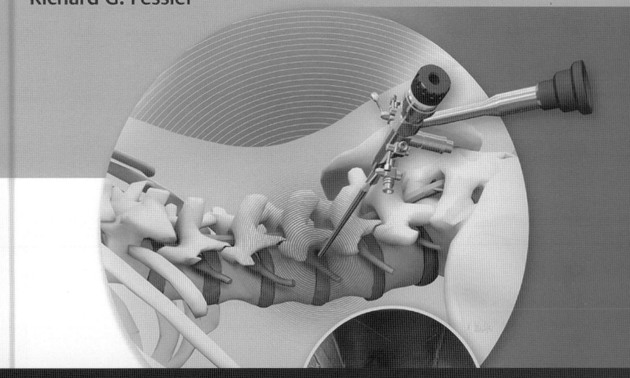

内視鏡脊椎外科, 第3版

本書は内視鏡脊髄外科治療のこれまでの経歴を包括的に網羅しており, 脊髄治療の模範に大改革をもたらした低侵襲脊椎手術について, 類書にはないほど数多く掲載している. 読者は著名な脊椎外科であるDr.Kimをはじめとした熟練の脊椎外科医の, 長年の専門知識と見識を学習することが出来る.

■978-1-62623-264-8　362頁　Thieme　定価37,627円（税込）

(株) 南江堂洋書部

NANKODO
Since 1879

〒113-8410　東京都文京区本郷3-42-6
E-mail : adv-yosho@nankodo.co.jp
URL: http://foreign.nankodo.co.jp
☎ : (03)3811-9957

非専門家・専門家双方にとって必読の
"日本における重度四肢外傷の標準的治療戦略"を解説。

重度四肢外傷の標準的治療

編著 土田 芳彦

Standard Treatment for Severe Open Fracture

Japan Strategy

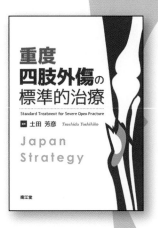

■B5判・284頁　2017.5.　ISBN978-4-524-25909-0　定価（本体10,000円＋税）

運動器（上肢・下肢）の重度外傷においては，確実に救命したうえで後遺障害を防ぎ，クォリティの高い治療を達成するためには「外傷再建外科医」による技術と治療戦略が求められる．本書は重度四肢外傷の初期治療に直面する可能性のある一般整形外科医・救急医ら"非専門家"を対象とした「非専門家編」と，エキスパートの判断を掘り下げた「専門家編」の構成に分け，非専門家・専門家双方にとって必読の"日本における重度四肢外傷の標準的治療戦略"を解説している．

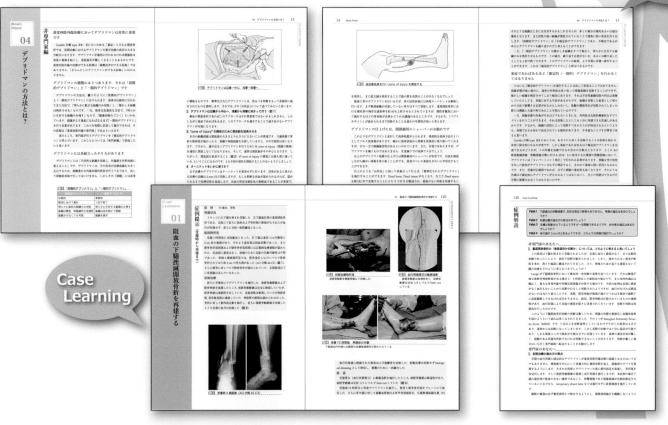

南江堂　〒113-8410　東京都文京区本郷三丁目42-6（営業）TEL 03-3811-7239　FAX 03-3811-7230

定価は消費税率の変更によって変動いたします．
消費税は別途加算されます．

GPS® III
L-PRP分離・抽出キット

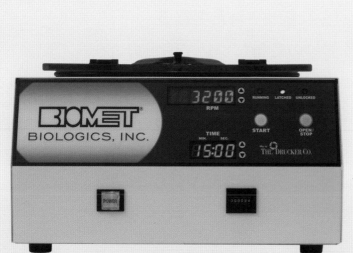
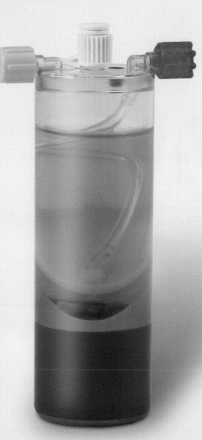

販売名：GPS III システム
医療機器製造販売承認番号：22700BZX00420000

- 国内で初めて臨床使用が認められた PRP 抽出デバイス
- 短時間（15分）・閉鎖環境・自動工程
- L-PRP（高白血球多血小板血漿）を分離・抽出

諸外国での臨床応用例につきましては、弊社営業担当者までお問い合わせください。
本品は特定保険医療材料ではありません。
本品は、2018年3月現在、再生医療等安全性確保法を遵守した医療機関にてご使用できます。
詳しくは弊社営業担当までご連絡下さい。

ジンマー バイオメット　http://www.zimmerbiomet.com/ja
本社 〒105-0011 東京都港区芝公園二丁目 11 番 1 号 住友不動産芝公園タワー 15 階
Tel. 03-6402-6600（代）

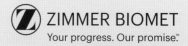

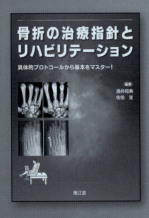

骨折の治療指針とリハビリテーション

具体的プロトコールから基本をマスター！

編集

酒井昭典　佐伯　覚

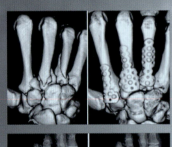
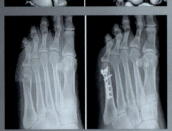

医師とメディカルスタッフ間のギャップを埋めることを目的に，骨折のリハビリテーションに従事するメディカルスタッフを対象に編集された実践書．
全身の各部位の骨折について治療のゴールを明記したうえで，医師が行う治療法，リハビリテーションを行うにあたってメディカルスタッフが留意すべき具体的な点を受傷後16週までの期間に分けて詳細に記載している．

■B5判・468頁　2017.6.　ISBN978-4-524-25973-1　定価（本体 8,500円＋税）

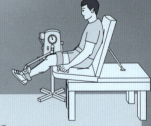

I．総　論
- A．骨折治癒
- B．骨折治癒時期の決定
- C．固定材料の生体力学的原理
- D．運動療法—筋力と関節可動域
- E．骨折治療に用いられる物理療法
- F．荷重と歩行
- G．日常生活動作・活動（ADL）のための補助具と適応器具
- H．装具と副子
- I．ハローベストとGardner—Wells牽引
- J．開放骨折の分類と治療

II．上肢の骨折
- A．鎖骨骨折
- B．上腕骨近位端骨折
- C．上腕骨骨幹部骨折
- D．上腕骨遠位端骨折
- E．肘頭骨折
- F．橈骨頭骨折
- G．前腕骨骨折
- H．橈骨遠位端骨折
- I．舟状骨骨折
- J．中手骨骨折
- K．指節骨骨折

III．下肢の骨折
- A．大腿骨頸部骨折
- B．大腿骨転子部骨折
- C．大腿骨転子下骨折
- D．大腿骨骨幹部骨折
- E．大腿骨顆上骨折
- F．膝蓋骨骨折
- G．脛骨プラトー骨折
- H．脛骨骨幹部骨折
- I．脛骨天蓋骨折（pilon骨折）
- J．足関節骨折
- K．距骨骨折
- L．踵骨骨折
- M．中足部骨折
- N．前足部骨折

IV．脊椎の骨折
- A．環椎骨折（Jefferson骨折）
- B．軸椎骨折（ハングマン骨折）
- C．歯突起骨折（dens骨折）
- D．頚椎圧迫・破裂骨折
- E．頚椎片側・両側椎間関節脱臼・骨折
- F．胸椎圧迫・破裂骨折
- G．腰椎圧迫・破裂骨折

南江堂　〒113-8410 東京都文京区本郷三丁目42-6（営業）TEL 03-3811-7239　FAX 03-3811-7230

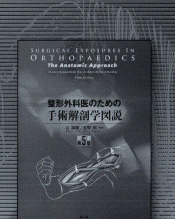

SURGICAL EXPOSURES IN
ORTHOPAEDICS
The Anatomic Approach
Fifth Edition

整形外科医のための手術解剖学図説

辻 陽雄／長野 昭［監訳］
Haruo Tsuji　Akira Nagano

原書第5版

整形外科手術における局所解剖と，安全・確実を旨とする基本的なアプローチを，美麗なわかりやすい図を数多く用いて解説．訳本では随所に監訳者らの工夫を加え，後期研修医の定本となっている．

今改訂では，章構成の変更や約70点の図版の追加のほか，"Dangers"（注意すべき組織）の項目を中心に記述を強化し，完成度が増した．

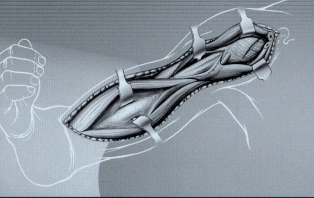

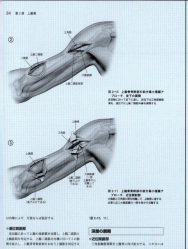

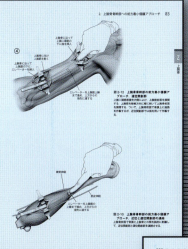

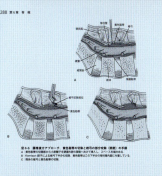

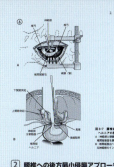

訳者（五十音順）
飯田 寛和　関西医科大学整形外科学 教授
石井 清一　札幌医科大学 名誉教授
糸満 盛憲　北里大学 名誉教授
内西 兼一郎　元慶應義塾大学客員教授
高倉 義典　奈良県立医科大学 名誉教授
玉井 和哉　獨協医科大学 名誉教授
辻 陽雄　富山大学 名誉教授
鳥巣 岳彦　大分大学 名誉教授
長野 昭　浜松医科大学 名誉教授
山本 晴康　愛媛大学 名誉教授

■A4変型判・822頁　2018.5.　ISBN978-4-524-23777-7
定価（本体38,000円＋税）

南江堂　〒113-8410　東京都文京区本郷三丁目42-6（営業）TEL 03-3811-7239　FAX 03-3811-7230

定価は消費税率の変更によって変動いたします．消費税は別途加算されます．

慢性化しやすい痛みに

腰痛症
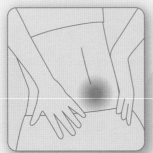

頸肩腕症候群
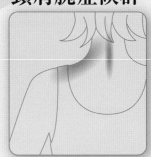

変形性関節症
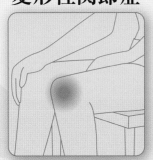

帯状疱疹後神経痛
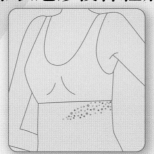

肩関節周囲炎
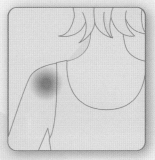

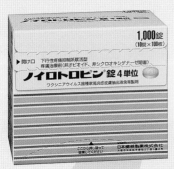

下行性疼痛抑制系賦活型
疼痛治療剤（非オピオイド、非シクロオキシゲナーゼ阻害）

ノイロトロピン®錠4単位

ワクシニアウイルス接種家兎炎症皮膚抽出液含有製剤 〈薬価基準収載〉

【禁忌】（次の患者には投与しないこと）：本剤に対し過敏症の既往歴のある患者

【効能・効果】
帯状疱疹後神経痛、腰痛症、頸肩腕症候群、肩関節周囲炎、変形性関節症

【用法・用量】
通常、成人には1日4錠を朝夕2回に分けて経口投与する。なお、年齢、症状により適宜増減する。

〈用法・用量に関連する使用上の注意〉
帯状疱疹後神経痛に対しては、4週間で効果の認められない場合は漫然と投薬を続けないよう注意すること。

【使用上の注意】
1. 副作用
承認時までの調査では、1,706例中89例（5.22%）に、市販後の副作用頻度調査（再審査終了時点）では、18,140例中98例（0.54%）に副作用が認められている。以下の副作用は、上記の調査及び自発報告等で認められたものである。

(1) 重大な副作用
1) 肝機能障害、黄疸（いずれも頻度不明）：AST（GOT）、ALT（GPT）、γ-GTPの上昇等を伴う肝機能障害、黄疸があらわれることがあるので、観察を十分に行い、異常が認められた場合には、投与を中止するなど適切な処置を行うこと。
2) 本薬の注射剤において、ショック、アナフィラキシーがあらわれたとの報告があるので、観察を十分に行い、異常が認められた場合には、直ちに投与を中止し、適切な処置を行うこと。

その他の使用上の注意などにつきましては、添付文書をご参照下さい。

製造販売元
日本臓器製薬
〒541-0046 大阪市中央区平野町2丁目1番2号
資料請求先：学術部
くすりの相談窓口 ☎06-6233-6085
土・日・祝日を除く 9:00〜17:00

2013年7月作成